U0094353

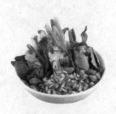

《神农本草经》曰：上药养命，中药养性，下药治病。所谓养命、养性，都是突出了中药材调养人体的功效，从而保证机体、各个器官组织的功能正常。

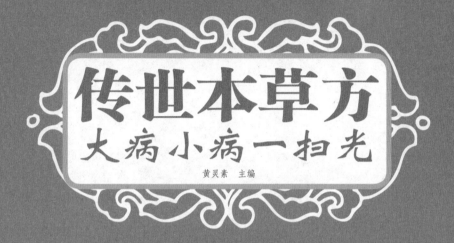

传世本草方

大病小病一扫光

黄灵素 主编

北京联合出版公司
Beijing United Publishing Co.,Ltd.

北京科学技术出版社

图书在版编目（CIP）数据

传世本草方：大病小病一扫光 / 黄灵素主编 . — 北京：北京联合出版公司，2015.3（2022.3 重印）

ISBN 978-7-5502-2632-6

Ⅰ . ①传… Ⅱ . ①黄… Ⅲ . ①养生（中医）—基本知识 Ⅳ . ① R212

中国版本图书馆 CIP 数据核字（2014）第 025518 号

传世本草方：大病小病一扫光

主　　编：黄灵素

责任编辑：喻　静

封面设计：韩　立

内文排版：张　诚

北京联合出版公司
北京科学技术出版社　出版

（北京市西城区德外大街 83 号楼 9 层　100088）

三河市华成印务有限公司印刷　新华书店经销

字数 400 千字　　720 毫米 × 1020 毫米　1/16　20 印张

2015 年 3 月第 1 版　2022 年 3 月第 2 次印刷

ISBN 978-7-5502-2632-6

定价：68.00 元

版权所有，侵权必究

未经许可，不得以任何方式复制或抄袭本书部分或全部内容

本书若有质量问题，请与本公司图书销售中心联系调换。电话：（010）58815874

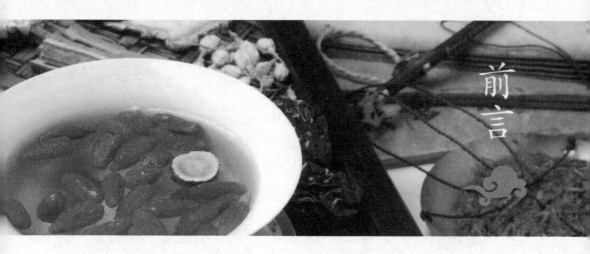

前言

《本草纲目》被誉为"中国第一药典"，其所讲述的养生治病知识取之不尽、用之不竭。其中所讲述的药材总共有1800多种，包括植物药、动物药、矿物药等，其中以植物药居多，故由此命名为《本草纲目》。

中药，是指在中医医药理论指导下认识和应用的药物，也是人们对我国传统药物的总称。中药的认识和使用是以中医学理论为基础，具有独特的理论体系和应用形式，充分反映了我国历史、哲学、文化、自然资源等方面的若干特点。而中药养生，则是老祖宗数千年来所累积的一种智慧结晶。在当代，中医养生已逐渐演变成为一种潮流。

现在，人们的养生意识逐步增强，本草养生日渐受到人们的追捧。本草养生有如下几个特点：（1）本草取材方便，经济实用，本草养生秘方中多用的是生活中常见的药材和蔬果杂粮。（2）本草养生秘方的操作简便，像家常常用的炒、煮、蒸等简单方法。（3）本草养生，对人体的副作用小，养生秘方中大多用的是日常常见的食物，水果、蔬菜、海产品等，以及天然植物的中药，如银花、当归、红枣等。（4）本草养生疗效好。"药食同源"，呵护家人和自己的健康。

为了更好地指导大家在生活中应用本草，养生保健，我们编写了《传世本草方：大病小病一扫光》。本书分为绪论、上篇、中篇和下篇，针对不同人群本草调养秘方、各类常见病本草调养秘方以及常见本草的养生宜忌，绪论介绍了中药材的一些基本知识和应用指南，如中药材的四性、五味、归经，并对各类中药材的主要功效、中药材的七种配伍方法以及中药材的用药禁忌作了详细的讲解。上篇总共分为四章，从女性、男性、孕产妇、中老年人等四种人群，详细解读了各人群的饮食和病症分析，方便读者的查看。中篇分为八章，从内科、外科、五官科、儿科、女性常见病、男性常见病、皮肤科、亚健康状态，按其功能、病证划分，体验本草养生的精华。下篇分两章，从本草的应用指南和常见本草的养生宜忌，使读者更清晰地了解本草的特性。

　　本书中在介绍适合不同人群的养生秘方时，所推荐的"药用本草"和"食用本草"，在这里没有绝对化，仅供参考之用，不是说没有推荐的药材和食材就不能食用，这里不能机械理解、一概而论。同时，书中所推荐的不论是本草养生秘方还是对症秘方，方剂中所使用中药材的用量，除特别说明外，一律为成人用量，老人、儿童、孕产妇等患者的用量宜根据具体情况有所减少。本书所涉及的中药材，除文中特别说明用"生""鲜"药材外，均应采用正规中药店出售的中药。因为有的毒性较大的药材，必须经过专业加工，才能降低毒性，以保安全。基于对读者负责任的态度，需提醒大家，本书中所收的"药用本草对症秘方""食用本草对症秘方"中的秘方内容，只是起到一个辅助治疗和调理的作用，对于重大疾病患者，建议及时接受专业医师诊治，以免延误病情。特此声明！

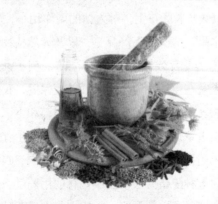

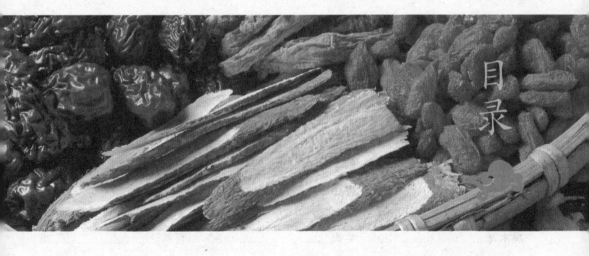

目录

绪 论 ｜ 本草养生概述

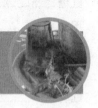

上 篇 ｜ 不同人群本草调养秘方

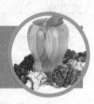

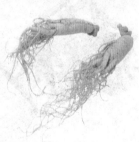

1

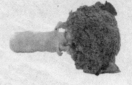

第二章 适合男性的 本草养生秘方

第三章 适合孕产妇的 本草养生秘方

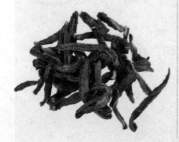

中 篇 | 各类常见疾病本草调养秘方

第三章
常见外科病的
本草养生秘方

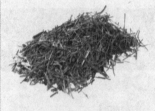

第四章
常见儿科病症的
本草养生秘方

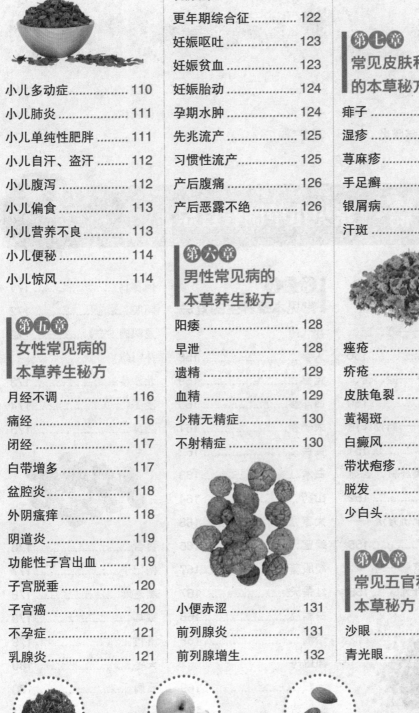

下 篇 | 常见本草调养宜忌

第一章
本草应用指南

第二章
常见本草养生的宜忌

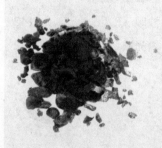

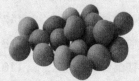

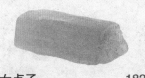

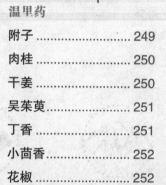

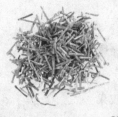

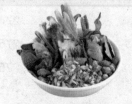

绪 论

本草养生
概述

　　《本草纲目》以其科学性、系统性在我国中医药史上占有极其重要的地位，是当时我国乃至世界上最系统、最完整、最科学的一部医药学著作，被誉为"东方药物巨典"，也是一部具有世界性影响的博物学著作。

　　要想使用《本草纲目》，必须对中药学的基本理论有所了解，什么是药材的气味阴阳，怎样鉴别中药的优劣，中药的使用禁忌有哪些。这一章将为读者详细地讲解。

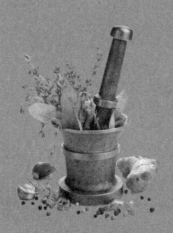

李时珍及其著作

李时珍伟大的著作是《本草纲目》。另著有《濒湖脉学》《奇经八脉考》等书。《本草纲目》共52卷，分16部、60类。共收载历代诸家本草所载药物1892种，其中植物药1094种。矿物、动物及其他药798种，有374种为李时珍所新增。每种药首先以正名为纲，附释名为目；其次是集解、辨疑、正误，详述产状；再次是气味、主治、附方，说明体用。

在行医期间，李时珍阅读了大量古医籍，又经过临床实践发现古代的本草书籍。特别是其中的许多毒性药品，竟被认为可以"久服延年"，而遗祸无穷。于是，他决心要重新编纂一部本草书籍。从31岁那年，他就开始酝酿此事，为了"穷搜博采"，李时珍读了大量参考书。家藏的书读完了，就利用行医的机会，向本乡豪门大户借。后来，进了武昌楚王府和北京太医院，读的书就更多。他不但读了八百余种万余卷的医书，还看过不少历史、地理和文学名著及敦煌的经史巨作，连数位前代伟大诗人的全集也都仔细钻研过。李时珍认识到，"读万卷书"固然需要，但"行万里路"更不可少。于是，他既"搜罗百氏"，又"采访四方"，进行调查。

就这样，李时珍经过长期的实地调查，搞清了药物的许多疑难问题，于万历戊寅年（公元1578年）完成了《本草纲目》编写工作，成了我国药物学的空前巨著。其在动植物分类学等许多方面有突出成就，并对其他有关的学科（生物学、化学、矿物学，地质学，天文学等等）也做出贡献。达尔文称赞它是"中国古代的百科全书"。

《本草纲目》书名的由来

公元1578年，年届六旬的李时珍已经完成了《本草纲目》的编撰，但尚未确定书名。一天，他出诊归来，坐在桌前，一眼看到案头摆着昨天读过的《通鉴纲目》，突然心中一动，立即提笔蘸饱了墨汁，在书稿的封面上写下了"本草纲目"四个字。于是这本流传于世数百年的中药巨著就叫作《本草纲目》了。

李时珍和《本草纲目》

李时珍（1518—1593），字东璧，湖北蕲州人。李时珍祖上世代行医，他在父亲的精心教导下，成为伟大的医学家、药物学家。一生著述颇丰，除《本草纲目》外，还著有《奇经八脉考》《濒湖脉学》《五脏图论》等10部著作。

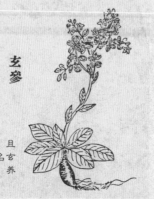

玄参

玄参：
根茎断面呈黑色，且像人参，所以得名玄参。有清热凉血、养阴生津之功效。

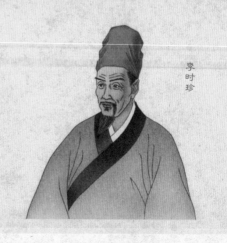

李时珍

中药的五味

中药中所谓五味，是指药物有酸、苦、甘、辛、咸五种不同的味道，它们的治疗效果也不相同。

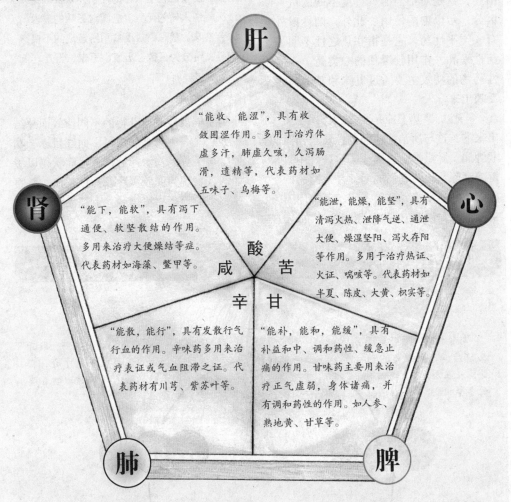

"能收、能涩"，具有收敛固涩作用。多用于治疗体虚多汗，肺虚久咳，久泻肠滑，遗精等，代表药材如五味子、乌梅等。

"能下，能软"，具有泻下通便、软坚散结的作用。多用来治疗大便燥结等症。代表药材如海藻、鳖甲等。

"能泄，能燥，能坚"，具有清泻火热、泄降气逆、通泄大便、燥湿坚阳、泻火存阳等作用。多用于治疗热证、火证、喘咳等。代表药材如半夏、陈皮、大黄、枳实等。

"能散，能行"，具有发散行气行血的作用。辛味药多用来治疗表证或气血阻滞之证。代表药材有川芎、紫苏叶等。

"能补，能和，能缓"，具有补益和中、调和药性、缓急止痛的作用。甘味药主要用来治疗正气虚弱，身体诸痛，并有调和药性的作用。如人参、熟地黄、甘草等。

肝　肾　心　肺　脾　酸　咸　苦　辛　甘

中药的四气

四气，又称四性，即指药物具有的寒热温凉四处药品性，它反映药物在影响人体阴阳盛衰，寒热变化方面的作用倾向（性质），是说明药物作用性质的重要概念之一。四气中温热与寒凉属于两类不同的性质。此外，还有一些平性药，是其寒热偏性不明显，实际上也有偏温偏凉的不同，称其性平是相对而言的，仍未超出四性的范围。故四性从本质而言，实际上是寒热二性。

四气药性也和五味一样，寓有阴阳属性，即寒凉属阴，温热属阳。寒凉与温热是相对立的两种药性，而寒凉与温热之间则仅是程度上的不同，即"凉次于寒""温次于热"。有些本草文献对药物的四性还用"大热""大寒""微温""微凉"加以描述，这是对中药四气程度不同的进一步区分，示以斟酌使用。此外，四性以外还有一类平性药，它是指寒热之性不明显、药性平和、作用较缓和的一类药。一般平性药物的功效主要通过五味和其他药性来反映出来。

五味的宜忌

五味之气生成阴精，阴精又靠气化生成。五味太过会损伤形体，元气太过则耗损阴精。阴精能化生人体的元气，饮食五味太过又耗伤人体的元气。脏腑对五味的需求、适合性味、禁忌、过度食用所造成的不良影响等，可分为五欲、五宜、五禁、五走、五伤、五过。

药性的寒热温凉是由药物作用于人体所产生的不同反应和所获得的不同疗效而总结出来的，这与所治疗疾病的性质是相对而言的。如病人表现为高热烦渴、面红目赤、咽喉肿痛、脉洪数，这属于阳热证，用石膏、知母、栀子等药物治疗后，上述症状得以缓解或消除，说明它们的药性是寒凉的；反之，如病人表现为四肢厥冷、面色苍白、脘腹冷痛、脉微欲绝，这属于阴寒证，用附子、肉桂、干姜等药物治疗后，上述症状得以缓解或消除，说明它们的药性是温热的。

五味与五脏、五行

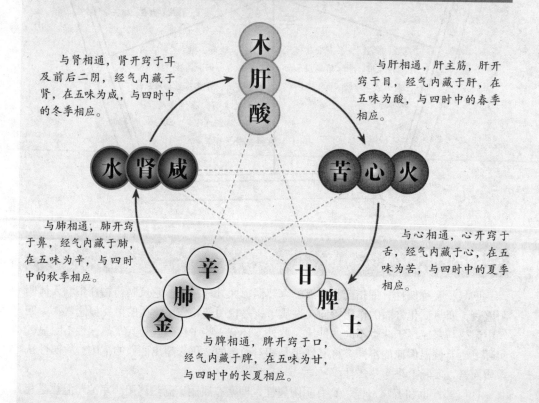

与肾相通，肾开窍于耳及前后二阴，经气内藏于肾，在五味为咸，与四时中的冬季相应。

与肝相通，肝主筋，肝开窍于目，经气内藏于肝，在五味为酸，与四时中的春季相应。

与肺相通，肺开窍于鼻，经气内藏于肺，在五味为辛，与四时中的秋季相应。

与心相通，心开窍于舌，经气内藏于心，在五味为苦，与四时中的夏季相应。

与脾相通，脾开窍于口，经气内藏于脾，在五味为甘，与四时中的长夏相应。

五味的五欲、五宜、五禁、五走、五伤、五过

五味	五宜	五禁	五走、五伤	五过
肝欲酸	青色宜酸，肝病宜食麻、犬、李、韭	脾病禁酸，宜食咸：大豆、栗	酸走筋，过酸伤筋，筋病不宜多食酸，酸令人小便不畅	味过于酸，肝气去滋养，脾气乃绝，因此肉坚厚、皱缩且唇裂
心欲苦	赤色宜苦，心病宜食麦、羊、杏	肺病禁苦，宜食甜：麦、羊、杏	苦走骨，过苦伤气，骨病不宜多食苦，多食令人呕吐	味过于苦，脾气不能润泽，胃气便胀满留滞，因此皮肤枯槁而毛发脱落
脾欲甘	黄色宜甘，脾病宜食粳、牛、枣	肾病禁甘，宜食辛：黄黍、鸡、桃	甘走肉，过甘伤肉，肉病不宜多食甘，多食令人心中烦闷	味过于甘，令心气喘满，脸色黑，肾气不平，胃痛而毛发脱落
肺欲辛	白色宜辛，肺病宜食黄黍、鸡、桃	肝病禁辛，宜食甘：粳、牛、枣	辛走气，辛伤皮毛，气病不宜多食辛，多食令人辣心	味过于辛，筋脉阻绝，则精神耗伤，筋急而手足干枯
肾欲咸	黑色宜咸，肾病宜食大豆、黄卷、栗	心病禁咸，宜食酸：麻、犬、李	咸走血，过咸伤血，血病不宜多食咸，多食令人渴	味过于咸，大骨之气劳伤，肌肉瘦削萎缩，心气抑郁不舒，血脉凝涩而变色

君臣佐使，功效也有轻重之分

方剂就是治病的药方，是将几种药物配合起来，经过一定的方法制成丸、散、膏、丹等多种剂型。方剂一般由君药、臣药、佐药、使药四部分组成，彼此相互配合、制约。一般的配置是君药一味，臣药二味，或君药一味，臣药三味，佐药五味，也可以君药一味，臣药二味，佐药九味。

中医学上讲，上药一百二十种为君，主养命以顺应上天，无毒，长期服用不伤人。想要轻身益气、延年益寿者以上经为本，如人参、枸杞子、当归等皆是上药。中药一百二十种为臣，主养性以顺应人事，有的无毒，有的有毒，须斟酌服用。想要遏病、滋补，虚弱者以中经为本，如百合、黄连、麻黄等皆是中药。下药一百二十五种，为佐、使，主治病以顺应土地，大多有毒，不能长期服用。想要除

中药搭配与使用注意

李时珍说："古方中多有用相恶、相反者；盖相须、相使同用，帝道也。而相畏、相杀同用者，王道也。相恶、相反同用者，霸道也。"因此在中药的临床应用中，如果配伍得当，将会出现绝佳疗效。

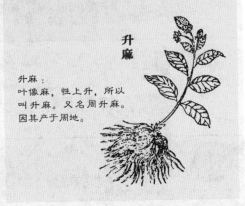

升麻

升麻：
叶像麻，性上升，所以叫升麻。又名周升麻。因其产于周地。

春夏秋冬的用药之法

春季宜加辛温之药，如薄荷、荆芥，以顺应春季上升之气；夏季宜加辛热之药，如香薷、生姜，以顺应夏季浮动之气；长夏季节宜加甘苦辛温之药，如人参、白术、苍术、黄檗，以顺应化成之气；秋季宜加酸温之药，如芍药、乌梅，以顺应秋季下降之气；冬季宜加苦寒之药，如黄芩、知母，以顺应冬季沉郁之气，以此规律顺时气而养天和。

寒热邪气、破积聚疗疾病者以下经为本，如大戟、附子皆为下药。

药物还有阴阳相配的属性，常见的药物有以下几种关系。

单行：单味药即能发挥预期效果，不需其他药辅助。如独参汤，只用人参一味药就能治疗元气大脱症。

相须：性能功效相类似的药物配合使用，这样疗效可以增强。如石膏配知母清热泻火的功效更好。

相使：在性能功效方面有某种共性的药物配合使用，单分一主一辅，能提高主药物的疗效。如黄芪与茯苓配合时，利水健脾的茯苓能增强黄芪补气利水的效果。

相畏：一种药物的毒性或副作用，能被另一种药物减轻或消除。如生半夏畏生姜，即生姜能减轻或消除生半夏的毒性。

相恶：一种药物能使另一药物的功效降低，甚至丧失药效。如人参恶萝卜，萝卜能削弱人参的补气作用。

相反：即两种药物合用能产生毒性或副作用。

方剂中的"君臣佐使"

君 是不可缺少的药物，针对主病或主症起主要治疗作用的药物。
君药药力居方中之首，用量较大。

臣 一是辅助君药加强对主症治疗效果的药物。 二是针对兼病或兼症起治疗作用的药物。
臣药药力小于君药，比君药用量小。

佐 一是佐助药，即协助君药和臣药加强治疗作用，或直接治疗兼症。 二是佐制药，即用以消除或减缓君药或臣药的烈性或毒性。 三是反佐药，能在治疗中起相成作用的且与君药性味相反的药物。
佐药药力比臣药更弱，一般用量较小。

使 一是引经药，能引导方中诸药达到病灶的药物。 二是调和药，能够调和诸药作用的药物。
使药的药力较轻，用量也小。

药物的上、中、下品

上药主养命以顺应上天，无毒，长期服用不伤人。可轻身益气、延年益寿。

上药主养命以顺应上天，无毒，长期服用不伤人。可轻身益气、延年益寿。

君
上药
120 种

中药主养性以顺应人事，有的有毒，须斟酌服用。可遏病、滋补，补虚弱。

臣
中药
120 种

下药主治病以顺应土地，大多有毒，不能长期服用。可除寒热邪气、破积聚疗疾病。

佐、使
下药
125 种

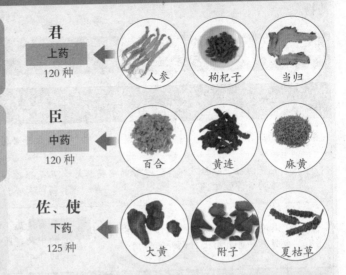

人参　枸杞子　当归
百合　黄连　麻黄
大黄　附子　夏枯草

用药须顺应四时

　　一般来说，药物的作用趋向可分升、降、浮、沉。升指上升，降指下降，浮指发散上行，沉指泻利下行。而药物可分升浮药与沉降药，前者上行而向外，具有升阳、发表、散寒等功效；后者下行而向内，具有潜阳、降逆、收敛、清热、渗湿、泻下的功效。凡阳性药物之气属于温热、味用于辛甘者，多有升浮作用，如麻黄、桂枝；而阴性药物之气属于寒凉，味用于苦酸者，多有沉降作用，如大黄、芒硝。

　　李时珍认为，酸、咸二味没有升的作用，甘、辛二味没有降的作用，寒无浮的作用，热无沉的作用，这是由各自的性质所决定的。治疗上升的病证，用气味咸寒的药物引之，就能使其沉而直达肚脐以下至骨盆的器官，包含肾、小肠、大肠、肝、膀胱等；治疗沉降的病证，用酒引之，就能使其上浮至头顶。此外，亦有药物同时具备升降的特性，例如根主升而梢主降，生主散而熟主降，升降虽是药物的固有属性，但也会因人们症状不同导致药物的使用部位与炮制有异。

　　金代医生李杲表示："药物的升、降、浮、沉、化可出现生、收、长、藏、成的反应，故服药应与四季相配合。"由于春季主升，夏季主浮，秋季主收，冬季主藏，土居中主化。所以味薄者升而生，气薄者降而收，气厚者浮而长，味厚者沉而藏，气平者化而成。如果人们补之以

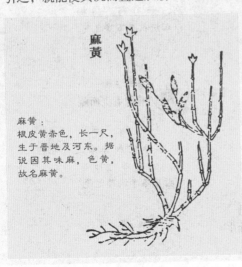

麻黄

麻黄：
根皮黄赤色，长一尺，生于晋地及河东。据说因其麻，色黄，故名麻黄。

辛、甘、温、热以及气味薄者，就能助春夏之升浮，同时也是泻秋冬收藏的药物。如果补之以酸、苦、咸、寒以及气味厚的，就能助秋冬之降沉，同时也是泻春夏生长的药物。

中药的升降浮沉

	升	浮	沉	降
本义	指上升、提升	指外行发散	指内行泄利	指下降、降逆
性味	凡是温性、热性及味辛、味甘的中药，大多为升浮性中药		凡是凉性、寒性及苦味、酸味、咸味的中药，大多为沉降性中药	
功效	具有解表、散寒、升阳作用的中药，均药性升浮并具有上行向外的作用		具有清热、泻下、利水、收敛、降逆作用的中药，药性都属于沉降并具有下行向内的作用	
对症	病势下陷的，应使用药性升浮的药物		病势逆上的应使用药性沉降的药物	

四季的用药选择

《神农本草经》上记载：四时用药要先顺应时令，不能杀伐天地间的祥和之气，故药物的升、降、浮、沉要顺应其气。

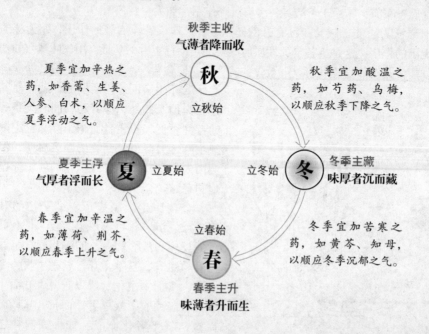

秋季主收
气薄者降而收

夏季宜加辛热之药，如香薷、生姜、人参、白术，以顺应夏季浮动之气。

秋季宜加酸温之药，如芍药、乌梅，以顺应秋季下降之气。

立秋始

夏季主浮
气厚者浮而长

立夏始　立冬始

冬季主藏
味厚者沉而藏

春季宜加辛温之药，如薄荷、荆芥，以顺应春季上升之气。

立春始

冬季宜加苦寒之药，如黄芩、知母，以顺应冬季沉郁之气。

春季主升
味薄者升而生

优劣鉴别，眼、鼻、手、口四大法

现在市场上中药材的质量可谓良莠不齐，以假乱真者有之，以次充好者有之，商家可以从中牟取利益，但对于患者来说这将直接影响其临床应用的效果和生命安全，因此学会鉴别中药材十分重要。

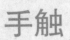
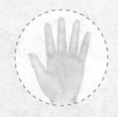

手触

手摸法。以手感受药材的软硬。例如：盐附子质软，而黑附子则质地坚硬。

手捏法。以手感受药材的干湿、黏附性等。例如：天仙子手捏有黏性，土茯苓手捏有弹性等。

手掂法。以手感受药材的轻重、疏松或致密。例如：荆三棱坚实体重而泡三棱则体轻。

口尝

药材亦可透过"味感"来鉴别，直接放入口中品尝，用舌头稍微感觉，或是咀嚼，或用水浸泡过后喝汁液的味道。味分为辛、甘、酸、苦、咸五味，如山楂的酸、黄连的苦、甘草的甜等。不过，以此鉴别药材应特别小心，避免误尝有毒药物而中毒！

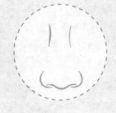

鼻嗅

直接鼻嗅法。将草药靠近鼻子来闻它的气味。如薄荷的香、阿魏的臭等。

蒸气鼻嗅法。将药草放在热水中浸泡，闻它透过水蒸气所散发出来的气味。例如：犀角清香而不腥，水牛角则略有腥味。

搓揉鼻嗅法。由于有些草药的气味微弱，所以可以将其搓揉后再闻味道。例如：鱼腥草的腥味、细辛的清香味等。

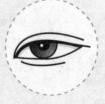

眼观

观察表面。药材因用药部位不同，其外形特征亦会有所差异。如根类药材多为圆柱形或纺锤形，皮类药材则多为卷筒状。

观察颜色。透过药材颜色的观察，以分辨药材的品种、产地和质量的好坏。例如：黄连颜色要黄、丹参颜色要红、玄参颜色偏黑等。

观察断面。许多药材的断面都有明显特征，可透过观察来辨别药材。例如：黄芪的折断面纹理呈菊花心样；杜仲在折断时，则会出现胶状的黏稠细丝等。

观察质地。是指观察药材的软硬或质地，如较黏、较粉等。

煎煮服用小常识

煎药给药法在中医历史上得到了最广泛的应用，它已有两千多年的历史。煎药的目的是把药物中的有效成分，经过物理、化学作用（如溶解、扩散、渗透和脱吸附等）转入汤里。煎煮药材时，其用具、水质、温度、时间和次数都有一定的规矩和讲究。

用具

中药汤剂的质量与煎药的器具有着密切的关系。目前以砂锅煎煮的质量比较好，砂锅的材质稳定，不会与药物成分发生化学反应，这是使用铁锅或铜锅做不到的。此外，也可以用陶瓷锅、不锈钢锅和玻璃容器等。

用水

煎药首先要注意的是水质，现在多用自来水，甚至是山泉水来熬药，其实只要水质洁净就可以了。在煎药之前，要先把水放到至少没过药物，然后依药材的不同药性再调整水量。不要用矿泉水来熬煮中药，因为矿泉水硬度较高，会减低中药药效。

时间

由于药性不同，煎煮的时间也长短不一。一般的药用文火煎三十分钟左右就可以了，但是发汗药、挥发性药（如感冒药）只需要煎煮二十分钟（约在水沸腾后，再煮五分钟左右）即可，避免药效挥发散去。有些有毒性的药物，要先煎二十到三十分钟，让它的毒性降低。如果是矿物类的药物，就要先打碎再煎。

次数

中草药汤剂，每剂一般需煎两次，第一次的药液称"头汁"，第二次称"二汁"，两次的药汁要去渣混合之后再平分，分数次服用，这样可以让药汁的浓度相同，保障药效。煎头汁前，水应浸没药材约二至三厘米为宜；而煎二汁时，水可适当减少一些。此外，针对较难煎出有效成分的药材，则需煎至三次才能析出药效。

火候

煎药时的温度，是使药材能分析出有效成分的重要因素。煎药前，先用冷水将中草药浸泡十五分钟，药性可以渗透进入水中。先以大火煮沸之后，再转成中火或小火熬，这样可以让药物的有效成分慢慢析出，药性也不会被破坏。煎药时不要常常打开锅盖查看，以避免有效成分的流失。花叶类的药材可以直接用热水冲泡，但是其他药材还是需要先煎煮，否则难以解析出药材的药性。依据药性的不同，火候还要随之调整，有芳香的药物，要用武火急煎，煮沸一到二次，就可以服用；质地厚重、不容易煮出汁的根茎类药物，要用文火久煎。

上篇
不同人群本草调养秘方

  "生"即"生命""生存""生长"之意；"养"即"保养""调养""补养"之意；而"养生"，简单来说就是就通过各种方法来颐养生命、增强体质、预防疾病、延年益寿的一种活动。随着生活水平的不断提高，人们的养生意识也在逐步的增强，养生不再只是老一辈的事情，年轻一代也慢慢的被卷进了这个风潮。但并不是所有的人都适合用同一套养生方法，也就是说不同的人群，其养生方法不一样，所需要的食物也不尽相同。这里针对女性、男性、孕产妇、儿童、中老年人五类人群，收集整理了相应的本草养生秘方，方便读者速查。

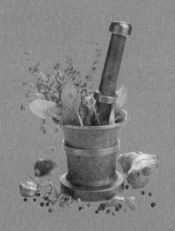

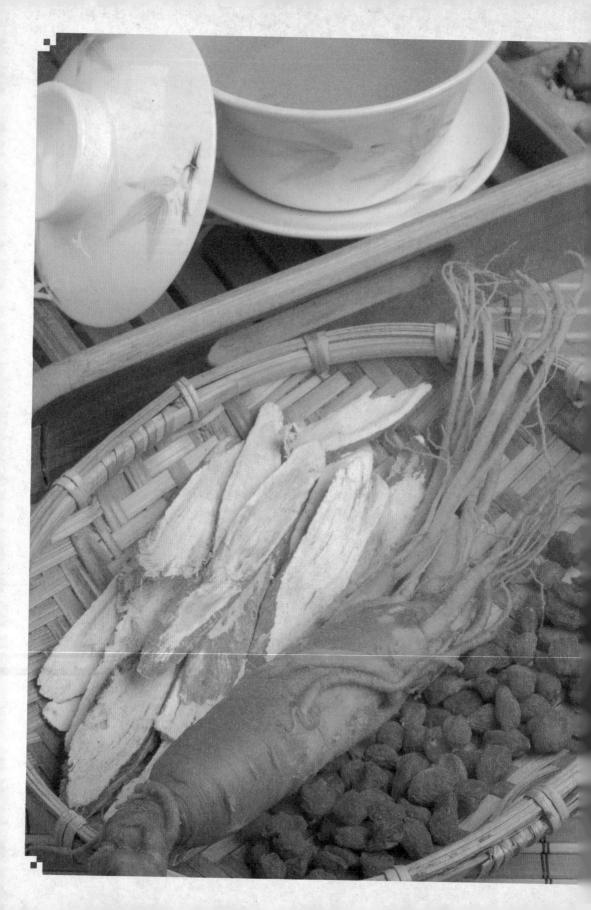

第一章

适合女性的
本草养生秘方

　　女人如花，自然需要更多的呵护，而作为女性，更要懂得善待自己、爱惜自己，通过对身体的调养，让自己绽放得更加健康、美丽。说到女性养生，首当其冲是对"气血"的调养，使用本草调养内部，可从"益气补血""养血滋阴"两个方面入手。中医学讲的"益气补血"，是指以补气血的药物治疗气虚、血虚的方法，常用本草有黄芪、党参、人参、乌鸡、红糖、当归、熟地黄、阿胶、桑葚等，而"养血滋阴"则是每一位女性都离不开的，如果阴血不足，必然会导致生理异常，造成种种病症。常用的本草有当归、阿胶、丹参、何首乌、鸡蛋、桑葚、枸杞子等。

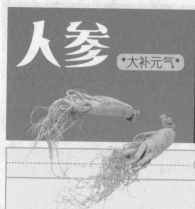

人参 *大补元气*

[本草概述] 人参性平，味甘、微苦，归脾、肺经，具有大补元气、复脉固脱、补脾益肺、生津安神等功效，用于体虚欲脱、肢冷脉微、阳痿宫冷、心力衰竭等患者以及惊悸失眠等症患者。人参不宜与藜芦、五灵脂制品同服，否则会损害、抵消人参的补气效果。

◎本草养生秘方◎

[人参远志酒] 用于心神不安、失眠多梦、面色无华。将9克人参、6克远志、5克酸枣仁分别捣碎，置于泡酒的容器内，倒入适量的白酒，密封。浸泡14天后，捞去药渣，再加入20克冰糖，和匀即成。

[人参川芎汤] 用于面无血色、手脚冰冷、失眠。取人参、川芎、甘草各9克，洗净，加入适量水煎煮，去渣取汁，温后即可饮用。

[人参肉桂粥] 用于畏寒肢冷、面唇青紫、腰膝冷痛。将5克人参、8克肉桂分别洗净，放入锅中，加适量水，煎煮30分钟后，去渣取汁。然后把50克洗净的大米、适量姜丝，一起与药汁煮成粥，待粥熟后，加入适量白糖调味即可食用。

[人参鸡汤] 用于体虚欲脱、脾虚食少、肺虚喘咳。将250克山鸡处理干净，斩块，汆水，放入锅中，加入水，下洗净的9克人参、5克姜片、10克枸杞子，大火煮滚后用小火煲至熟烂，加入调味料即可。

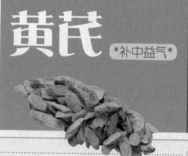

黄芪 *补中益气*

[本草概述] 黄芪性温，味甘，归肝、脾、肺、肾经，是上佳的益气之药，具有益气固表、敛汗固脱、托疮生肌、利水消肿的功效。用于慢性衰弱，尤其适合女性气虚体弱、自汗盗汗、子宫疾患者以及崩漏带下等症患者。但表实邪盛者、气滞湿阻者、阴虚阳亢者均禁服。

◎本草养生秘方◎

[黄芪建中汤] 用于气虚里寒、腹中急痛。黄芪15克，红枣20克，白芍15克，桂枝、生姜、甘草各10克，煎水取汁，用药汁融化50克饴糖，调匀后饮用。

[黄芪桂枝五物汤] 用于气虚血滞、肌肤麻木、肢体疼痛。黄芪30克，赤芍、桂枝各15克，生姜10克，大枣10颗，煎汤饮用。

[当归黄芪乌鸡汤] 用于气血不足、神疲气短、多梦失眠。乌鸡肉250克洗净，切块，当归15克、黄芪20克洗净，一起放入砂锅内，加水适量，文火煮熟，加适量盐调味即可食用。

[参芪大枣粥] 用于脾虚气弱、体倦乏力、自汗易感。黄芪15克，党参10克，大枣30克，粳米100克。黄芪、党参煎水取汁，与后二者一同煮粥食。

[参芪炖牛肉] 用于体质虚弱易感冒者。党参、黄芪各20克，牛肉250克，姜片、黄酒各适量，盐3克，香油、味精各适量。砂锅炖食。

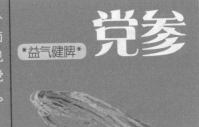

党参

益气健脾

[**本草概述**] 党参性平，味甘，归脾、肺经，具有补中益气、健脾益肺的功效，用于治疗气血不足、脾肺虚弱，尤其适用于女性血虚萎黄、便血、崩漏等常见病证。气滞和火盛者慎用，有实邪者忌服党参。用党参煎汤时，可酌加陈皮或砂仁，可预防食后腹胀症状。党参不宜与藜芦同用。

◎本草养生秘方◎

[**党参黄芪汤**]用于气血虚弱、血虚萎黄、面唇青紫。15克党参、黄芪、熟地黄洗净，4枚红枣洗净、去核，10克枸杞子、当归洗净，一起入锅，加适量水煎服。

[**党参黄精甘草汤**]用于神疲气短、肢体倦怠、面黄少华。党参、黄精各30克，甘草10克，分别洗净，一起入锅，加适量水煎服。

[**党参淮山猪肚汤**]用于脾肺虚弱、气短心悸、食少便溏。将250克猪肚洗净，切成条，汆水备用；再把20克党参、淮山药，5克黄芪、枸杞子，洗净，与猪肚一起放入砂煲内，加适量清水，先用大火煮沸再改为小火煲3小时，加入调味品即可食用。

[**淮山党参鹌鹑汤**]用于面色无华、腰膝酸软、神疲乏力。将20克党参、淮山药，10克枸杞子，分别洗净，备用；把1只鹌鹑洗净，斩块，汆水，置于炖盅内，加水适量，放入党参、淮山药、枸杞子，先用大火煮沸再改为小火煲3小时，加入调味品即可食用。

[**本草概述**] 红枣性温，味甘，归脾、胃经，具有补脾和胃、养血益气、调营卫、解药毒等功效，常用于治疗胃虚食少、脾弱便溏、气血津液不足、营卫不和、心悸怔忡等常见病症，是一种药效缓和的强壮剂。龋齿疼痛、腹部胀满、便秘、消化不良、咳嗽、糖尿病等患者不宜常食。

红枣

益气生津

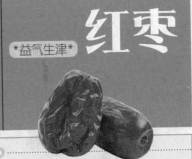

◎本草养生秘方◎

[**红枣小麦饮**]用于心悸失眠、面色萎黄、神疲乏力。红枣10颗，浮小麦30克，甘草9克，洗净，水煎服。

[**红枣猪肝冬菇汤**]用于贫血、脾胃虚弱、两目昏花。将250克猪肝洗净，切成条，汆水；30克冬菇洗净，泡发；红枣分别洗净；在炖盅装水，放入所有材料，炖3小时，调入调味料即可。

[**红枣炖兔肉**]用于营养不良、阴虚内热、贫血。500克兔肉洗净，切块；适量红枣洗净、去核；马蹄、生姜洗净，去皮；将兔肉、红枣、马蹄、生姜一起放入炖盅内，加水炖2小时，加调味料调味即可食用。

[**红枣当归鸡腿**]用于头晕目眩、面色无华、疲惫乏力。红枣5克、当归2克放入碗中，倒入米酒浸泡3小时；鸡腿100克用酱油拌匀，放置5分钟，入油锅炸至两面呈金黄色，取出，切块；鸡腿块入锅，倒入碗中的米酒、红枣、当归，转中火煮15分钟，捞出转盘；猕猴桃洗净，剥皮，切片，装盘即可食用。

白芍

缓中止痛

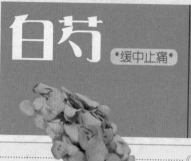

[本草概述] 白芍性凉，味苦、酸，归肝、脾经，是常见的补血良药，具有养血柔肝、缓中止痛、敛阴收汗的功效。生白芍平抑肝阳，炒白芍养血敛阴，酒白芍可用于和中缓急、止痛，具有较强的镇痛效果。多用于治疗胸腹疼痛、泻痢腹痛、自汗盗汗、月经不调、崩漏、带下等病证。

◎本草养生秘方◎

[白芍百合散] 用于月经不调、血虚、肺虚喘咳。取白芍30克，百合200克，一起研成细末，饭前用白糖开水送服，每日2次。

[白芍当归汤] 用于气血两虚、月经不调、面无血色。取熟地黄12克，当归12克，白芍9克，川芎4克，各药材分别洗净，一起入锅，加适量水煎服。

[佛手瓜白芍瘦肉汤] 用于胃痛、消化不良、月经不调。200克佛手瓜洗净，切片，焯水；

20克白芍、5颗蜜枣洗净；400克瘦猪肉洗净，切片，飞水；在锅中加滚水，放入所有材料，先用大火煮沸，再转小火煲2小时，加盐调味即可食用。

[白芍山药鸡汤] 用于气血亏虚、神疲乏力、白带量多。25克山药洗净去皮，切块；25克莲子、15克白芍及5克枸杞子，洗净备用；把300克鸡肉洗净，切块氽水，放入锅中注入适量清水，再放入所有药材一起煮至肉熟烂，加入适量盐调味，即可食用。

山药

补脾益肺

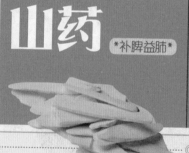

[本草概述] 山药性平，味甘，归肺、脾、肾经，具有健脾补肺、益胃补肾、固肾益精、聪耳明目、强筋骨、长志安神、延年益寿的功效。对脾胃虚弱、倦怠无力、食欲不振、久泻久痢、肺气虚燥、痰喘咳嗽、下肢痿弱、消渴尿频、遗精早泄、皮肤赤肿、肥胖等病证有食疗作用。

◎本草养生秘方◎

[山药白术饮] 用于食欲不振、脾胃虚弱、营养不良。砂仁、白术各10克，山药30克，共洗净，水煎服。

[山药枸杞子老鸭汤] 用于脾虚食少、肺虚喘咳、虚热消渴。将350克老鸭洗净，切块，氽水，放进锅中，加入150克洗净、去皮的山药块，6克丹皮，15克枸杞子，加清水，用小火慢炖2小时，加入调味料即可。

[银耳淮山莲子鸡汤] 用于食欲缺乏、营养不良、面色微黄。将400克鸡肉洗净，切块，

氽水；20克银耳洗净，泡发；20克淮山药洗净，切片；20克莲子去心；10克枸杞子洗净；再将炖锅中注水，放入所有材料，用大火煮至莲子变软，最后加入盐调味即可。

[山药莲子粥] 用于脾胃虚弱、高血压。大米、薏苡仁均洗净泡发；山药、麦冬、莲子均洗净，山药去皮，切成小块；葱洗净，切花。锅置火上，倒入清水，放入大米、薏苡仁煮开，再入山药、麦冬、莲子同煮。加入冰糖煮至浓稠状，最后撒上葱花即可食用。

[本草概述] 当归性温,味甘、辛,归肝、心、脾经,具有补血和血、调经止痛、润燥滑肠的功效,为调经止痛的理血圣药。多用于治疗月经不调、经闭腹痛、症瘕积聚崩漏、血虚头痛、眩晕、痿痹、赤痢后重、痈疽疮疡、跌打损伤等症。慢性腹泻、大便溏薄者以及热盛出血者等不宜服用。

补血活血

当归

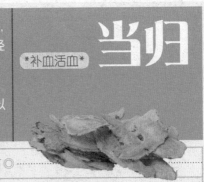

◎**本草养生秘方**◎

[当归黄芪茶] 用于心肝血虚、面色萎黄、眩晕心悸。将10克当归、15克黄芪,分别洗净,加适量水煎煮,去渣取汁,趁热服用即可。

[当归陈皮汤] 用于食欲不佳、便秘、血虚。当归、黄芪各30克,陈皮10克,火麻仁100克,洗净,水煎服。

[当归生姜羊肉汤] 用于气血虚弱,阳虚失温。将1斤羊肉洗净,切块,汆水;在锅中加上羊肉、10克当归、适量生姜、水,用文火煮沸后,改用小火煲3小时即可。

[当归鸡汤] 用于气血虚弱、月经不调、腹痛。将1只土鸡洗净,剁块,汆水;入锅后加入10克当归、6枚红枣,用文火炖3小时,加调味料即可。

[当归生姜羊肉汤] 用于血虚、产后腹痛。将羊肉500克洗净,切成小块,放入沸水锅内汆去血水,捞出晾凉。将当归50克、生姜20克用水洗净,顺切成大片。取砂锅放入适量清水,将羊肉、当归、生姜放入,武火烧沸后,去掉浮沫,改用文火炖至羊肉烂熟,即可食用。

[本草概述] 阿胶性平,味甘,归肺、肝、肾经,是常用的补血良药,具有滋阴润燥、补血、止血、安胎的功效。尤其适用于女性眩晕、心悸失眠、血虚、月经不调等症状。阿胶质地黏腻,消化能力弱的人不宜使用;身体内热较重,有口干舌燥、潮热盗汗时也不适宜服用阿胶。

滋阴补血

阿胶

◎**本草养生秘方**◎

[阿胶当归饮] 用于气血虚弱、贫血、两目昏花。川芎、党参、黄芪、当归各10克,分别洗净,加适量清水煎煮,去渣取汁;再把5克阿胶打碎,放进碗中,用药汁冲服,搅拌至溶,即可饮用。

[阿胶地黄汤] 用于气血虚弱、神疲乏力。熟地黄、黄芪各15克,当归10克,分别洗净,加适量清水煎煮,去渣取汁;再把阿胶打碎,放入碗中,倒入药汁,搅拌均匀即可饮用。

[阿胶牛肉汤] 用于气血亏虚、月经不调、失眠多梦。将100克牛肉洗净,去筋,切片;再与10克生姜、20毫升米酒一起放入砂锅,加水,煮半小时后加入阿胶粉,不停搅拌至溶即可。

[阿胶醪糟蛋羹] 用于面色萎黄、神疲乏力、头晕。将1块阿胶打碎,鸡蛋磕开,打成蛋花;再往锅中加适量水,下入醪糟、冰糖、阿胶,煮5分钟;再把鸡蛋液倒入锅中,煮开即可食用。

枸杞子

保肝护肾

[本草概述] 枸杞子性平，味甘，归肝、肾经，具有补肝、明目的功效，多用于治疗肝肾阴亏、腰膝酸软、头晕目眩等症状。枸杞子还可降血压、降低胆固醇和防止动脉硬化，并能保护肝细胞的再生，改善肝功能，对于慢性肝炎、中心性浆液性脉络膜视网膜病变、糖尿病、神经衰弱等症均有很好的防治作用。

◎本草养生秘方◎

[枸杞明目茶] 用于两眼昏花、干涩、血虚。决明子 20 克，枸杞子 10 克，分别洗净，用开水泡茶，加入适量蜂蜜调匀，即可饮用。

[枸杞红枣茶] 用于手脚冰冷、血虚、两目干涩。枸杞子 15 克，红枣 4 颗，用开水泡茶，调匀即可饮用。

[枸杞粥] 用于腰膝酸软、失眠、两目干涩。将 50 克大米洗净，放进锅中，加适量水，熬成粥，再加入 15 克枸杞子，稍煮即可食用。

[猪肝枸杞菠菜汤] 用于眼睛疲劳、贫血、面无血色。将 150 克猪肝洗净切片，漂洗，汆水；在锅中加适量水，放入猪肝、洗净的菠菜段和 10 克枸杞子，一起熬成汤，加盐调味即可食用。

[黄芪枸杞茶] 用于体质虚弱、疲劳乏力、脱肛、子宫下垂。黄芪 30 克剪碎，同莲子、枸杞子各 15 克一起盛入锅中；加 500 毫升水以大火煮开，转小火续煮 30 分钟，加入砂糖调味即可。

丹参

活血化瘀

[本草概述] 丹参性微温，味苦，归心、肝经，具有活血祛瘀、安神宁心、排脓、止痛的功效。主要用于治疗心绞痛、月经不调、痛经、经闭、血崩带下、瘀血腹痛、骨节疼痛、惊悸不眠、恶疮肿毒等病证。出血不停的人慎用，服用后有不良反应者，减少用量。

◎本草养生秘方◎

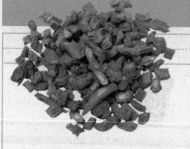

将布袋一起放于砂锅，小火炖熟，加调味料即可。

[灵芝丹参粥] 用于月经不调、神经衰弱。将 10 克灵芝、8 克丹参、桃仁，洗净，煎水取汁；再将 50 克大米洗净，取上药汁，用文火熬成粥，调入白糖即可。

[丹参黄芪饮] 用于气虚、血瘀。3 克黄芪和 3 克丹参，用开水泡茶，调匀即可。

[丹参茶] 用于血瘀、心烦意躁。将 5 克银杏叶和 9 克丹参分别洗净后，加水煎服。

[丹参三七炖鸡] 用于月经过多、痛经、血瘀腹痛。将 15 克丹参、10 克三七，洗净，装入纱布袋中，扎紧袋口；把 1 只乌鸡洗净，切块，

[丹参红花陈皮饮] 用于气滞血瘀型慢性盆腔炎，症见腹部胀痛或刺痛，胸胁胀痛，月经不调，白带量多。丹参 10 克，红花、陈皮各 5 克，分别洗净，备用，先将丹参、陈皮放入锅中，加水适量，大火煮开，转小火煮 5 分钟即可关火，再放入红花，加盖焖 5 分钟即可。

[本草概述]何首乌性微温，味苦、甘、涩，归肝、肾经，是抗衰护发的滋补佳品，有补肝益肾、养血祛风的功效，常用来治肝肾阴亏、发须早白、血虚头晕、腰膝软弱、筋骨酸痛、遗精、崩带、久疟久痢、慢性肝炎、痈肿、瘰疬、肠风、痔疾等症。大便溏泄及有湿痰者不宜服用。

养血补肝

何首乌

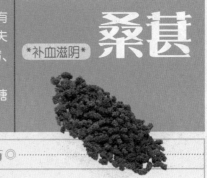

◎本草养生秘方◎

[何首乌旱莲汤]用于肝肾阴虚、脱发。何首乌30克，旱莲草30克，女贞子30克，生地黄30克。水煎服。

[何首乌山药散]用于面色萎黄、头晕乏力、畏寒肢冷。山药250克，制何首乌250克，共研成粉末，每次取出25克，用开水冲服。

[何首乌黑豆煲鸡爪]用于腰膝酸软、烦热失眠、贫血。将8只鸡爪洗净，去趾；红枣、黑豆洗净，泡发；猪肉洗净，切块，汆水；全部材料放入锅，加水煮3小时即可。

[何首乌炒猪肝]用于头晕耳鸣、腰膝酸软、烦热失眠。将300克猪肝洗净，切片，汆水；再把20克何首乌，煎水取汁；起油锅，放入猪肝、洗净的250克韭菜段以及适量姜丝拌炒片刻，加调味料即可。

[何首乌鸡蛋汤]用于失眠心悸、脱发早衰。鸡蛋1个，何首乌1根。何首乌洗净，切段，同鸡蛋、葱、生姜清水大火烧沸，改小火熬至蛋熟，将蛋壳剥去再入锅煮2分钟即可食用。

[本草概述]桑葚性寒，味甘，归心、肝、肾经，有补血滋阴、生津润燥的功效，用于眩晕耳鸣、心悸失眠、须发早白、津伤口渴、血虚便秘、肝肾阴亏、瘰疬、关节不利等症。尤其适用于女性改善皮肤血液供应、营养肌肤、使皮肤白嫩。糖尿病患者以及平素大便溏薄、脾虚腹泻者不宜食用。

补血滋阴

桑葚

◎本草养生秘方◎

[桑葚粥]用于头晕眼花、失眠多梦、耳鸣腰酸。将30克桑葚，洗净；60克糯米洗净，浸泡，30分钟后与桑葚同煮粥，熟后加冰糖调味即可。

[桑葚蜂蜜膏]用于须发早白、头晕目眩、月经不调。将适量桑葚洗净后，加适量水煎煮，去渣取汁，文火煎膏，加入适量蜂蜜拌匀即可饮服。

[桑葚杞枣膏]用于肝肾阴虚、头晕目眩、腰酸腿软。桑葚、枸杞子、红枣各250克，加水煎成膏，再加白糖500克，搅拌溶化即成。

[桑葚乌鸡汤]用于阴虚血热、白发脱发。桑葚、熟地黄各30克，紫菜10克，红花、牡丹皮各5克，乌鸡1只。食材洗净，放入乌鸡腹腔内，清水煮至鸡肉熟烂即可。

[桑葚桂圆汤]用于贫血、气血虚弱、失眠。鲜桑葚60克，桂圆肉30克，分别清洗干净，锅置火上，倒入适量清水，放入全部食材，以中火炖至熟烂后，加入适量蜂蜜调味，即可食用。每日两次。

黑木耳

补气养血

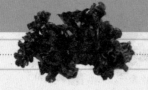

[本草概述] 黑木耳性平，味甘，归胃、大肠经，具有补血气、活血、滋润、强壮、通便之功效，对痔疮、胆结石、肾结石、膀胱结石等病症有食疗作用。黑木耳可防止血液凝固，有助于减少动脉硬化，经常食用则可预防脑出血、心肌梗死等致命性疾病的发生。但慢性肠炎患者不宜食用。

◎本草养生秘方◎

[红枣黑木耳汤] 用于贫血、脾胃虚弱。将20克黑木耳洗净泡发，放进碗中，加适量水，20枚红枣、适量冰糖，放置蒸锅中蒸1小时即可。

[凉拌黑木耳] 用于便秘、肥胖、贫血。将30克黑木耳洗净泡发，用开水焯熟，撕块；再把少许黄瓜、胡萝卜洗净切丝，放进碗中，加上木耳、适量鸡精、盐、醋，拌匀即可。

[黑木耳粥] 用于脾胃虚弱、便秘、贫血。将30克木耳、50克大米，洗净泡发，放进锅中，加水，共煮成粥，待粥成，加适量冰糖即可。

[木耳山药] 用于脾虚、贫血。将30克黑木耳洗净泡发；30克山药洗净去皮，切块，裹层淀粉后放进油锅里炸；在炒锅放进葱丝、蒜蓉，爆炒后放进黑木耳、山药，下盐即可食用。

[木耳猪尾汤] 用于贫血。黑木耳30克洗净泡发，生地10克洗净，猪尾100克开水汆透，取全部食材入炖盅，同清水大火烧开后改小火煲2小时即可。

红糖

舒肝益气

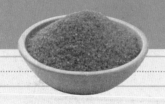

[本草概述] 红糖性温，味甘、甜，无毒，归肝、脾经。具有补中疏肝、止痛益气、调经和胃、活血化瘀、健脾暖胃的功效，对风寒感冒、脘腹冷痛、月经不调、产后恶露不尽、喘咳烦热、妇人血虚、食即吐逆等证有食疗作用。红糖中含有较为丰富的铁质，有良好的补血作用。

◎本草养生秘方◎

[红糖当归益母草饮] 用于月经不调、贫血、血瘀头晕。当归30克，益母草8克，川芎5克，洗净，煎水取汁，加入30克红糖，搅拌化开即可。

[双花红糖饮] 用于面色晦暗、肝气郁结、月经不调。月季花6克，玫瑰花5克，陈皮3克，皆洗净，煎水取汁，再加入红糖，趁热服用。

[红枣红糖水] 用于面无血色、贫血、痛经。将15克红枣，洗净，去核，用开水泡10分钟后，加入适量红糖，搅拌均匀即可饮用。

[红糖粥] 用于贫血、月经不调、痛经。将100克粳米，洗净，浸泡30分钟后，加适量水，熬成粥，待粥成，加入20克红糖，即可饮用。

[红糖生姜水] 用于感冒初起、痛经。姜1块，洗净，切丝；将姜丝放入水中，煮至水色变黄，姜味已渗入到水中；加入适量的红糖，煮化即可饮用。在感冒初起时，喝红糖生姜水即可散寒。

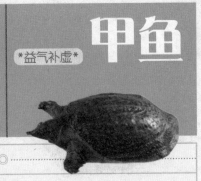

甲鱼

益气补虚

[本草概述]甲鱼性平，味甘，归肝经，有益气补虚、滋阴壮阳、益肾健体、净血散结等功效，对降低血胆固醇、高血压、冠心病具有一定的辅助疗效。此外，甲鱼肉及其提取物还能提高人体的免疫功能，对预防和抑制胃癌、急性淋巴细胞性白血病和防治因放、化疗引起的贫血等症功效显著。

◎ **本草养生秘方** ◎

[薏米甲鱼汤]用于脾胃虚弱、血虚。将1只甲鱼，洗净剁块，氽水，加上洗净的20克枸杞子，50克薏苡仁，加水，一起放进锅中，煮烂即可。

[山药桂圆炖甲鱼]用于肾虚、腰痛、气血虚弱。先将1只甲鱼洗净，剁块，氽水；再放入15克山药、桂圆肉，加适量水，一起放进炖盅，隔水炖熟。

[参麦甲鱼]用于气血虚弱、烦躁口渴。把1只甲鱼洗净，剁块，氽水；3克人参、6克麦冬洗净，切片；将所有材料放进锅中，加适量水，熬煮2小时，加盐即可。

[虫草红枣炖甲鱼]用于腰膝酸软、月经不调、乏力。将1只甲鱼洗净，剁块，氽水，放进锅中，加入10克洗净的冬虫夏草、20克红枣和盐、料酒、姜、蒜瓣，炖2小时即可食用。

[当归甲鱼汤]贫血、口干咽燥、消瘦乏力。甲鱼1只约500克，去头及内脏，切块。用纱布包当归50克、党参50克，与甲鱼共煮至肉烂，去中药加盐调料即可。

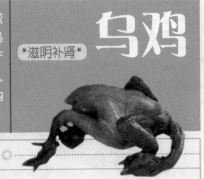

乌鸡

滋阴补肾

[本草概述]乌鸡性平，味甘，归肝、肾经，具有滋阴、补肾、养血、添精、益肝、退热、补虚作用。乌鸡体内的黑色物质含铁、铜元素较高，对于病后、产后贫血者具有补血、促进康复的食疗作用。体虚血亏、肝肾不足、脾胃不健、感冒发热、咳嗽多痰、湿热内蕴者不宜食用。

◎ **本草养生秘方** ◎

[四物乌鸡汤]用于神疲乏力、面色苍白、血瘀。将1只乌鸡腿洗净，剁块，氽水，放进锅中，加上洗净的熟地黄15克、当归10克、川芎5克、白芍10克，加上清水，用大火后改用小火煮半小时，调入调味料即可。

[当归田七乌鸡汤]用于面无血色、血瘀痛经、贫血。将250克乌鸡，剁块，放进锅中，加入8克洗净砸碎的田七、20克当归，注水，用文火煮2小时，加调味料即可食用。

[百合乌鸡汤]用于脾胃虚弱、体虚、面无血气。百合洗净；姜丝洗净，切片；葱洗净，切段；将1只乌鸡洗净，剁块，氽水，放进锅中，加适量水，下百合、姜、粳米煮2小时，再加入葱花、调味品即可。

[人参雪梨乌鸡汤]用于气血虚弱、脾胃虚弱。将1个雪梨洗净，切块，去核；5枚黑枣洗净，10克人参洗净，切段；再把300克乌鸡洗净，剁块，氽水，放入锅中，加入所有材料大火炖30分钟，即可食用。

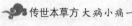

猪肝 *养血补血*

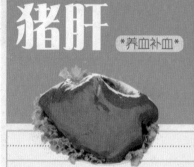

[本草概述] 猪肝性温、味甘、苦，归肝经。具有预防眼睛干涩、疲劳的功效，还可调节和改善贫血病人的造血系统的生理功能、排毒。猪肝中含有一般肉类食品中缺乏的维生素C和微量元素硒，能增强人体的免疫力、抗氧化、防衰老。但高血压、肥胖症、冠心病及高血脂患者不宜多食。

◎本草养生秘方◎

[猪肝桑叶汤] 用于视物不清、眼睛干涩、眼睛分泌物增多。将猪肝洗净，切片，放进锅中，注入清水，用大火煮开，放进15克桑叶，即可。

[南瓜猪肝汤] 用于脾胃虚弱、两眼干涩、维生素C缺乏症。先将250克南瓜去皮、瓤，洗净，切块；250克猪肝洗净，切片放入锅中，加上南瓜和水，煮至南瓜烂肉熟，加入调味料即可食用。

[玄参炖猪肝] 用于目涩昏花、阴虚火旺。将15克玄参洗净用纱布包好，与洗净的猪肝同煮1小时，加盐调味即可。

[猪肝炒胡萝卜] 用于眼睛干涩、食欲不振、维生素C缺乏症。将250克猪肝洗净切片，用适量盐、酒、姜拌匀；再把洗净切丝的胡萝卜放入炒锅内煸炒，然后倒入猪肝，翻炒几下即可食用。

[红枣蒸猪肝] 用于贫血、视力下降。猪肝200克，冬菇30克，红枣6颗，生姜、枸杞子各适量。取全部食材，清水上蒸笼蒸3小时，即可食用。

红薯 *补脾益气*

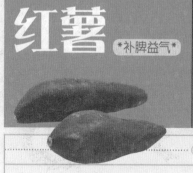

[本草概述] 红薯性平，生微凉，味甘，归脾、胃经。红薯能供给人体大量的黏液蛋白、糖、维生素C和维生素A，因此具有补虚乏、益气力、健脾胃、强肾阴等功效。常吃红薯能防止肝脏和肾脏中的结缔组织萎缩，预防胶原病的发生。但胃及十二指肠溃疡及胃酸过多的患者不宜多食。

◎本草养生秘方◎

[红薯小米粥] 用于食欲不振、便秘、烦躁口渴。将20克红薯洗净，去皮切块；把90克大米泡发洗净，放进锅中，加水，用大火煮至米粒开花，再加入红薯，待粥成，加白糖即可。

[红薯粥] 用于脾胃虚弱、便秘。将30克红薯去皮，洗净切块；再把大米洗净，浸泡30分钟后，放进锅中，加适量清水，用大火煮至米粒开花后，再加入红薯煮至熟，即可食用。

[红薯蛋奶粥] 用于肠胃虚弱、便秘、反复感冒。将鸡蛋煮熟，切块；将50克大米洗净，泡发；红薯洗净，切块，再一起放进锅中，加适量水，熬成粥，在加入鸡蛋、100克牛奶，再加适量白糖即可。

[板栗红薯排骨汤] 用于腰膝酸软、脾虚。将400克板栗，去壳去皮；两根红薯，去皮切块；把400克排骨洗净，剁块，汆水；与板栗、4粒红枣一起放进锅中，用小火煮1小时，放入红薯，再煮20分钟，加盐即可。

第二章

适合男性的
本草养生秘方

男性在进入一定的年龄阶段中，由于男性的力气一般比女性更大，因此，以劳动为主的人类社会上，男性往往比女性显得更有生产力价值。而男性在社会和家庭的压力下，常常会出现种种毛病，所以男性养生，必先解决的即"强壮筋骨"，正所谓"筋骨强壮，浑身力量"。常用的本草有续断、牛肉、牛大力等。其次是"补肾壮阳"，男人如果肾虚、肾阳不足，则会在生活中出现种种的问题。常用补肾壮阳的本草有肉苁蓉、巴戟天、淫羊藿、锁阳等。最后是"清肝泻火"，中医理论中有"肝主藏血，肝主疏泄，有贮藏和调节血液的功能"，常用的本草有栀子、钩藤、菊花等。

续断

强筋健骨

[本草概述] 续断性微温，味苦、辛，归肝、肾经，具有补肝肾、续筋骨、调血脉等功效。有抗骨质疏松作用、促进骨损伤愈合、对免疫功能的影响等药用价值。尤其适用于男性腰膝酸痛、肢节麻痹、足膝无力、胎漏崩漏、带下遗精、跌打损伤、金疮痔漏者食用。

◎ 本草养生秘方 ◎

[续断五加皮汤] 用于慢性腰痛。川续断 15 克，骨碎补 15 克，狗脊 15 克，制川乌 6 克，刺五加皮 15 克，皆洗净，放进锅中，加适量水，大火煮沸，再用中火煎煮，去渣取汁，待温即可饮用。

[续断淫羊藿汤] 用于腰膝酸软，风湿骨痛。川续断 20 克，淫羊藿 8 克，放进锅中，加适量水，用中火熬煮，去渣取汁，待温即可饮用。

[续断粥] 用于腰膝酸软、足膝无力。将 10 克续断洗净，水煎取汁，加上 100 克洗净的大米，放进锅中加适量水，先用大火煮沸，再用小火共煮成粥，待粥熟时，下适量白糖，再汆煮沸即可。

[桃仁续断粥] 用于腰背酸痛、足膝无力。桃仁、续断、苏木 10 克，乳香 15 克，皆洗净，煎水取汁，再与 100 克洗净的粳米放进锅中，加适量水，先用大火煮沸，再用小火共煮成粥，加盐即可。

蛤蜊

滋阴润燥

[本草概述] 蛤蜊性寒，味咸，归胃经，可滋阴润燥，能用于五脏阴虚消渴、纳汗、干咳、失眠、目干等证的调理和治疗，对淋巴结肿大、甲状腺肿大也有较好疗效。蛤蜊含蛋白质多而含脂肪少，适合血脂偏高或家族性高胆固醇血症者食用。蛤蜊宜与豆腐、绿豆芽、韭菜、槐花搭配食用。

◎ 本草养生秘方 ◎

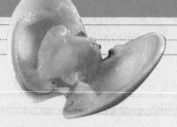

[蛤蜊肉炒韭菜] 用于阴虚盗汗。50 克韭菜洗净，切段；将 100 克蛤蜊肉洗净，放进炒锅中，再加入韭菜、盐，翻炒至肉熟即可。

[蛤蜊川芎汤] 用于身体虚弱。将 10 克川芎，放进锅中，加适量水，煎水取汁；200 克土豆和 150 克红萝卜洗净，去皮，切块；再将200 克蛤蜊肉洗净，放进锅中，再加入川芎、

红萝卜，用大火煮沸，小会煮至肉熟烂，加盐，即可食用。

[蛤蜊姜丝汤] 用于胃纳不佳、耳鸣。将 8 个蛤蜊洗净；在锅中放水烧开，倒入蛤蜊，用大火煮至蛤蜊张开，加盐，撒上姜丝即可。

[砂仁蛤蜊汤] 用于脾胃虚弱、食欲不振。250 克蛤蜊，洗净；把 200 克瘦肉洗净，切块，用酒拌匀，备用；再将蛤蜊和瘦肉一起放进锅中，加入适量水、姜，先用大火煮沸，再用中火煮 15 分钟，最后加上盐调味，撒上葱花即可。

[**本草概述**]牛大力性平，味甘，归肺、肾经，民间常用的强筋健骨的药材，具有补气血、壮阳、强筋骨的功效。尤其适用于男子阳痿、下肢软弱无力者，风湿筋骨痛及关节痛者食用。牛大力含有生物碱，具有扩张血管、促进循环的功效。凡血少燥热者，不宜食用。

补气强筋

牛大力

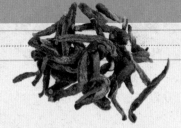

◎本草养生秘方◎

[**牛大力红枣方**]用于双膝酸软乏力。红枣洗净去核，将20克牛大力和5枚红枣，放进锅中，加适量水，煎煮半小时即可。

[**杜仲牛大力饮**]用于腰膝酸软。将20克牛大力和15克杜仲，洗净，放进锅中，加适量水，煎水取汁。

[**牛大力猪腱汤**]用于腰膝酸软。将50克花生洗净，把20克牛大力与250克猪腱洗净，切块，放进锅中，加入蜜枣2颗、花生和适量水，用大火煮沸，再用小火熬煮成汤，加盐即可。

[**牛大力猪骨汤**]腰背酸痛、腰肌劳损。将600克猪脊骨洗净，切块，再与50克牛大力，一起放进锅中，先用大火煮沸，再用小火煮1小时，加盐即可。

[**牛大力栗子汤**]健脾化湿、祛风化痰、舒筋活络。将50克牛大力洗净，放进锅中，加适量水，煎水取汁；100克栗子洗净，去壳，放进锅中，加适量水，用中火煮至栗子熟烂，最后加盐调味即可食用。

[**本草概述**]骨碎补性温，味苦，归肾、肝经，具有补肾镇痛、活血壮筋的功效。尤其适用于男性肾虚腰痛、风湿痹痛、耳鸣耳聋症状者食用，此外，也可治肾虚久泻、耳鸣、足膝痿弱。临床上，也用于改善风湿性腰腿疼痛、瘀肿疼痛等症状。由于实火、血虚等所致的牙痛不宜用；阴虚及无瘀血者慎服。

活血壮筋

骨碎补

◎本草养生秘方◎

[**骨碎补川芎散**]用于跌打肿痛。骨碎补65克，川芎20克，田七粉15克，冰片20克，均研细末，用开水冲泡，待温即可服用。

[**杜仲骨碎补酒**]用于腰膝酸软、风湿。杜仲和骨碎补各200克，洗净，装进密封罐中，用500克黄酒浸泡15天，即可饮用。

[**骨碎补猪腰汤**]用于肾虚，腰膝酸软。将6克骨碎补洗净，放进锅中，加适量水，煎水取汁；再把1个猪腰，洗净，去内膜，切块，与骨碎补汁一起放进锅中，先用大火煮沸，再用小火煮至猪腰熟透，加盐即可。

[**骨碎补猪脚筋汤**]用于腰膝无力、耳鸣、跌打骨折。将100克猪脚筋洗净，切段；将25克骨碎补、4颗蜜枣和10克陈皮洗净，放进锅中，加适量水，煎水取汁，再与猪脚筋一起放进锅中，用大火煮沸，再用中火煮3小时，加盐，即可食用。

肉苁蓉
温肾补阳

[本草概述]肉苁蓉性温,味甘、酸、咸,归肾、大肠经,是温肾补阳的珍贵药材,具有补肾阳、益精血、润肠通便的功效。对治疗男子阳痿、腰膝酸软、筋骨无力、肠燥便秘等病有一定的食疗作用。又可治疗肾虚患者,对肾虚型精神不振、体倦、腰酸的患者尤为适宜。

◎本草养生秘方◎

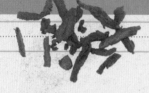

[肉苁蓉茶]用于便秘、倦怠乏力。肉苁蓉5克、当归5克,洗净,沥干。再将晒干的药材切碎或研粉,用刚沸开的水150毫升冲调,待温即可服用,早、晚空腹服用,连服3~4周。

[苁蓉菟丝子汤]用于阳痿、肾虚。肉苁蓉、菟丝子、蛇床子、五味子、远志、续断、杜仲各10克,放进锅中,加适量水,用大火煮开,再用小火煮20分钟,待温即可服用。

[肉苁蓉羊肉羹]用于肾阳虚、体虚。将15克肉苁蓉放进锅中,加适量水,煎水取汁;把150克羊肉洗净,切碎,放进砂锅中,加上药汁,用大火煮沸,再用文火炖至羊肉熟烂,加调味料即可。

[肉苁蓉鸡汤]用于神经衰弱、肾阳虚。将1只黑公鸡,除杂洗净,沸水中氽去血水捞出;再将鸡与30克肉苁蓉一起放进砂锅中,用大火煮沸,再用中火煮2小时,加盐、葱、姜即可。

巴戟天
补肾壮阳

[本草概述]巴戟天性温,味辛、甘,归肝、肾经,具有补肾阳、壮筋骨、祛风湿的功效。对男子阳痿遗精、风寒湿痹、腰膝酸痛等常见症状有一定的食疗作用。火旺泄精、小便不利者忌服。虽可用于治疗肾阳亏损而致的阳痿、腰痛等症,但其强筋骨、逐寒湿之力更好,适宜于寒湿困于下焦、腰膝诸证。

◎本草养生秘方◎

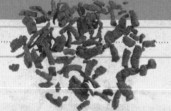

服用。

[巴戟天猪大肠汤]用于阳痿。将250克猪大肠处理干净,再将巴戟天50克洗净,装入猪大肠内,放在砂锅中,加适量葱、生姜和清水。先用武火煮沸,再用文火炖煮,以猪大肠熟烂为度,加入调味品,即可食用。

[巴戟天药丸]用于腰胯疼痛。巴戟天45克,牛膝90克,羌活、桂心、五加皮、炮姜各45克,杜仲60克,共为细末,酒糊为丸,如梧子大,每次饭前服30丸,每日两次。

[巴戟天地黄汤]用于足膝酸软。巴戟天、熟地黄、党参各10克,补骨脂6克,放进锅中,加适量水,用中火煮半小时,待温即可

[巴戟天煲海参]用于遗精早泄、腰膝酸软。将300克海参洗净,氽烫后切块;把80克胡萝卜洗净,切块;再将10克巴戟天洗净,放进锅中,加入海参、胡萝卜和适量清水,用大火煮沸,再用中火煮1小时,加盐即可。

[本草概述] 锁阳性温，味甘，归脾、肾、大肠经，是补阳益阴不老药，具有补肾润肠的功效。锁阳能够促进人体细胞再生和新陈代谢，增强免疫力。尤其适用于男性，主治阳痿早泄、气弱阴虚、大便燥结、腰膝酸软、疲乏无力、男子不育、失眠健忘等。泄泻及阳易举而精不固者忌用。

补阳益阴

锁阳

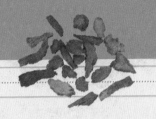

◎本草养生秘方◎

[锁阳枸杞甘草饮] 用于体虚、阳痿。锁阳、枸杞子各10克，甘草5克，各药材洗净，放进锅中，用中火煮20分钟，待温即可服用。

[熟地黄锁阳方] 用于腰膝酸软，肾虚精亏。锁阳15克、熟地黄与龟板15克，各药材洗净，放进锅中，用中火煮20分钟，待温即可服用。

[锁阳粳米粥] 用于阳痿、腰膝酸软。将30克锁阳洗净切碎，加上50克洗净的粳米，放进锅中，加适量水，先用大火煮沸，再用小火煮成粥，加盐即可。

[锁阳胡桃粥] 用于肾虚阳痿、腰膝酸软。将15克锁阳。洗净，放进锅中，加适量水，煎水取汁；再把15克胡桃仁捣碎，与洗净的100克粳米一起放进锅中，加入锁阳汁和水，放进锅中，先用大火煮沸，再用小火煮至粥成，加盐调味，待温即可食用。

[锁阳酒] 益精壮阳，养血强筋。用玻璃瓶将锁阳30克浸泡在500毫升38°白酒中，10天后即可饮用。

[本草概述] 淫羊藿性温，味辛、甘，归肝、肾经，具有补肾壮阳、祛风去湿、益气强心等功效，多用于治疗男子不育、阳痿不举、早泄遗精、腰膝无力、风湿痹痛、四肢不仁等，还可提高性功能，具有保健抗衰老作用。阴虚火盛、五心烦热、多梦遗精、性欲亢进者忌用。

补益肾阳

淫羊藿

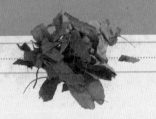

◎本草养生秘方◎

[熟地黄淫羊藿酒] 用于腰膝无力、四肢麻木。先将30克熟地黄和50克淫羊藿洗净，切块，用纱布包好放进500毫升的白酒里浸泡14天，即可饮用。

[淫羊藿川芎汤] 用于关节疼痛。淫羊藿6克，川芎9克，各药材洗净，放进锅中，加适量水，煮20分钟，待温即可服用。

[淫羊藿仙茅粥] 用于肾阳虚、阳痿。将9克淫羊藿和4克仙茅，放进锅中加适量水，煎水取汁；把100克粳米洗净，放进锅中，加入药汁和适量水，用武火煮开，再用小火煮至粥成，加冰糖，待温即可食用。

[淫羊藿牡蛎汤] 用于心烦口渴，失眠。将9克淫羊藿、20克太子参、少许生姜、大枣，洗净，放进锅中，加适量水，煎水取汁；把60克牡蛎肉洗净，放进锅中，加入药汁和水，先用大火煮沸，再用文火煮2小时，加盐，待温即可食用。

益智仁

温脾暖肾

[本草概述] 益智仁性温，味辛，归脾、肾经，具有有温脾暖肾、固气涩精等功效。尤其适用于男子多唾遗精、小便余沥、中气虚寒、夜尿频繁等常见病症。益智仁能温补脾肾，可用于遗精、尿频、遗尿及虚寒泄泻等证。阴虚火旺或因热而患遗滑崩带者忌服。

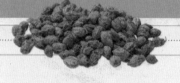

◎本草养生秘方◎

[益智仁金樱子汤] 用于遗尿、肾阳虚。取益智仁9克，金樱子6克，乌药5克，放进锅中，加适量水，用中火煮20分钟，待温即可服用。

[白术智仁汤] 用于脾气虚寒。白术、益智仁各15克，红枣20克，水煎服。

[猪肚益智仁] 用于肾气不足、遗尿。将1个猪肚洗净，切块，在猪肚里放进15克益智仁，放进锅中，加适量水，先用大火煮沸，再用中火煮至猪肚熟烂，加盐，待温即可食用。

[白术智仁饼] 用于脾气虚寒。将20克白术和20克益智仁碾碎成粉末，生姜捣汁，再把药末同适量面粉、50克白糖和匀，加入姜汁和清水和匀，做成小饼即可。

[益智仁茯苓粥] 益脾、暖肾、固气。将糯米50克洗净，益智仁30克，茯苓30克，洗净，放进锅中，加适量水，煎水取汁；再把糯米放进锅中，加上适量水和药汁，用大火煮沸，再用小火煮至粥成，待温即可食用。

补骨脂

补肾壮阳

[本草概述] 补骨脂性温，味辛，归肾、心包、脾、胃、肺经，具有补肾助阳的功效。尤其适用于男性肾阳不足、下元虚冷、腰膝冷痛、阳痿、尿频、肾不纳气等证。外用可治疗白癜风。阴虚火旺、内热烦渴、眩晕气虚、二便结者禁用。

◎本草养生秘方◎

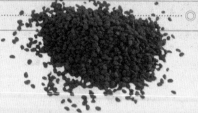

[补骨脂杜仲丸] 用于肾虚腰痛、起坐艰难。补骨脂、炒杜仲各120克，洗净，沥干；核桃仁90克，青盐30克。将药研末，合药末，炼蜜为丸，每丸重9克。每次1丸，温水送服即可。

[补骨脂核桃仁散] 用于肾阳虚。补骨脂50克，核桃仁、杜仲各30克。共研细末，每服9克。

[补骨脂山药瘦肉汤] 用于顽固性遗尿。补骨脂12克，山药15克，益智仁10克，鸡内金10克，各药材洗净，放进锅中，加适量水，煎水取汁；再把100克瘦肉洗净，放进锅中，倒入药汁，用大火煮沸，再用小火煮至肉熟，加盐即可。

[补骨脂菟丝子瘦肉汤] 用于腰膝酸软、头晕耳鸣。将补骨脂10克和菟丝子15克、红枣4个，洗净，放进锅中，加适量水，煎水取汁，再与100克洗净的瘦肉，先用大火煮沸，再用小火煮40分钟，共熬成汤，加盐即可。

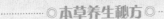

栀子 *清热泻火*

[本草概述] 栀子性寒，味苦，归心、肝、肺、胃、三焦经。具有泻火除烦、清热利湿、凉血解毒等功效。对于治疗热病、虚烦不眠、淋证、消渴等病证有一定的食疗作用。受凉感冒、阳虚体质、脾胃虚寒、腹泻便溏、寒性胃痛腹痛等病症患者忌食。

◎本草养生秘方◎

[栀子茶] 用于心火大、心烦口渴。取栀子6克，洗净，放进杯中，加开水500～700毫升沏泡20～30分钟，待温后饮用。代茶频饮。

[栀子豉汤] 用于虚烦不得眠、胸脘痞闷。栀子9克，淡豆豉4克。水煎服。

[栀子粥] 用于目赤肿痛、心火旺。将5克栀子仁碾成细末，加入100克洗净的粳米，放进锅中，加适量水，用大火煮沸，再用小火共煮成粥，加上适量白糖，调匀，待温即可食用。

[莲子栀子茶] 用于心火大。用30克莲子，15克栀子，加适量冰糖，水煎，食用。

[香附栀子粥] 疏肝理气，清热泻火。将6克香附、10克栀子洗净，放进锅中，加适量水，煎水取汁；再将100克粳米洗净，放进锅中，加适量水和药汁，用大火煮沸，再用小火煮至粥成，待温即可食用。

钩藤 *平肝息风*

[本草概述] 钩藤性凉，味甘，归心、肝经，具有清热平肝、息风定惊的功效。对治疗大人血压偏高、头晕目眩、治中风瘫痪、口眼喎斜等病证有一定的食疗作用。体虚者勿用；无火者忌服。钩藤的药用价值有镇静、抗惊厥作用、降压作用和镇静作用。

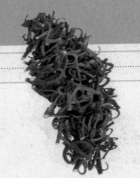

◎本草养生秘方◎

[钩藤饮] 用于头晕目眩、高血压。钩藤15克，水煎服。

[钩藤首乌汤] 用于治疗高血压、头晕。制首乌30克，钩藤20克，洗净，放进锅中，加适量水，煮20分钟，最后加上少许白糖，待温即可服用。

[钩藤牛膝乳鸽煲] 用于头晕、肾虚。钩藤10克；牛膝10克，枸杞子3克，洗净，再与2只洗净除杂的乳鸽一起放进砂锅中，加上适量水，先用大火煮沸，再用中火煲至两小时，加盐即可。

[天麻钩藤汤] 用于头晕目眩、神经衰弱。天麻5克，钩藤6克，绿茶9克，各药材洗净，煎水取汁。

[菊花钩藤决明茶] 清热平肝，降血压。杭白菊6克，钩藤6克，生山楂10克，决明子10克，各药材洗净，放进锅中，加适量水，煮20分钟，最后加冰糖适量，搅拌均匀，待温即可服用。

[荷叶钩藤首乌茶] 活血通经，补肝肾。荷叶1张、钩藤15克，何首乌20克，皆洗净，水煎服。

菊花 *清肝明目*

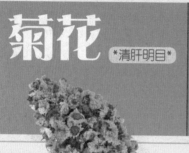

[**本草概述**] 菊花性微寒，味甘、苦，归肺、肝经，是明目解热之佳品。以气清香，味淡微苦。以花朵完整、颜色鲜艳、气清香、无杂质者为佳，具有疏风、清热、明目、解毒的功效。对头痛、眩晕、目赤、心胸烦热等症状有一定的食疗作用。气虚胃寒、食少泄泻患者宜少用。

◎本草养生秘方◎

[**菊花茶**] 用于肝火旺盛、头昏脑涨。将15克菊花洗净，用开水冲服即可。

[**菊花山楂茶**] 用于风热头痛、咳嗽有痰。菊花、茶叶各10克，山楂15克，一同放入杯中，用沸水冲泡，加盖焖5分钟即可饮用。

[**菊花排骨汤**] 用于两眼干涩、肝火旺盛。将50克菊花洗净，煎水取汁；再将500克排骨洗净，斩块，放进锅中，与菊花汁一起熬煮成汤，加盐即可。

[**菊花蜜饮**] 用于肝火旺盛、心烦口渴。50克菊花，洗净，加适量水，放进锅中，稍煮15分钟，过滤后加入适量蜂蜜即可。

[**红枣菊花粥**] 健脾补血、清肝明目。将红枣50 g、菊花15 g，洗净，放进锅中，加适量水，煎水取汁。再把洗净的100克粳米一同放入锅内加清水适量大火和药汁，先用大火煮沸，再用小火煮至粥成，待粥煮至浓稠时，放入适量红糖调味食服。

牛肉 *补脾益气*

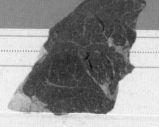

[**本草概述**] 牛肉性平，味甘，归脾、胃经。牛肉具有补脾胃、益气血、强筋骨的功效。对虚损羸瘦、消渴、脾弱不运、癖积、水肿、腰膝酸软、久病体虚、面色萎黄、头晕目眩等病证有食疗作用。牛肉不宜与生姜、白酒、鲶鱼、红糖、橄榄、板栗、田螺同食。

◎本草养生秘方◎

[**参芪炖牛肉**] 用于腰膝酸软、反复感冒。将20克党参、黄芪洗净，切段；250克牛肉洗净，切块；再将所有材料一起放进砂锅中，加适量水，大火烧开，加姜丝，慢火炖制牛肉酥烂，加盐即可。

[**黑豆牛肉汤**] 用于倦怠疲劳。将500克牛肉洗净，切块汆水；把200克黑豆洗净，沥干；再将牛肉、黑豆、姜片放进锅中，加适量水，慢火煮1小时，调味即可。

[**山药枸杞牛肉汤**] 形体消瘦、脾胃虚弱。将500克牛肉洗净，切块汆水；600克山药洗净，去皮切块；再把牛肉放进锅中，加适量水，慢火煮1小时，加入山药、10克枸杞子，加盐即可。

[**百合牛肉**] 用于失眠、心脾虚弱。将20克百合洗净，浸泡；再把200克牛肉洗净，切块，汆水；在油锅中加入食油，待锅热，放入牛肉和百合，炒至牛肉酥烂，加入调味料即可。

[**本草概述**] 羊肉性热，味甘，归脾、胃、肾、心经。具有益气补虚、散寒去湿的功效。尤其适用于男性补肾壮阳，有一定的食疗作用。寒冬常吃羊肉可益气补虚、促进血液循环、增强御寒能力。羊肉不宜与乳酪、荞麦、豆瓣酱、南瓜、食醋、竹笋搭配食用。

益气补虚

羊肉

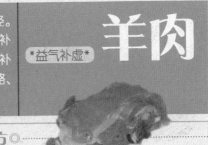

◎ 本草养生秘方 ◎

[**栗子羊肉汤**] 用于肝肾不足。将 150 克羊肉洗净，切块；30 克栗子去壳，洗净切块；再锅内加适量水，放入羊肉、栗子、20 克枸杞子，大火烧沸，改用小火煮 20 分钟，加盐即可。

[**白萝卜煲羊肉**] 用于畏寒肢冷。将 350 克羊肉洗净，切块汆水；100 克白萝卜洗净，去皮切块；再炖锅中火注水，烧沸后加入羊肉、白萝卜、10 克生姜和枸杞子，用小火炖 2 小时，加盐即可。

[**羊肉炒鸡蛋**] 用于脾胃虚弱、身体虚瘦。将

300 克羊肉洗净，汆水，切成肉末；50 克尖椒洗净，切丁；1 个鸡蛋磕入碗中，打散；然后在油锅中放葱姜末炝锅，下尖椒和羊肉末，炒至羊肉变色后加鸡蛋，鸡蛋成型即可。

[**山药羊肉汤**] 用于阳气不足。将 500 克羊肉洗净，切块，汆水；150 克山药洗净，去皮，切块，与羊肉一起放进锅中，注入适量羊肉汤，投入姜、葱、料酒，先用大火煮沸，再用小火煮 2 小时即可。

[**本草概述**] 猪骨性温，味甘、咸，归脾、胃经，具有补脾、润肠胃、生津液、丰肌体、泽皮肤、补中益气、养血健骨的食疗作用。急性肠道炎感染者、感冒者，不宜食用。猪骨不宜与甘草搭配食用，否则易引起中毒；不宜与苦瓜同用，易阻碍钙质吸收。

养血健骨

猪骨

◎ 本草养生秘方 ◎

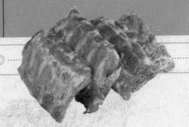

[**两面针猪骨汤**] 用于腰部酸痛。将 100 克两面针洗净，备用；再把猪骨头洗净，切块汆水，与两面针一起放进锅中，加适量水，用武火煮沸，再用慢火煮 1 小时，加盐即可。

[**土茯苓炖猪骨**] 用于止虚汗、解口渴。将 500 克猪骨洗净，切块汆水，放进锅中，加适量水，煮 1 小时，去渣取汁，下入 100 克洗净的土茯苓，小火煮 10 分钟即可。

[**黄豆猪骨汤**] 用于烦热失眠、大便干结。将 90 克黄豆洗净，浸泡；60 克蚝豉洗净；再把 250 克猪骨洗净，切块，汆水；再将所有材料一起放进锅中，加入清水，用武火煮沸，再用

小火煮两小时，加盐即可。

[**枸杞猪骨汤**] 用于气血虚弱、腰痛。将猪骨洗净，切块，汆水；黑豆洗净，浸泡；再将两者放进锅中，加适量水，先用大火煮沸，再用慢火煮 1 小时，再加入 30 枚大枣、15 克枸杞子，稍煮即可。

猪腰

益精固肾

[本草概述] 猪腰性平，味甘、咸，归肾经，具有补肾益精、利水的功效，主治肾虚腰痛、遗精盗汗、产后虚羸、身面水肿等证。尤其适用于男性肾虚腰痛、遗精盗汗等症状。猪腰不宜与茶树菇同食，会影响营养的吸收。高血压、高血脂患者忌食。

◎本草养生秘方◎

[枸杞猪腰粥] 用于肾虚劳损、腰脊疼痛。将一个猪肾洗净，去内膜，切碎；100克粳米洗净，放进锅中，加适量水与猪肾、10克枸杞子、少许姜葱，用大火煮沸，再用小火同煮成粥，加盐即可。

[三子炖猪腰] 用于腰酸不适、夜尿多。将20克菟丝子、30克桑葚子、10克韭菜籽，洗净，放进锅中，加适量水，煎水取汁；把2个猪腰洗净，去内膜，切厚片；再将所有材料放

入炖盅内，加药汁，先用武火煮沸，再用文火炖3小时，加盐即可。

[猪腰汤] 用于腰部酸软钝痛、腿膝无力。将杜仲、补骨脂各15克，洗净，放进锅中，加适量水，煎水取汁；一对猪腰洗净，去内膜，切块；再将猪腰和药汁一起煎煮，加盐即可。

[荸荠猪腰] 用于烦躁口渴、腰腿酸软。将100克荸荠去皮，洗净切块；把1个猪腰洗净，去内膜切块；再把荸荠猪腰一起放进油锅里炒至猪腰熟，加入葱花、盐即可。

海参

补肾益精

[本草概述] 海参性平，味甘、咸，归心、肾经。海参营养价值极高，是菜中珍品，具有降火滋肾、通肠润燥、补肾益精、壮阳疗痿的功效。海参具有提高记忆力，延缓性腺衰老，防止动脉硬化、糖尿病以及抗肿瘤等作用。尤其适用于男性强腰壮骨。

◎本草养生秘方◎

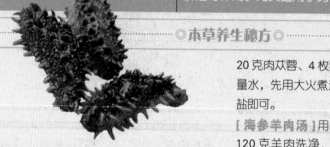

20克肉苁蓉、4枚红枣一起放进瓦煲里，加适量水，先用大火煮沸，再用文火煲3小时，加盐即可。

[海参羊肉汤] 用于肾阳不足、腰膝发冷。将120克羊肉洗净，切块，汆水；再与洗净水发的海参一起放进锅中，加适量水，先用大火煮沸，再用文火煮至羊肉熟，加盐、姜即可食用。

[海参煲鸭汤] 用于肾阴亏虚、肝肾不足之腰膝酸软。将1只老鸭洗净，去毛除杂，切块；再与200克海参一起放进锅中，加适量水，用大火煮沸，再用小火慢炖，待鸭肉熟时，加盐即可。

[海参鸽蛋汤] 用于精血亏损、腰腿酸软。将10个鸽蛋煮熟去壳，再与洗净的150克海参、

[黄精海参炖乳鸽] 用于肾虚阳痿、遗精。将1只乳鸽洗净，除杂，切块，汆水，再与适量黄精、海参、枸杞子一起放进锅中，先用大火煮沸，再用文火煮两小时，加盐，即可食用。

第三章

适合孕产妇的
本草养生秘方

　　人体在生命过程中的不同阶段对营养的需求也是不同的，针对不同生理时期采取相应的营养措施，可以有效地提高健康水平。本章从备孕期、孕早期、孕中期、孕晚期、产褥期，不同阶段，根据每一个阶段孕产妇的一般特点，分别在饮食方面和食用本草方面进行详细的分析。以便真正做到在日常饮食中规避某些食物，远离某些食物，从而确保孕产妇的身体健康，孕育出健康、聪明的宝宝。

猪肉
滋阴润燥

[本草概述] 猪肉性温，味甘、咸，归脾、胃、肾经，具有滋阴润燥、补虚养血的功效，对消渴羸瘦、便秘的备孕者有一定的食疗作用。

◎本草养生秘方◎

[猪肉鳝鱼羹] 用于脾虚。将250克鳝鱼除杂、洗净切块；100克猪肉洗净，剁成肉末，放入油锅里炒，再加入鳝鱼、葱、姜、料酒和适量水，煮沸后加盐即可。

[白菜炒猪肉] 用于体虚。将300克白菜洗净，切段；把适量猪肉洗净，剁成肉末；再将白菜放进油锅里炒至八成熟，再加入猪肉，炒至肉熟，加盐即可。

猪蹄
补虚填精

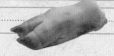

[本草概述] 猪蹄性平，味甘、咸，归肾、胃经，被称为"美容之品"，具有补虚弱、填肾精等功效，还可改善贫血，对于产褥期妈妈有一定的食疗作用。

◎本草养生秘方◎

[花生猪蹄汤] 用于乳汁不通。将1只猪蹄洗净，切块，汆水；30克花生用温水泡半小时；净锅上火倒入水，下猪蹄、花生，煲1小时即可。

[百合猪蹄汤] 用于乳汁不通。将125克水发百合洗净；100克西芹洗净，切段；175克猪蹄洗净斩块；净锅上火倒入清汤、盐、葱、姜、猪蹄烧开，再下入其他材料煲熟。

鸭肉
滋阴清热

[本草概述] 鸭肉性寒，味甘、咸，归脾、胃、肺、肾经，具有养胃滋阴、清肺解热、大补虚劳、利水消肿之功效。

◎本草养生秘方◎

[老鸭莴笋枸杞煲] 用于免疫力低下、便秘。250克莴笋去皮，清净，切块；150克老鸭处理洗净，斩块，汆水；共入锅，加入盐、葱、姜、蒜煲熟即可。

[老鸭红枣猪蹄煲] 用于食欲不振。将250克老鸭和1只猪蹄分别处理干净，斩块汆水；4颗红枣洗净；净锅上火，倒入水，调入盐，下入老鸭、猪蹄、红枣，煲至熟即可。

鸭血
补虚填精

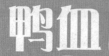

[本草概述] 鸭血味咸，性寒，归肝、脾经，具有补血和清热解毒的功效。对备孕者有一定的食疗作用。平素脾阳不振、寒湿泻痢之人忌食。

◎本草养生秘方◎

[韭菜鸭血] 用于贫血。将200克猪血洗净焯水；100克韭菜洗净，切末；油锅中加花生油，倒入水，调入盐、鸡精，下猪血、枸杞子煲至入味，撒上韭菜即可。

[红白豆腐] 用于贫血。将150克豆腐、猪血洗净，切块，焯水；适量红椒生姜洗净备用；将葱、姜、甜椒下油锅爆香后，下入猪血、豆腐，加适量水焖熟后，加盐即可。

[本草概述]鸡肉性平、温，味甘，归脾、胃经，具有温中益气、补精添髓、益五脏、补虚损、健脾胃、强筋骨的功效。

温中益气

鸡肉

◎本草养生秘方◎

[松仁鸡肉炒玉米]用于体质虚弱。将150克鸡肉洗净，切丁，锅上火放油，下鸡肉和50克松仁翻炒，再放入50克玉米粒、黄瓜丁、胡萝卜，煸炒片刻，加盐调味即可。

[鸡块多味煲]用于免疫力低下。将350克鸡肉洗净，斩块；锅上火放油，下葱、姜炝香，下入鸡块煸炒，加水烧沸，下适量枸杞子、红枣、水发莲子煲至熟即可。

[本草概述]鸽肉性平，味咸，归肝、肾经，具有补肾、益气、养血之功效。食积胃热、先兆流产、尿毒症、体虚乏力患者忌食。

补肾益气

鸽肉

◎本草养生秘方◎

[鸽子银耳胡萝卜汤]用于消化不良。将1只鸽子洗净，剁块氽水；20克水发银耳洗净，撕成小朵；汤锅上火倒入水，下鸽子、胡萝卜、水发银耳，调入盐煲至熟即可。

[良姜鸽子煲]用于面少血色。将1只鸽子洗净，斩块氽水；在炒锅上火倒入水，下鸽子、姜、枸杞子，调入盐小火煲至熟即可。

[本草概述]带鱼性温，味甘，归肝、脾经，具有暖胃、泽肤、补气、养血、健美以及强心补肾、舒筋活血、消炎化痰、清脑止泻、消除疲劳之功效。

补气养血

带鱼

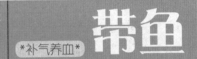

◎本草养生秘方◎

[家常烧带鱼]用于体虚、贫血。将800克带鱼洗净，切块，加盐、料酒腌制5分钟，再抹一些淀粉，下油锅炸至金黄色；加水适量，加葱白、蒜片即可。

[手撕带鱼]用于记忆力差。将350克带鱼洗净，氽水捞出，沥干，下油锅炸至金黄色，待凉撕成小块；油锅烧热，下鱼条，调入盐、料酒、酱油炒匀，撒上芝麻、葱花即可。

[本草概述]青鱼性平、味甘，归脾、胃经，具有补气、健脾、养胃、化湿、祛风、利水等功效。青鱼中还含有丰富的钾、硒、钙，可促进胰岛素的分泌，调节血糖水平。

健脾养胃

青鱼

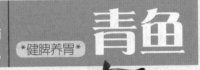

◎本草养生秘方◎

[荆沙鱼糕]用于水肿。将1条青鱼处理干净，切块后打成蓉；4个鸡蛋取蛋清，与200克肥肉丝、鱼蓉、盐、姜末和葱花搅匀蒸40分钟；改刀的鱼糕切片摆型，蒸熟即可。

[美味鱼丸]用于水肿。将1条青鱼处理干净，切片，加入蛋清、生姜、葱白和盐、鸡精、胡椒粉，搅打成蓉，挤成丸子，放入开水中煮，待鱼丸浮起时即可盛出装碗。

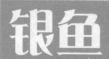

银鱼 *润肺益脾*

[**本草概述**] 银鱼性平、味甘，归脾、胃经，是上等滋补品，具有益脾、润肺、补肾、增阳的功效。所含的钙还可以促进胎儿骨骼和牙齿的发育。

◎ **本草养生秘方** ◎

[银鱼煎蛋]用于免疫力低下。将150克银鱼洗净；4个鸡蛋打散，放入备好的银鱼，加入盐、味精，搅拌均匀，放入油烧至五成熟的油锅中，煎至两面金黄，烹入陈醋即可。

[银鱼枸杞苦瓜汤]用于体质虚弱。将150克银鱼洗净；125克苦瓜秀晶，去籽切圈；10克枸杞子和5可红枣洗净；再将所有材料放进高汤中，调入盐、葱末、姜末，煲至熟即可。

鲤鱼 *催乳利水*

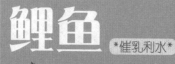

[**本草概述**] 鲤鱼味甘，性平，入脾、肾、肺经，具有健胃、滋补、催乳、利水之功效。鲤鱼中富含的蛋白质易为人体吸收，可增加蛋白质的摄入，以防止产后出血，增加泌乳量。

◎ **本草养生秘方** ◎

[凉醋全鲤]用于脾气虚弱。将1条鲤鱼洗净，入锅炸熟捞出；锅内留油，加水，放进白糖、醋、15克番茄、少许盐、料酒，用猛火熬成汁，淋在装在盘中的鲤鱼即可。

[清炖鲤鱼汤]用于水肿、乳汁不通。将1条鲤鱼洗净；净锅上火倒入色拉油，将葱、姜爆香，调入盐、醋、水烧沸，下鲤鱼煲至熟，再调入胡椒粉，撒上香菜即可。

鲈鱼 *健脾益肾*

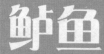

[**本草概述**] 鲈鱼性平、淡，味甘，归肝、脾、肾经，具有健脾益肾、补气安胎、健身补血等功效，对肝肾不足的人有很好的补益作用。

◎ **本草养生秘方** ◎

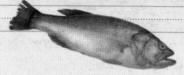

[五爪龙鲈鱼汤]用于胎动不安、少乳。将400克鲈鱼洗净，100克五爪龙洗净，切碎；锅上火放油，下鲈鱼、五爪龙煸炒，倒水煲至汤呈白色，调入盐、胡椒粉，撒入香菜即可。

[鲈鱼西蓝花粥]用于促进胎儿大脑发育。将50克鲈鱼洗净切块，用黄酒腌制；锅上火加水，放80克大米煮至五成熟，下入鱼肉、姜末、枸杞子煮熟，加盐调味即可。

[清蒸鲈鱼]益脾胃，补肝肾。将600克鲈鱼打鳞去鳃肠后洗净，在背腹上划两三道痕；生

姜切丝，葱切长段后剖开，芫荽洗净切成适当长段。将姜、盐放入鱼肚及背腹划痕中，淋上酱油；放在火上15分钟左右，放上葱、芫荽；将锅烧热倒入油热透，淋在鱼上即成。

[锅贴鲈鱼]补脾养胃。将200克肥肉切片腌过；300克鲈鱼肉切成片放精盐、味精、麻油、胡椒粉拌匀；将3个鸡蛋、适量湿淀粉调成浓糊，用70%涂匀鱼肉，用30%将腌好的肥肉拌匀；用一大盘撒上干淀粉，把肥肉排在盘上，再将鱼肉贴在肥肉上；锅放底油烧热，端离火位，将鱼肉排在锅中，放回炉上半煎半炸至两面呈金黄色，倒入漏勺控油；用剪刀剪齐摆放在盘中。另跟鸡汁、椒盐同时上桌。

[本草概述] 章鱼性寒，味甘、咸，归肝、肾经。具有补气养血、收敛生肌的作用。对于产褥期乳汁不足者有一定的食疗作用。

收敛生肌

章鱼

◎本草养生秘方◎

[章鱼须炒韭菜] 用于乳汁不足。80 克章鱼须洗净，切段；100 克韭菜洗净，切段；将章鱼须放进炒锅里煸炒，再加入韭菜，炒至熟，加盐即可。

[葱香章鱼] 用于乳汁不足。将 100 克章鱼，洗净，切段；炒锅置火上，加油，放入章鱼，炒至八分熟，加上盐和葱段，炒至章鱼熟透即可。

[本草概述] 小白菜性凉，味甘，归肺、胃大肠经，具有清热除烦、通利胃肠等功效。小白菜富含维生素C、丰富的叶酸和钙，充足的叶酸能避免胎儿神经管畸形。

清热除烦

小白菜

◎本草养生秘方◎

[芝麻炒小白菜] 用于便秘、体质虚弱。将 500 克小白菜洗净，切段，放进油锅里，猛火快炒，下调味料，等菜快熟时，加入炒好的 15 克白芝麻，即可。

[滑子菇趴小白菜] 用于食欲不佳。将 350 克小白菜洗净，焯水备用；150 克滑子菇洗净，入油锅中炒熟，加高汤、20 克枸杞子、盐、鸡精调味，起锅倒在小白菜上即可。

[本草概述] 菠菜性凉，味甘、辛，归大肠、胃经，具有促进肠道蠕动、利于排便的功效。菠菜中还富含叶酸，这是备孕爸妈必须补充的营养素。

润肠通便

菠菜

◎本草养生秘方◎

[芝麻花生拌菠菜] 用于便秘、皮肤粗糙。将 400 克菠菜洗净，焯水；150 克花生仁洗净，入油锅炸熟；50 克白芝麻炒香；将所有材料搅拌均匀，加上醋、香油、盐即可。

[上汤菠菜] 用于贫血、体质虚弱。将 500 克菠菜洗净，焯水装盘，1 个咸蛋和皮蛋各切丁；锅中放水，下入鸭蛋、咸蛋、盐煮开，加三花蛋奶煮成汤倒于菠菜上即可。

[本草概述] 生菜性凉，味甘，归心、肝、味经，具有清热安神、清肝利胆、养胃的功效。尿频、胃寒者禁食。

清热安神

生菜

◎本草养生秘方◎

[鱼片生菜粥] 用于心烦口渴。将 15 克鱼片洗净，用料酒腌制；15 克生菜洗净，切丝；10 克生姜洗净，切丝；大米 50 克洗净，入锅，加适量水，煮至米粒开花，加生菜、盐即可。

[生菜蒜泥] 用于心烦口渴。将 100 克生菜洗净，切段；少许蒜，洗净，拍成泥；在油锅中，倒入食油，加上蒜泥，再放进生菜，炒熟即可。

龙须菜 *降压润肠*

[本草概述] 龙须菜性寒，味甘、微咸，归脾、胃、肠经。龙须菜因不含脂肪，故有山珍"瘦物"之美称，具有助消化、解积腻、清肠胃和止血降压的功效。

◎本草养生秘方◎

[凉拌龙须菜] 用于肠胃有热。将200克龙须菜洗净；在锅中倒入适量水，加盐，再放入龙须菜，煮熟捞出，切成段，放盘，撒上葱花和蒜泥即可。

[龙须菜猪骨汤] 用于消化不良。将40克干龙须菜，洗净，浸泡；200克猪骨洗净，汆水切块，再放进锅中，加适量水，煮至熟时，加上龙须菜，煮烂即可。

豆芽 *清热通脉*

[本草概述] 豆芽具有性凉，味甘。归胃经。具有清暑热、通经脉、解诸毒的功效。可以用于滋阴壮阳，美肌肤，适用于备孕期者食用。

◎本草养生秘方◎

[平菇豆芽汤] 用于贫血。将100克豆芽洗净，80克平菇洗净；再将豆芽放进锅中，加上适量水，煮20分钟，加入平菇，稍煮，加盐即可。

[豆芽青椒汤] 用于解诸毒。将200克豆芽洗净，25克韭菜洗净切段；将炒锅上火烧热，加清汤煮沸，依次加入豆芽、韭菜，煮熟加盐即可。

西红柿 *健胃消食*

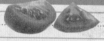

[本草概述] 西红柿性凉、味甘、酸。归肺、肝、胃经。具有健胃消食、生津止渴、清热解毒、增进食欲的功效。对孕早期妈妈们食欲不振有一定的食疗作用。

◎本草养生秘方◎

[西红柿炒鸡蛋] 用于食欲不佳。将500克西红柿洗净切块；2个鸡蛋打散，加盐搅匀；入锅炒好备用；另起锅，入西红柿翻炒，加入炒好，加白糖、盐，略炒即可。

[西红柿豆腐汤] 用于消化不良。将250克西红柿洗净焯水，去皮切粒；2块豆腐洗净切粒；共入碗，加盐、胡椒粉、葱花搅匀，入锅加水熬成汤即可。

卷心菜 *强心健骨*

[本草概述] 卷心菜性平、味甘，归脾、胃经，具有补骨髓、润脏腑、益心力、壮筋骨、增强食欲、促进消化、预防便秘的功效。

◎本草养生秘方◎

[芝麻炒卷心菜] 用于免疫力低下。将500克卷心菜洗净，切小片；把10克黑芝麻洗净，炒香；再将卷心菜用旺火炒至卷心菜熟透发软，加盐、味精，撒上芝麻即可。

[卷心菜炒肉片] 用于贫血。将200克卷心菜洗净，切片；150克五花肉，洗净，用盐、蒜末、白糖、酱油、淀粉腌5分钟；再将五花肉放进炒锅里炒片刻，加入卷心菜，炒熟即可。

[本草概述] 芥蓝性平，味甘，归肝、胃经，具有利尿化痰、解毒祛风、清心明目的功效。芥蓝中富含维生素 A 和镁元素，不仅能保证胎儿皮肤、胃肠道和肺部的健康，还有助于胎儿骨骼正常发育。

利尿化痰 芥蓝

◎ 本草养生秘方 ◎

[清炒芥蓝] 用于食欲不振。将 400 克芥蓝洗净，切段；30 克胡萝卜洗净，切片；锅中注油烧热，放入芥蓝，再加入胡萝卜片一起炒至熟，加盐即可。

[芥蓝炒核桃] 用于缓解孕吐。将 350 克芥蓝洗净，切段；200 克核桃仁洗净，入沸水锅中汆水；锅注油烧热，下入芥蓝爆炒，再倒入核桃仁，炒熟，加盐即可。

[本草概述] 西蓝花性凉，味甘，归肾、脾、胃经，具有爽喉、开音、润肺、止咳、抗癌的功效。西蓝花还含有丰富的维生素 K，可促进血液正常凝固及骨骼生长。

润肺止咳 西蓝花

◎ 本草养生秘方 ◎

[凉拌西蓝花] 用于免疫力低下。用 60 克西蓝花洗净切朵；15 克香菇洗净，切片；锅内加水煮沸，入西蓝花、香菇焯烫，盛盘加盐搅拌均匀即可。

[什锦西蓝花] 用于身体素质低。200 克西蓝花、50 克黄瓜、30 克胡萝卜、10 克木耳、100 克荷兰豆，分别处理好，焯水捞出；入锅炒熟，加盐炒匀至香即可。

[本草概述] 莲藕性凉、味辛、甘，归肺、胃经，具有滋阴养血的功效，生食能清热润肺、凉血行瘀，熟食可健脾开胃、止泄固精。对妊娠中期妈妈有益。

清热泻火 莲藕

◎ 本草养生秘方 ◎

[橙子藕片] 用于食欲不振。藕 300 克，去皮切薄片，焯水置熟，捞出备用；橙子 1 个，洗净切片；与藕片、20 克橙汁益气拌匀即可。

[莲藕赤小豆汤] 猪瘦肉 200 克，洗净汆水；莲藕 300 克，洗净去皮切段；赤小豆 100 克洗净备用。共入锅，加水适量煲汤，加盐调味即可。

[本草概述] 竹笋性微寒，味甘，无毒，归胃、大肠经，具有清热化痰、益气和胃、治消渴、利水道、利膈爽胃、帮助消化、去食积、防便秘等功效。

清热化痰 竹笋

◎ 本草养生秘方 ◎

[清炒竹笋] 用于消化不良。将 250 克竹笋，剥去皮，除去老的部分，清洗干净后对半切开，备用；将锅烧热，放葱、姜煸香，再加入竹笋、盐，炒至笋熟时，加味精，稍炒即可。

[竹笋鸡汤] 用于免疫力低下。将半只鸡洗净剁块；锅中加水，下鸡块和姜片，淋入料酒，改小火煮 15 分钟。3 根竹笋去壳，洗净，切片，放入鸡汤内煮至熟软，加调味料即可。

玉米 *开胃理气*

[本草概述] 玉米性平，味甘，归脾、肺经，具有开胃益智、宁心活血、调理中气等功效。玉米富含的镁对胎儿肌肉的健康至关重要。

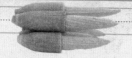

◎ **本草养生秘方** ◎

[玉米炒蛋] 用于脾胃虚弱。100克玉米粒和10克青豆洗净，100克胡萝卜洗净，切粒，与玉米粒、青豆同入沸水煮熟，捞出；1个鸡蛋

打散，并加入盐和水淀粉调匀，倒在油锅上，见其凝固时盛出；锅内再放油炒葱白，接着放玉米粒、胡萝卜粒、青豆，炒香时再放蛋块，加盐即可。

豌豆 *益气通乳*

[本草概述] 豌豆性温，味甘，归脾、胃、大肠经，具有和中益气、解疮毒、通乳及消肿的功效。豌豆含有丰富的维生素C，可提高免疫功能，预防维生素C缺乏症。

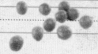

◎ **本草养生秘方** ◎

[芝麻豌豆羹] 用于便秘。将200克豌豆洗净，泡发，磨成浆，再下锅熬煮，加入炒香的30克黑芝麻，煮至浓稠，加白糖搅拌均匀即可。

[豌豆猪肝汤] 用于贫血。将250克猪肝洗净，切片，300克豌豆洗净泡发；锅中加水烧开，下入猪肝、姜片、豌豆一起煮半个小时。待熟时，加盐即可。

黄花菜 *清热止血*

[本草概述] 黄花菜性微寒，味甘，归心、肝经，具有清热解毒、止血、止渴生津、利尿通乳、解酒毒的功效。皮肤瘙痒症、支气管哮喘患者忌食。

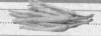

◎ **本草养生秘方** ◎

[上汤黄花菜] 用于记忆力减退。将300克黄花菜洗净，放进锅中，烧沸上汤，加上黄花菜，调入盐、鸡精，装盘即可。

[黄花菜香菜鱼片汤] 用于乳汁不通。将30

克黄花菜用水浸泡，洗净，切段；20克香菜洗净，切段；100克鱼肉洗净切片；黄花菜放进锅中，加水煮滚后，再加入鱼片煮5分钟，最后加香菜、盐即可。

莴笋 *润肠健脾*

[本草概述] 莴笋性凉，味甘、苦，归胃、膀胱经，有增进食欲、刺激消化液分泌、促进胃肠蠕动等功能。注意障碍缺陷，眼病、痛风、脾胃虚寒、腹泻便溏者忌食。

◎ **本草养生秘方** ◎

[莴笋猪蹄汤] 用于乳汁不通。将200克猪蹄洗净，斩块，汆水；100克莴笋洗净，切块；30克胡萝卜洗净，切块；锅上火倒入高汤，放入所有材料，加姜、盐煲熟，撒上葱花即可。

[花菇炒莴笋] 用于便秘。将2根莴笋和20克胡萝卜洗净，切块；20克水发花菇洗净；锅中加油，烧热，放入莴笋、花菇、胡萝卜煸炒，锅中加清汤、盐、味精，煮沸即可。

[本草概述] 茄子性凉，味甘，归脾、胃、大肠经，具有活血化瘀、清热消肿、宽肠之效。对大便干结的人有一定的食疗作用。

清热消肿

茄子

◎本草养生秘方◎

[鱼香茄子] 用于大便干结。将 2 个茄子洗净切片，用盐腌制后挤干水分，入锅炸；青红椒各 1 个，洗净切丁；另起锅，下葱姜蒜炒香，放茄子、青红椒、鱼香汁炒熟即可。

[肉末茄子] 用于大便干结。将 150 克猪肉洗净，剁成肉末；1 根茄子洗净，切片，放进炒锅里翻炒；加盐、鸡精，炒至七分熟，放进肉末，肉熟即可。

[本草概述] 茶树菇性平、味甘，入脾、肺经。民间称之为"神菇"，其具有美容保健、补肾滋阴、健脾胃、提高人体免疫力、增强人体防病能力的功效。

补肾滋阴

茶树菇

◎本草养生秘方◎

[茶树菇红枣乌鸡汤] 用于贫血。将半只乌鸡洗净，切块汆水；再与洗净浸泡的 150 克茶树菇、洗净的 10 颗红枣和两片姜一起放进煲中，加适量水，用中火煲两小时，加盐即可。

[茶树菇鸭汤] 用于体质虚弱。将 250 克鸭肉斩块，洗净后焯水，再与洗净的 100 克茶树菇一起放进盅内蒸两小时，最后加盐即可。

[本草概述] 鸡腿菇，性平，味甘，归心、胃二经，有助于增进食欲、增强消化功能、提高免疫力，并有很好的营养价值，适合孕妇食用。

健胃消食

鸡腿菇

◎本草养生秘方◎

[鸡腿菇煲排骨] 用于免疫力低下。把 100 克鸡腿菇洗净，切片；将 250 克排骨洗净，斩断，用料酒腌制，锅上水加热，加入姜、盐、鸡腿菇、排骨煲熟，加盐调味即可。

[鸡腿菇炒牛肉] 用于脾胃虚弱。将 400 克牛肉洗净，用盐、食油腌制 5 分钟；100 克鸡腿菇洗净，切片；锅烧热放油，下牛肉炒成 5 分熟，加鸡腿菇炒熟即可。

[本草概述] 香菇性平，味甘。归脾、胃经，具有化痰理气、益胃和中的功效，对于食欲不振、体弱、便秘者有一定的食疗作用。

化痰理气

香菇

◎本草养生秘方◎

[香菇冬笋煲小鸡] 用于水肿。将 250 克鸡肉洗净，剁块汆水；锅上火放油，下葱、姜爆香，加水，下鸡肉、100 克洗净的香菇、65 克冬笋片，加入调味料烧沸，淋入香油即可。

[煎酿香菇] 用于免疫力低下。将 200 克香菇洗净；300 克肉末加盐、葱末调匀，酿入香菇中；锅中注油烧热，入香菇煎至八成熟，加入蚝油、高汤，煮至入味即可。

草菇 *养阴生津*

[本草概述] 草菇性平，味甘，归脾、胃经，具有清热解暑、降血压、降血脂、滋阴壮阳、增加乳汁等功效。

◎本草养生秘方◎

[草菇虾仁] 用于免疫力低下。将300克虾仁洗净，加盐、料酒腌制，入油锅略炒；150克草菇洗净，汆烫；另起锅放油，炒草菇，倒进虾仁，加盐、胡椒粉炒匀即可。

[草菇圣女果] 用于乳汁不通。将100克草菇、洗净，汆烫；50克圣女果洗净；锅上火放油，下葱煸炒，再放草菇、圣女果，加鸡汤煮熟，加盐、味精，水淀粉勾芡，拌匀即可。

平菇 *补虚抗癌*

[本草概述] 平菇性微温，味甘，归脾、胃经，具有补虚抗癌之功效，能改善人体的新陈代谢、增强体质。

◎本草养生秘方◎

[平菇烧腐竹] 用于体质低下。将100克腐竹泡软，再放进锅内煮熟，切段；20克青豆洗净，煮熟；150克平菇洗净，切片；炒锅上火，放清水烧热，下腐竹、青豆、平菇，开锅后，沥去水。锅内倒入花生油烧热后，放入姜末、胡萝卜丁煸炒，烹料酒、清汤、盐调好味，下入主配料煨入味后，加味精，淋水淀粉明油，盛盘即成。

生姜 *解表散寒*

[本草概述] 生姜性温，味辛，归肺、脾、胃经，有解表、散寒、止呕、开痰的功效。对于孕妇孕吐有一定的食疗作用。

◎本草养生秘方◎

[生姜泡鸡肉] 用于孕吐。将400克鸡肉、50克生姜，各洗净、切块；油锅烧热下姜块炒香，入鸡肉炒至变色时注水焖煮。加上盐、醋煮至熟，撒上香菜即可。

[姜橘鲫鱼汤] 用于食欲不振、呕吐。将250克鲫鱼处理干净；锅中加水，放入鲫鱼，用小火煨熟，加生姜片、橘皮，稍煨一会儿，再加胡椒、盐调味即可。

草莓 *润肠通便*

[本草概述] 草莓具有性凉，味甘、酸、归肺、脾经。草莓中含有的果胶及纤维素，可促进胃肠蠕动，改善便秘，预防痔疮、肠癌。

◎本草养生秘方◎

[草莓汁] 用于便秘。将100克草莓洗净，放进榨汁器中榨成汁，倒入杯中，搅拌均匀即可。

[优格土豆草莓饼] 用于补充维生素。将50克土豆去皮洗净，蒸熟后压成泥；半个芒果去皮挖成球状；10颗草莓洗净，压成果泥，一起入碗拌匀，再淋上蜂蜜，倒入优格，放上小蓝莓即可。

[**本草概述**]葡萄柚性寒，味甘、酸、苦，归脾、肾经，具有增进食欲、利尿、美白、强化肝功能的功效。葡萄柚不宜与南瓜同食，会破坏维生素C。

补脾强肝

葡萄柚

◎ 本草养生秘方 ◎

[**葡萄柚汁**]用于食欲不振。将1个葡萄柚去皮，掰成几瓣，放进榨汁器中榨汁，倒进杯中，搅拌均匀即可。

[**葡萄柚沙拉**]用于食欲不佳。将200克葡萄柚果肉备用；适量芹菜撕去粗丝，和适量乳酪都切成小块，连葡萄柚果制成沙拉盛在皮壳中，包上保鲜膜冷藏，将葡萄柚汁和蜂蜜调匀，吃时淋在沙拉上即可。

[**本草概述**]苹果性凉，味甘、微酸，归脾、肺经，具有润肺健胃、生津止渴、消食、顺气的功能。

润肺健胃

苹果

◎ 本草养生秘方 ◎

[**苹果菠萝桃汁**]用于便秘。将300克菠萝、1个苹果和桃子，分别洗净去皮，切块，再一起放进榨汁器中榨成汁，倒入杯中加适量柠檬汁，搅拌均匀即可。

[**苹果青提汁**]用于孕吐。将150苹果和青提，洗净，去核，切块，一起放进榨汁器中榨汁，倒进杯中，搅拌均匀即可。

[**本草概述**]橘子性平，味甘、酸，归肺、脾、胃经，具有开胃理气、生津润肺、化痰止咳等功效。还可以消除疲劳和美容，对孕妇有一定的食疗作用。

开胃理气

橘子

◎ 本草养生秘方 ◎

[**芒果橘子汁**]用于孕吐。将150克芒果洗净，去皮，切块；1个橘子去皮去籽，撕成瓣；再把芒果、橘子一起放进榨汁器中榨成汁，倒入杯中，加入蜂蜜拌匀即可。

[**橘子优酪乳**]用于孕吐。将2个橘子洗净，去皮去籽，撕成瓣，放进榨汁器中榨汁，倒入杯中，加入优酪乳，搅拌均匀即可。

[**本草概述**]葡萄性平，味甘、酸。归肺、脾、肾经。具有滋补肝肾、养血益气、强壮筋骨、生津除烦的功效。所含维生素C可促进人体对铁质的吸收，预防孕妇缺铁性贫血。

滋补肝肾

葡萄

◎ 本草养生秘方 ◎

[**葡萄汁**]用于水肿。将半个葡萄柚去皮，洗净，撕成瓣；1串葡萄去籽，洗净；再把所有材料一起放进榨汁器中榨汁，倒入杯中搅拌均匀即可。

[**酸甜葡萄菠萝奶**]用于消化不良。将50克白葡萄洗净，去皮去籽；1/3个柳橙洗净，撕成瓣；1/3个菠萝去皮，切块；所有材料加上30毫升鲜奶一起榨汁，加蜂蜜拌匀即可。

樱桃 *益气健脾*

[本草概述] 樱桃性热，味甘，归脾、胃经，具有益气、健脾、和胃、祛风湿的功效。樱桃含铁量在水果中较高，可防治缺铁性贫血。

◎ 本草养生秘方 ◎

[樱桃草莓汁] 用于贫血。将 150 克樱桃和 250 克葡萄洗净，去籽；200 克草莓洗净；然后一起放进榨汁器中榨汁，榨成汁后倒进杯中，搅拌均匀即可。

[樱桃西红柿柳橙汁] 用于贫血。1 个柳橙洗净，对切；300 克樱桃去籽，洗净；半个西红柿洗净，切块；所有材料共榨汁，榨成汁后倒进杯中，搅拌均匀即可。

李子 *清热生津*

[本草概述] 李子性凉，味甘、酸，归肝、肾经，具有清热生津、泻肝涤热、活血解毒、利水消肿的功效。所含的钙，不仅能保证骨骼健康，还能有效预防妊娠高血压综合征。

◎ 本草养生秘方 ◎

[李子蛋蜜汁] 用于贫血、消化不良。将 2 个李子去核，洗净，切大丁，与 1 个蛋黄、240 毫升牛奶一同放入搅拌机内，搅打两分钟即可。

[李子牛奶饮] 用于消化不良、便秘。将 6 个李子洗净，去核取肉，与 1 瓶牛奶放入搅拌机中，再加入少许蜂蜜一起搅拌均匀即可。

哈密瓜 *清热益气*

[本草概述] 哈密瓜性寒、味甘，归肺、胃、膀胱经，是夏季解暑的佳品，具有利便、益气、清肺热、止咳、除烦热、生津止渴的功效。

◎ 本草养生秘方 ◎

[哈密瓜汁] 用于焦躁不安、食欲不振。将 1/2 个哈密瓜洗净，去籽去皮，切块，放进榨汁器中榨汁，榨成汁后倒进杯中，搅拌均匀即可。

[哈密瓜奶] 用于贫血、便秘。将 100 克哈密瓜去皮、去籽，放进榨汁器中，加入 100 毫升牛奶和少许水、蜂蜜，搅拌均匀即可。

木瓜 **

[本草概述] 木瓜性平、微寒，味甘，归肝、脾经，具有消食、驱虫、清热、祛风的功效。对产褥期乳汁不通者有一定的食疗作用。

◎ 本草养生秘方 ◎

[木瓜汁] 用于乳汁不通。将半个木瓜洗净，去皮去籽，切块，再放进榨汁器中榨成汁，倒进杯中，搅拌均匀即可。

[木瓜炖雪蛤] 用于食欲不佳。将 1 个木瓜对半切块，去籽，洗净；将 150 克雪蛤装进木瓜内，上火蒸半小时，至熟即可。

第四章

中老年人
本草养生秘方

　　人到了中老年后，各种问题都会随之出现，所以中老年人的健康受到了更多人的关注。中老年人在日常生活中除了要锻炼之外，还需从饮食方面强身健体。中老年人养生必须从"补中益气""养心安神""滋补强身""延年益寿"入手，本章从这几个环节详细介绍了有关的本草秘方以及本草的功能。中老年随着年龄增长，身体状况每况愈下，各种疾病接踵而至，本章同时也介绍了中老年人在日常生活中常见的病症，如高血压、高血脂、糖尿病、冠心病等，让中老年人从中利用更加健康、有效的方法治疗疾病、恢复健康。

黄精 *补气养阴*

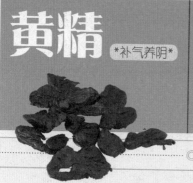

[本草概述] 黄精性平，味甘，归肺、脾、肾经，是上好的补气良药，具有补气养阴、健脾、润肺、益肾的功效，可用于治疗虚损寒热、脾胃虚弱、体倦乏力、肺虚燥咳、精血不足、内热消渴以及病后体虚食少、筋骨软弱、风湿疼痛等证。但虚寒泄泻、痰湿、痞满、气滞者忌服。

◎本草养生秘方◎

[黄精枸杞丸] 用于补益精气。用黄精、枸杞子等份，捣成饼状，晒干研末，炼蜜做丸如梧桐子大，每次米汤送服 50 丸。

[黄精山药汤] 用于气阴两虚所致体倦乏力、口渴多饮。黄精 15 克，山药 15 克，知母、玉竹、麦冬各 12 克，分别洗净，加适量水煎服。

[黄精炖瘦肉] 用于治疗病后体虚、四肢软弱无力。黄精 30 克，洗净；猪瘦肉 50 克，洗净、切片。加水炖熟，适量加盐，饮汤食肉吃黄精。

[黄精当归鸡蛋汤] 用于血虚、面色萎黄无光泽者。黄精 20 克，当归 12 克。水煎，再用两个熟鸡蛋去壳，放入药汤再煮，饮汤吃蛋。

[黄精冰糖饮] 用于肺阴不足。黄精 30 克，冰糖 50 克。将黄精洗净，用冷水泡发 3 ~ 4 小时，放入锅内，再加冰糖、适量清水，用大火煮沸后，改用文火熬至黄精熟烂，即可食用。

太子参 *补肺健脾*

[本草概述] 太子参性平，味甘、微苦，归脾、肺经，具有补肺、健脾的功效。实验证实，太子参有抗衰老的作用，还对淋巴细胞有明显的刺激作用。主治肺虚咳嗽、脾虚食少、心悸自汗、益气健脾、生津润肺等症。适用于脾虚体弱、病后虚弱、气阴不足、自汗口渴、肺噪干咳等症。

◎本草养生秘方◎

[太子参红枣饮] 用于补气养血。太子参 15 克，黄芪 12 克，五味子 5 克，炒白扁豆 10 克，红枣 5 枚。水煎服。

[太子参薄荷饮] 用于凉心肾、清热解毒、滋养肝肾。太子参 6 克，栀子、生地黄、甘草、白术、白茅根各 5 克，菊花、薄荷、绿茶各 2 克，知母、柴胡、金银花各 4 克。开水冲泡代茶饮。

[太子参瘦肉汤] 用于清肺润燥、益肺生津。太子参 100 克，瘦肉 150 克，百合 50 克，罗汉果半个。药材同入锅，水开后加入肉片，炖 1 小时，加盐调味即可。

[太子参炖鹌鹑] 用于益气补脾、和中健体。鹌鹑 1 只，太子参 15 克，姜片、葱段、料酒、味精、盐各适量。锅上火，热后加入清汤，加入食材炖汤至熟，调味即可。

[太子参无花果炖瘦肉] 用于肺虚久咳、神疲乏力。太子参 15 克略洗；无花果 20 克洗净；猪瘦肉 200 克洗净，切片。将全部用料放入炖盅内，加滚水适量，盖好，隔滚水炖约 2 小时，调味供用。

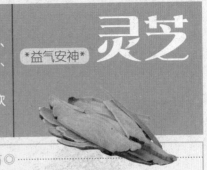

灵芝

益气安神

[本草概述] 灵芝性温，味淡、苦，归心、肺、肝、脾经，能补心血、益心气、安心神，可治疗气血不足、心神失养所致的心神不宁、失眠、惊悸、多梦、健忘、体倦神疲、食少等症；还具有补益肺气，温肺化痰，止咳平喘的功效，常用于治疗肺虚咳嗽、嘘喘、痰饮等症。

◎ **本草养生秘方** ◎

[灵芝酒] 用于治疗神经衰弱、消化不良、咳嗽气喘等。灵芝 30 克，白酒 500 毫升。浸泡时间以白酒变成棕红色为度，可加入适量的冰糖或蜂蜜。饭后饮用 10 毫升。

[灵芝丹参散] 用于补气养血、活血止痛，主治冠心病、心绞痛。灵芝、丹参各 30 克，三七 15 克，共研细末。每服 3 克，每日 2 次。

[灵芝莲子清鸡汤] 用于健脾开胃，补益身体。灵芝 6 克，莲子 50 克，陈皮 2 块，鸡 1 只。先将药材洗净，放入砂锅内加水浸泡 30 分钟，

鸡洗净放入锅内，煮熟调味即可。

[鲫鱼冬瓜灵芝汤] 用于健脾利水、解毒抗癌。灵芝 10 克，鲫鱼 1 条，冬瓜块 250 克。灵芝煎水取汁，将所有食材和汁液一同入锅煮汤，至熟即可。

[鲫鱼冬瓜灵芝汤] 用于肺痨久咳、痰多，肺虚气喘，消化不良。灵芝片 50 克，人参 12 克，冰糖适量，一同装入纱布袋置酒坛中，加 1500 毫升白酒，密封浸 10 天，每日饮用 2 次，每次 15 ~ 20 毫升。

莲子

补脾止泻

[本草概述] 莲子性平，味甘、涩，归心、脾、肾经。莲子具有补脾止泻、益肾涩精、养心安神的功效；还能促进凝血，使某些酶活化，维持神经传导性、肌肉的伸缩性和心跳的节律等作用。莲子因能补脾、养心安神，尤为老年人心烦失眠时食用，不适宜便秘、消化不良、腹胀者食用。

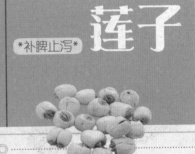

◎ **本草养生秘方** ◎

[莲子黄芪汤] 用于慢性腹泻。莲子 15 克，黄芪 30 克，山药 20 克，茯苓 12 克，炙升麻 10 克，炒白术 15 克，赤石脂 20 克。水煎服，每日 1 剂。

[莲子远志汤] 用于心烦失眠。莲子 20 克，莲子心 10 克，酸枣仁 20 克，茯神 15 克，远志 10 克，夜交藤 20 克，黄连 6 克，肉桂 5 克。水煎服，每日 1 剂。

[莲子红枣汤] 用于补血润肤。莲子 100 克，红枣 100 克，冰糖适量。将红枣和莲子用水泡软后捞出，一起放入锅中加水熬煮 1 小时，加

冰糖调味即可。

[莲子粥] 用于清心安神。莲子 30 克，粳米 100 克，冰糖适量。莲子泡涨后，去心和表皮，煮熟备用；粳米洗净熬粥，熬好后加入莲子，炖热后加入冰糖调味即可。

[白果莲子乌鸡汤] 用于夜尿频多。乌鸡腿洗净、剁块，汆烫洗净；莲子 50 克，白果 30 克洗净。将鸡腿放入锅中，加水至盖过食材，以大火煮开，转小火煮 20 分钟。加入莲子，续煮 15 分钟，再加入白果煮开，加盐调味即成。

柏子仁

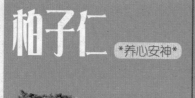

养心安神

[本草概述] 柏子仁性平，味甘，归心、肾、大肠经。柏子仁具有养心安神、润肠通便的功效。主治惊悸、失眠、遗精、盗汗、便秘等证。柏子仁因能养心安神，尤为老年人心烦失眠时使用。本品为性质平和的安神药，在镇静的同时又有一定的滋补作用，可作为补养药常用。

◎本草养生秘方◎

[柏子仁养心丸] 用于劳欲过度，心血亏虚所致的精神恍惚、多梦、惊悸等证。柏子仁120克，枸杞子90克，麦冬、石菖蒲、茯神各30克，玄参、熟地黄各60克，甘草15克，炼蜜为丸，每日10克。

[柏子仁丹参汤] 用于血虚失眠患者。柏子仁10克，丹参、酸枣仁各15克，分别洗净。加适量水煎煮，去渣取汁服用，每日1剂。

[柏子仁炖猪心] 用于心慌气短、失眠盗汗、大便秘结、五心烦热等心阴不足者。柏子仁15克，酸枣仁20克，猪心1个，食盐适量。柏子仁、酸枣仁共研成末；猪心洗净血污后，将柏子仁、酸枣仁粉放入其中，用砂锅加水适量，炖至熟即可食用。

[二仁猪肝汤] 用于补肝养血、补虚，提升机体的免疫力。酸枣仁200克，柏子仁10克，猪肝200克，菠菜适量。酸枣仁、柏子仁用纱布扎紧，和猪肝、菠菜一同入锅，煮至熟即可食用。

酸枣仁

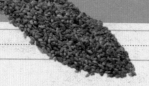

养肝宁心

[本草概述] 酸枣仁性平，味甘，归心、脾、肝、胆经，具有养肝、宁心安神、敛汗的功效。主治虚烦不眠、惊悸怔忡、烦渴、虚汗等证。酸枣仁因能宁心安神，尤为老年人食用。本品药性缓和，在安神的同时又有一定的滋养强壮作用，一般炒用。但是凡有实邪郁火及患有滑泄者应慎服。

◎本草养生秘方◎

[酸枣仁茯苓汤] 用于治心烦失眠、多梦、易惊醒、头涨痛，烦躁易怒。酸枣仁10克，知母9克，川芎3克，甘草6克，茯苓9克。水煎服，每日1剂。

[酸枣仁党参粉] 用于治疗睡中盗汗。酸枣仁、党参、茯苓各等份，共研细末，米汤调匀，每服4克。

[酸枣仁粥] 用于养肝补血、宁心安神。酸枣仁50克，白米60克。酸枣仁先放入锅内煎水，去渣留汁，同白米一起熬粥即可。

[酸枣仁煎饼] 用于益气养血、安神定志。酸枣仁3克，人参、茯神各2克，糯米粉、面粉各20克。将上药材研磨成粉末，和入糯米粉、面粉，用水调和拌匀，下入油锅，煎成饼食用。

[酸枣仁莲子茶] 用于失眠、心烦。干莲子20克，泡水10分钟；酸枣仁10克，放入棉布袋内备用；将莲子沥干水后放入锅中，锅中放入棉布袋，加入清水，以大火煮沸，再转小火续煮20分钟，关火；加入冰糖搅拌至溶化即可。

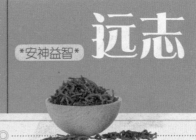

安神益智 **远志**

[本草概述]远志性温，味苦，归心、肺、肾经。远志具有安神益智、祛痰、消肿的功效。用于治疗心肾不交引起的失眠多梦、健忘惊悸、神志恍惚、咳痰不爽、疮疡肿毒、乳房肿痛等。远志因能安神益智，尤为老年人食用。但远志不适宜心肾有火、阴虚阳亢者服用。

◎本草养生秘方◎

[远志地骨皮粉]用于心悸失眠。远志、地骨皮、合欢皮、菟丝子、牛膝、石菖蒲各等份。诸药共研末，蜂蜜炼制为丸。每次 10 克，分两次服用。

[远志川芎汤]用于治疗神经性头痛。远志 10 克、川芎 15 克，分别洗净；大枣 7 枚，洗净去核。加入适量清水煎煮，每日 1 剂。

[远志夜交藤粥]用于失眠、养心安神。远志 10 克，夜交藤 20 克，粳米 100 克。远志、夜交藤共煎水，去渣留汁，备用；粳米淘洗干净，浸泡 30 分钟；锅中加适量水，下入粳米和药汁，一同煮粥至熟即可。

[远志枣仁粥]用于宁心安神、健脑益智，可治老年人血虚所致的惊悸、失眠、健忘等症。远志 15 克，炒酸枣仁 10 克，粳米 75 克。粳米淘洗干净，浸泡 30 分钟后，放入装有适量清水的锅中，加入洗净的远志、酸枣仁，用大火烧开转小火煮成粥即可。

[本草概述]菟丝子性平，味辛、甘，归肾、肝、脾经。菟丝子具有滋补肝肾、固精缩尿、安胎、明目止泻的功效。可用于腰膝酸软、目昏耳鸣、肾虚胎漏、胎动不安、脾肾虚泻、遗精、消渴、尿有余沥、目暗等症。外用可治白癜风。菟丝子因能滋补肝肾、强腰，尤适宜老年人食用。

滋补肝肾 **菟丝子**

◎本草养生秘方◎

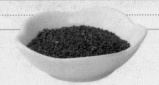

[菟丝子丸]用于阳痿。菟丝子、巴戟天各 15 克，蜈蚣 3 克，研末调匀，制成水丸，每次 6 克，每日 2 次，黄酒送服。

[菟丝子杜仲丸]用于肾虚所致腰痛。菟丝子（酒浸）、杜仲（炒）等量，共研细末，蜂蜜为丸，如梧桐子大，每服 30 丸，盐汤送服。

[菟丝子鸭肉汤]用于温肾助阳、益精补虚。鸭肉 2000 克，菟丝子 30 克，杜仲 10 克，淫羊藿 5 克。先将鸭肉洗净切块，入沸水锅焯一下捞出沥干；菟丝子、杜仲用纱布包紧，煎取汁液备用；然后将鸭肉和药液一同入锅，煮至鸭肉烂熟调味即可。

[菟丝子饮]用于补益肾气。菟丝子 50 克，红糖 60 克。菟丝子煎水，取其汁液，加入红糖调匀即可。

[菟丝子白术丸]用于脾元不足，饮食减少，大便不实。菟丝子 200 克，黄芪与白术（土拌炒）。人参、木香各 50 克，补骨脂、小茴香各 40 克。饴糖作丸。早晚各服 15 克，汤酒服下。

狗脊 *祛风柔肝*

[**本草概述**] 狗脊性温，味苦、甘，归肝、肾经。狗脊具有补肝肾、除风湿、健腰脚、利关节的功效。主治腰背酸疼、膝痛脚弱、寒湿痹痛、失溺、尿频、遗精和白带等证。狗脊因能补益肝肾、强腰，尤其适宜老年人食用。但不适宜阴虚有热、小便不利者服用。

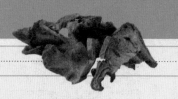

◎本草养生秘方◎

[**狗脊丸**] 用于各种腰痛、利脚膝。狗脊60克，萆薢60克，菟丝子(酒浸)30克。上述药捣为末，炼蜜和丸，如梧桐子大。每日空腹及晚饭前服30丸，以新萆薢渍酒15天，取此酒下药。

[**狗脊杜仲酒**] 用于治风湿骨痛、腰膝无力。狗脊根茎20克，马鞭草12克，杜仲、续断各15克，威灵仙9克，牛膝6克。泡酒服，每日两次。

[**猪尾狗脊汤**] 用于治疗腰膝酸痛乏力、小便多，时有头晕或视物不清、遗精、遗尿等。猪尾1条，枸杞子6克，狗脊30克。将枸杞子、狗脊洗净，猪尾毛刮干净，洗净后斩成小段。把斩成段的猪尾和药材一起放入锅内，加适量清水，大火煮沸后，再转小火煮2小时，加入适量盐调味，即可食用。

[**狗脊汤**] 用于祛寒行湿、温经通络、治疗风湿腰腿酸痛等症。狗脊30克，猪脊骨500克。猪脊骨洗净，斩段；狗脊洗净，一同放入砂锅内煲汤即可。

西洋参 *滋阴清凉*

[**本草概述**] 西洋参性凉，味甘、微苦，归心、肺、肾经，具有益肺阴、清虚火、生津止渴的功效。主治肺虚久嗽、失血、咽干口渴、虚热烦倦、肺结核、伤寒、慢性肝炎、慢性肾炎、红斑性狼疮、再生障碍贫血、白血病、肠热便血。年老体弱者适量服用也能增强体质、延年益寿。

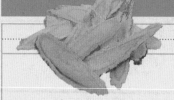

◎本草养生秘方◎

[**西洋参**] 用于补虚、延年益寿。将无皮西洋参放在饭锅内蒸一下，使其软化，然后用刀将参切成薄片，放在玻璃瓶内，每次口含1片，每天用量3克，早饭前、晚饭后含于口中，细细咀嚼。

[**西洋参粉**] 用于补虚、延年益寿。取西洋参适量，将其研为细粉状，每次5克，放入茶杯内，冲入开水适量，浸泡片刻即可，代茶频饮。

[**西洋参糙米粥**] 用于补气养阴、清火生津、固精安神。西洋参4克，糙米50克，麦冬10克，淡竹叶10克。将西洋参研末；麦冬、淡竹叶煎水取汁；糙米洗净，浸泡30分钟，备用；将药汁、西洋参末、浸泡好的糙米一同入锅煮粥即可。

[**西洋参炖乌鸡**] 用于体虚烦热口渴、清热生津。西洋参10克，乌鸡1只，高汤适量。乌鸡洗净，切块；入沸水中汆一下捞起；锅中注入适量清水，下入高汤、乌鸡和西洋参一同煮至熟即可。

燕窝 *滋阴补肺*

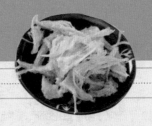

[本草概述] 燕窝性平，味甘，归肺、胃、肾经，具有补肺养阴、止肺、补虚养胃的功效，主治虚性咳嗽，呕吐，胃阴虚引起之反胃、干呕、肠鸣声，小便频繁、夜尿多。此外，还有止汗，使人皮肤光滑、有弹性和光泽，减少皱纹，抗癌的作用。燕窝因能补虚养阴，尤适宜老年人食用。

◎本草养生秘方◎

[秋梨燕窝] 用于肺阴虚所致的咳嗽、痰喘、咯血及秋燥咳嗽、胸痛等。秋梨1个，燕窝、冰糖各3克。将秋梨去核，燕窝泡软，冰糖捶碎，将二者同放入梨心中，蒸熟即可，早晚各服食1次。

[燕窝西洋参汤] 用于肺胃阴虚所致的干咳，咯血、潮热、盗汗等。燕窝5克，西洋参5克，冰糖适量。将燕窝用清水浸透，摘去羽毛杂物，洗净、晾干，同洋参等一起放入炖盅内，隔水炖3小时，待温服用，每日1剂。

[燕窝银耳] 用于干咳盗汗、阴虚肺燥等，补虚损。燕窝10克，银耳15克，冰糖15克。将燕窝、银耳发开，洗净。同冰糖置于碗中，加清水适量，隔水蒸熟服食，每日1剂。

[燕窝粥] 用于肺胃阴虚所致的咳嗽、痰喘、咯血、久痢、噎膈、反胃等。燕窝10克，大米100克，冰糖适量。将燕窝发开，洗净，与大米同放入锅中，加清水适量煮粥，待熟时调入捣碎的冰糖即可，每日1剂。

银耳 *滋阴润燥*

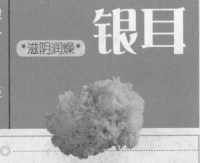

[本草概述] 银耳性平，味甘，归肺、胃、肾经。银耳是一味滋补良药，特点是滋润而不腻滞，具有滋补生津、润肺养胃的功效。主要用于治疗虚劳、咳嗽、痰中带血、津少口渴、病后体虚、气短乏力等病证。银耳因能滋补生津，尤适宜老年人食用。但慢性肠炎患者、风寒者不宜多食。

◎本草养生秘方◎

[糯米银耳粥] 用于气阴两虚引起的心慌气短、失眠等症。糯米30克，银耳30克（水发），莲子30克。先将银耳泡发好切碎，莲子去心，银耳、莲子入锅熬至黏稠时倒入糯米，煮粥至熟即可。

[银耳百合粥] 用于滋阴润肺，养胃生津。百合30克，银耳10克，大米50克，冰糖适量。百合洗净，切碎；银耳温水泡发后切碎。大米、银耳、百合一同入锅加水，煮粥至熟即可食用。

[银耳雪梨羹] 用于滋阴润燥、止咳化痰。银耳6克，雪梨1个，冰糖15克。将银耳洗净、泡发、撕碎，下入锅中炖至汤稠，再将雪梨去皮、核，切片后加到汤内煮熟，加入冰糖调味即可食用。

[桂圆银耳羹] 用于滋阴养血、益气安神。银耳10克，桂圆肉10克，大枣5枚，冰糖少许。用温水将银耳发开切碎，桂圆肉及大枣洗净、切碎，加入冰糖，放碗中蒸1小时后，即可食用。

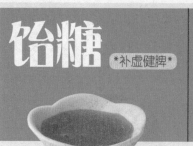

饴糖

补虚健脾

[**本草概述**] 饴糖性温，味甘，归脾、胃、肺经，具有补虚损、健脾胃、润肺止咳的功效。饴糖主治劳倦伤脾、里急腹痛、肺燥咳嗽、吐血、口渴、咽痛、便秘等症。适宜虚寒性胃痛、胃及十二指肠溃疡、慢性支气管炎、肺燥干咳无痰、大便干结等人食用。但脾胃湿热、中满呕哕者不宜食用。

◎**本草养生秘方**◎

[**杏仁百部汤**] 用于宣化肺气、润肺止咳、润肠。杏仁 10 克，百部 10 克，桔梗 12 克，饴糖 100 克，将上药煎水，取其汁液，调入饴糖，拌匀即可。

[**番泻叶饴糖饮**] 用于大便干结、便秘患者。番泻叶 8 克，饴糖 50 克，番泻叶煎水留汁，调入饴糖，拌匀即可。

[**豆腐饴糖**] 用于急性支气管哮喘、痰火哮喘。取豆腐 1 碗，饴糖 100 克，生萝卜汁半杯，混合煮沸即可。

[**乌鸡饴糖**] 用于身体虚弱的脂肪肝患者。乌鸡 1 只，生地黄 25 克，饴糖 50 克，鸡宰杀洗净后将生地黄、饴糖调拌后塞入鸡腹内。将鸡腹部朝下置于锅中，于旺火上笼蒸约 3 小时，待其熟烂后，食肉饮汤。

[**萝卜蒸饴糖**] 用于痰热咳嗽、咽干口渴。萝卜 500 克，捣烂，绞取汁液，盛碗中，加饴糖 15~30 克，蒸化，乘热徐徐饮用。

[**大建中汤**] 用于脾胃阳虚、阴寒内盛。人参 9 克，干姜 5 克，花椒 3 克，煎汤取汁；加入饴糖 18 克，煎溶即可。

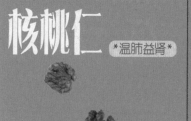

核桃仁

温肺益肾

[**本草概述**] 核桃仁性温，味甘。归肾、肺、大肠经。核桃仁具有温补肺肾、定喘润肠的功效。主治肝肾亏虚引起的症状，如腰腿酸软、筋骨疼痛、牙齿松动、须发早白、虚劳咳嗽、小便清稀、次数增多、大便燥结、妇女月经和白带过多等。核桃仁因能补肝肾，尤为老年人食用。

◎**本草养生秘方**◎

[**核桃仁**] 用于补肾温肺，治疗肾虚腰痛脚弱，或虚寒咳喘及便秘者。核桃仁 10 克，下锅炒香，嚼食。每日 1 次。亦可直接取核桃仁嚼食。

[**炒核桃仁**] 用于治疗肾虚所致的肾结石和失眠。先将菜油倒入锅内，用文火烧热，再将碎至米粒大小的核桃仁 500 克与冰糖 500 克一起倒入锅内，搅拌均匀至冰糖融化后即可上锅食用。

[**核桃仁煲猪骨**] 用于补肾健脾。猪骨 300 克，核桃仁 50 克，莲子 50 克。猪骨洗净斩段，莲子去表皮去心，核桃仁洗净；然后将食材一同放入锅内加水熬汤至熟即可。

[**核桃牛奶饮**] 用于治疗肝肾亏虚、阴血不足、面部斑白不愈等。核桃仁 30 克，牛奶 200 毫升，豆浆 100 毫升，黑芝麻 20 克。

[**核桃糖酒**] 用于治疗肾虚引起的失眠症。核桃仁 6 个，白糖 30 克，捣烂如泥，放入锅里加黄酒 50 毫升，小火煎 30 分钟，每日 1 剂，分两次服。

[本草概述] 黑豆性平，味甘，归心、肝、肾经，具有祛风除湿、调中下气、活血、解毒、利尿、明目等功效。黑豆含有丰富的维生素E，能清除体内的自由基，减少皮肤皱纹，养颜美容；此外，其内丰富的膳食纤维，可促进肠胃蠕动，预防便秘。黑豆因能利肝肾，尤为老年人食用。

祛风理气 **黑豆**

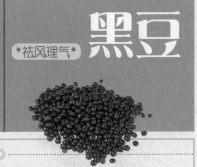

◎本草养生秘方◎

[黑米黑豆粥] 用于肾虚患者。黑米、香米、小米各50克，黑豆、葡萄干、红枣、核桃、枸杞各100克。黑豆、小米提前泡3小时。其他材料混合洗净。所有材料混合放入锅内，加足量水，烧开后转小火熬成粥即可。

[乌梅黑豆汤] 用于滋阴敛汗、养血补肾。乌梅15克，黑豆30克，小麦50克，加清水适量水煎浓汤，去渣取汁，加蜂蜜适量即可。

[黑豆] 用于治疗脱发。黑豆2000克，将黑豆加水，用小火煮熟，以水尽豆粒饱胀为度，取出放盘内阴干，然后撒上细盐，贮于瓶内。每次6克，饭后吃，每日2次，温开水送服。

[乌鸡黑豆汤] 用于补肾养血、乌发养颜。乌鸡1只，黑豆100克，何首乌20克，大枣10枚，姜片10克，食盐适量。将乌鸡宰杀，洗净，切成小块。将黑豆放入锅中炒至皮裂后备用，将大枣和何首乌洗净。将上述食材一同入锅煮熟，即可食用。

[本草概述] 黑米性平，味甘，归脾、胃经。黑米具有健脾开胃、补肝明目、滋阴补肾、益气强身、养精固肾的功效，是抗衰美容、防病强身的滋补佳品。同时对于脱发、白发、贫血、流感、咳嗽、气管炎、肝病、肾病患者都有食疗保健作用。黑米因能滋补肝肾，尤适宜老年人食用。

滋阴补肾 **黑米**

◎本草养生秘方◎

[阿胶黑米粥] 用于治疗痔疮便血者。黑米50克，先熬粥，待将熟时加入6克阿胶，适量红糖，边煮边搅，至阿胶完全熔化为止。

[黑米镶莲藕] 用于补心养血、开胃消瘀。黑米200克，莲藕3节。黑糯米水浸透，拌玫瑰酱，莲藕去皮，灌入黑糯米，放锅中煮熟，晾凉切片，浇白糖淀粉芡汁。

[牛奶黑米粥] 用于气血亏虚、津液不足、脾胃虚弱者。牛奶250毫升，黑米100克，白糖适量。将黑米洗净，加入适量水，放锅中浸泡2小时；然后中火煮至快熟时，加入牛奶、白糖煮至熟，每日2次，早晚空腹温热服食。

[黑米黑豆粥] 用于肾虚所致诸症者。黑米100克，黑豆50克，栗子10枚，黑芝麻20克。先将黑芝麻下锅炒熟，备用；栗子洗净，切碎；黑米、黑豆泡发；将黑米、黑豆、栗子一同下入锅中煮粥，至快好时撒入黑芝麻，最后下入白糖调味，即可食用。

板栗 *补肾强腰*

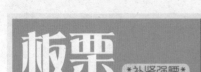

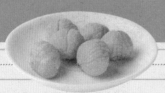

[本草概述] 板栗性温，味甘、平，归脾、胃、肾经，具有养胃健脾、补肾强腰之功效，可防治高血压、冠心病、动脉硬化、骨质疏松等疾病，是抗衰老、延年益寿的滋补佳品。常吃板栗，还可以有效治疗日久难愈的小儿口舌生疮和成人口腔溃疡。板栗因能补肾强腰，尤适宜老年人食用。

◎本草养生秘方◎

[栗子山药粥] 用于健胃补肾、延年益寿。板栗30克，大枣10个，山药15克，生姜6克，大米100克。加水煮成稀粥，加红糖调味即可。

[板栗红枣烧羊肉] 用于补虚益气、健脾胃、强腰肾。羊肉200克，红枣100克，板栗100克。将羊肉洗净，切块，备用；起锅加入适量色拉油烧热，将切好的羊肉块炸熟，捞出控油待用；大枣去核，同板栗焯水待用；锅内放油，放入羊肉、大枣、板栗、调料及鲜汤烧至入味即可食用。

[栗子排骨汤] 用于补气健脾、滋阴补肾、强壮筋骨，帮助脂肪代谢、通便排毒。栗子（去壳）400克，红薯两根，排骨400克，红枣4粒，姜2片。排骨洗净，切块，汆水捞起，待用；红薯去皮，切大块；红枣洗净，拍扁，去核；煮沸清水，放入排骨、栗子、红枣和姜片，武火煮20分钟，转小火煲1小时，放入红薯块，再煲20分钟，调味食用。

糯米 *健胃补气*

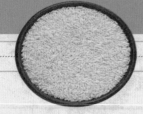

[本草概述] 糯米性温，味甘，归脾、肺经。糯米能够补养体气，主要功能是温补脾胃，还能够缓解气虚所导致的盗汗、妊娠后腰腹坠胀、劳动损伤后气短乏力等症状。糯米适宜贫血、腹泻、脾胃虚弱、神经衰弱者食用，但不适宜腹胀、咳嗽、痰黄、发热患者食用。

◎本草养生秘方◎

[桃仁糯米粥] 用于治上气咳嗽、胸满气喘。取桃仁50克去皮、尖，用400毫升水研出汁，加入糯米50克一起煮成粥服食。

[骨碎补五加皮粥] 用于补中、益精、强意志、祛风湿、壮筋骨。骨碎补10克、五加皮10克、赤芍15克、土鳖虫10克、糯米50克、盐3克。煮粥食用。

[红枣双米粥] 用于益精气、强意志、利耳目。黑米100克，糯米100克，红枣15克，同煮粥食用。

[人参双米粥] 用于补气摄血、气虚月经过多，过期不止。人参10克，升麻3克，糯米30克，粳米30克。人参、升麻煎取汁，与粳米、糯米同煮为粥食用。

[百合糯米粥] 用于失眠、心悸、体虚、久病初愈、脾胃虚弱、烦渴、营养不良。将糯米洗净，泡发，备用；泡发的糯米倒入砂锅内，加适量水，用大火烧沸后，改小火煮40分钟；百合，稍煮片刻，在起锅前，加入冰糖调味，即可食用。

[本草概述] 小麦性凉，味甘，归心、脾、肾经。小麦具有养心神、敛虚汗、生津止汗、养心益肾、镇静益气、健脾厚肠、除热止渴的功效，对于体虚多汗、舌燥口干、心烦失眠等病证患者有一定辅助疗效。小麦因能养心安神，尤宜为老年人食用。不适宜慢性肝病、糖尿病等病症者。

养心敛汗 **小麦**

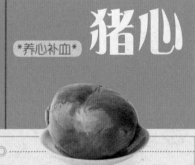

◎本草养生秘方◎

[小麦五味子汤] 用于自汗、盗汗。小麦50克，五味子10克。水煎服，每日1剂。

[小麦黑豆汤] 用于体虚眩晕。小麦30克，黑豆30克。水煎服，每日1剂。

[小麦柏子仁汤] 用于养心安神，治失眠。小麦50克，柏子仁20克，夜交藤25克，水煎服，每日1剂。

[小麦粥] 用于治疗内热消渴。小麦60克，加水煎煮成稀粥，每日1剂，分3次服用。

[小麦红枣粳米粥] 麦仁、粳米各40克，红枣适量，冰糖、葱各8克。麦仁、粳米均泡发洗净；红枣洗净，切片；葱洗净，切花；锅置火上，倒入清水，放入麦仁与粳米，以大火煮开；加入红枣、冰糖同煮至浓稠状，撒上葱花即可。

[小麦猪排粥] 用于气虚失眠。猪排120克，小麦60克，黑豆20克。小麦、黑豆洗净发泡，排骨入清水大火煮沸半小时，加入小麦、黑豆，小火熬煮成粥即可。

[本草概述] 猪心性平，味甘、咸，归心经。猪心具有补虚、安神定惊、养心补血的功效，对心虚多汗、自汗、惊悸恍惚、怔忡、失眠多梦等症有食疗作用。猪心一般人均能食用，因其能安神定惊，尤宜为老年人食用。但不适宜高胆固醇血症者食用。此外，猪心不宜与吴茱萸同食。

养心补血 **猪心**

◎本草养生秘方◎

[猪心羹] 用于心悸恐惊，失眠健忘，烦闷不舒等证。猪心1枚，枸杞芽250克，葱白、豆豉各适量。猪心洗净血污，切成细丁状；枸杞芽、葱白切碎；豆豉放入锅内，加清水，煮取豉汁；猪心、枸杞芽、葱白放入豉汁中，加黄酒、食盐小火煮成羹食用。

[卤猪心] 用于冠心病、心律不齐以及热伤阴所致的干咳烦渴。玉竹50克，猪心500克，生姜、葱、花椒、食盐、白糖、味精、香油各适量。玉竹煎取汁液，将猪心放入汁液中煮熟时捞起晾干；在锅内加卤汁适量，放入食盐、白糖、味精和香油，加热成浓汁，将其均匀地涂在猪心里外即成。

[柏子仁猪心汤] 用于心慌气短、失眠盗汗、大便秘结、五心烦热等心阴不足者。柏子仁15克，酸枣仁20克，猪心1个，食盐适量。柏子仁、酸枣仁冲细成末；猪心洗净血污后，将柏子仁、酸枣仁粉放入猪心中，用砂锅加适量水，炖至熟即可。

泥鳅 *暖脾祛湿*

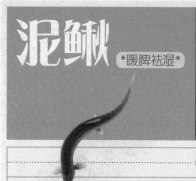

[本草概述] 泥鳅性平，味甘，入脾、肝经，有暖脾胃、祛湿、壮阳、止虚汗、补中益气、强精补血之功效，是治疗急慢性肝病、阳痿、痔疮等症的辅助佳品。此外，泥鳅皮肤中分泌的黏液即所谓的"泥鳅滑液"，有较好的抗菌、消炎作用，对小便不通、热淋便血、中耳炎有很好的食疗作用。

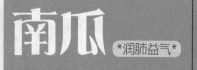

◎本草养生秘方◎

[泥鳅山药汤] 用于益气健脾、和胃利湿。泥鳅 500 克，山药 50 克，萝卜 1 个，生姜适量。山药、萝卜洗净，切块，备用。泥鳅去内脏，洗净。锅内放入少许植物油，将泥鳅稍煎，煮熟。随后放入山药、萝卜、生姜片，煮熟即可食用。

[泥鳅虾汤] 用于温阳补肾。泥鳅 200 克，虾 30 克。将泥鳅用温水洗净，剖除内脏；虾洗净；

姜洗净，切丝或小片。一同入锅，煮熟调味即可。

[泥鳅黑芝麻汤] 用于补肾健脾、养血生发。泥鳅 300 克，黑豆、黑芝麻各 50 克。将黑豆、黑芝麻洗净；泥鳅放冷水锅内，加盖加热烫死，洗净，干水后下油起锅稍煎黄，铲起。然后把全部用料放入锅内，加清水适量煮熟，即可食用。

[泥鳅人参汤] 用于肾虚患者。泥鳅数条，剖除内脏，洗净；人参 10 克，洗净；共煮熟后加红糖少许，连汤带泥鳅均可吃。

南瓜 *润肺益气*

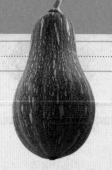

[本草概述] 南瓜性温，味甘，归脾、胃经，具有润肺益气、化痰、消炎止痛、降低血糖、驱虫解毒、止喘、美容等功效。可减少粪便中毒素对人体的危害，防止结肠癌的发生，对高血压及肝脏的一些病变也有预防和治疗作用。另外，南瓜盅胡萝卜素含量较高，可保护眼睛。

◎本草养生秘方◎

[南瓜粥] 用于养胃，能治胃病、胃及十二指肠溃疡。南瓜 50 克，粳米 50 克。共煮粥食用。

[南瓜金银花汤] 用于治疗扁桃体炎。南瓜 50 克、金银花 12 克、甘草 6 克。南瓜切块，与金银花、甘草同入锅，煎煮至南瓜熟烂即可。

[薏仁南瓜浓汤] 薏苡仁 35 克，洗净放入果汁机打成薏仁泥；南瓜 150 克、洋葱 60 克，洗净切丁，均放入果汁机打成泥；锅烧热，将奶油 5 克融化，再将南瓜泥、洋葱泥、薏苡仁泥倒入锅中煮滚并化成浓汤状后加盐，再淋上奶精即可。

[南瓜红枣汤] 用于慢性支气管炎。南瓜 500 克，洗净切小块，红枣 20 枚，洗净去核，红糖适量。一起入锅同煮，煮成汤即可食用。

[南瓜豆腐汤] 用于补中益气、气虚便秘。南瓜 100 克，豆腐 50 克。两种食材同炖，熟后依个人口味调味即可食用。

中 篇
各类常见疾病
本草调养秘方

　　在上篇中，我们分别介绍了适合女性、男性、孕产妇、中老年人以及儿童的各种本草调养秘方，同时也介绍了这些人群易患病症的调养秘方，这里我们针对日常生活中常见的病症，以此划分结构，分别介绍了常见的内科、外科、五官科以及皮肤科的各种病症，以及亚健康状态的本草调养秘方，让内容更完整。日常生活中，难免会生病，但生病并不可怕，可怕的是没有及时进行预防和治疗，在生活中，收藏一本常见疾病本草调养秘方将会是你不错的选择。本章是对常见病的分析，还提供对症的食用和药用的秘方，希望患者早日恢复健康。

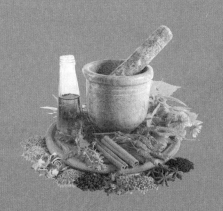

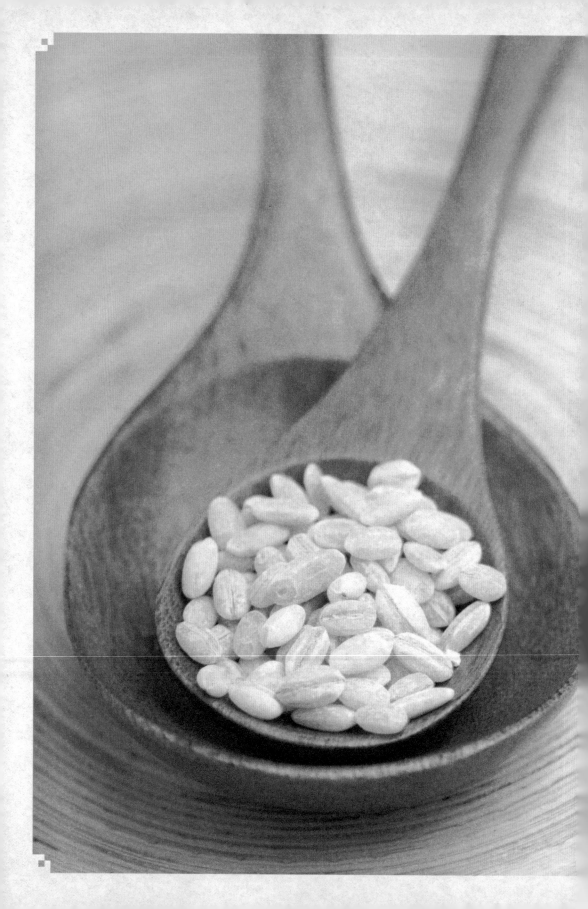

第一章

亚健康状态的
本草养生秘方

　　人们常常会因为不良的生活、饮食习惯以及自身原因，处于各种亚健康状态，虽然病小，但如果不及时进行预防与治疗，会直接影响到人们的正常生活。本章所介绍的是亚健康状态，如免疫低下、反复感冒、食欲不振、肥胖等，这类疾病会在稍不注意的时候干扰到你的生活，所以为了你和家人的健康，不妨多多了解本草秘方，通过分析各种亚健康状态的病型，从而更加方便患者查找对应的本草秘方，让患者更快地恢复健康，远离疾病。本章内容丰富，贴近生活，所用材料既简便又健康，希望患者能从中获益。

反复感冒

[病症概述] 感染感冒病毒或细菌引起的一种上呼吸道传染性疾病，如果没有及时控制，再次发病，导致感冒缠绵难愈或反复感冒。常会出现头晕、流鼻涕、发热等症状。多发于小儿、中老年人群及免疫力低下者。

◎药用本草对症秘方◎

[太子参黄芩汤] 用于反复上呼吸道感染感冒。太子参、黄芩、法半夏、赤芍、丹参各6克，柴胡4.5克，桂枝、蝉衣、炙甘草各3克，红枣12克。水煎服。

[柴胡桂枝汤] 用于反复感冒。柴胡、黄芩各12克，桂枝9克，赤芍12克，姜半夏9克，蝉衣9克，炙甘草3克。水煎服。

[荆芥紫菀汤] 用于小儿反复感冒。荆芥、紫元、百部、桔梗、陈皮、半夏、甘草各6克。水煎服。

◎食用本草对症秘方◎

[龙眼荔枝鸡汤] 用于反复感冒。将500克母鸡肉洗净，龙眼肉、荔枝肉、黑枣、莲子、枸杞子各15克，分别洗净，与鸡肉共熬成汤。加适量葱花、黄酒、盐、味精调味即成。

[乳鸽汤] 用于反复感冒。将300克乳鸽肉洗净，龙眼肉、荔枝肉、大枣各15克，分别洗净；冰糖20克，所有食材共入锅熬成汤，加盐、味精调味即成。

[葱豉汤] 用于新生儿反复感冒。葱白30克，拍碎；豆豉10克，用牛乳煎汁。

睡眠障碍

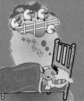

[病症概述] 睡眠障碍是指睡眠量的异常及睡眠质量的异常或在睡眠时发生某些临床症状，如睡眠减少或睡眠过多，睡行症等，其中以失眠症最为常见。睡眠障碍常常由于长期的思想矛盾或精神负担过重、脑力劳动者劳逸结合长期处理不当，病后体弱等原因引起。

◎药用本草对症秘方◎

[茯苓枣仁粥] 用于睡眠障碍。将100克粳米洗净，与20克茯苓粉、10克枣仁末同入锅中，以小火煮成稠粥，粥将成时兑入白糖即成。

[茯神牛奶饮] 用于睡眠障碍。将10克茯神粉用少量凉开水化开，再将200克煮沸的鲜牛奶冲入即成。

[桂圆莲子粥] 用于睡眠障碍。15克桂圆、莲子，适量红枣、糯米各洗净，放进锅中，加适量水，一同煮成粥。

◎食用本草对症秘方◎

[柏子仁合欢茶] 用于睡眠障碍。柏子仁15克，合欢花6克，洗净后共放入茶杯中，沸水冲泡，加盖闷10分钟。代茶频饮。

[灵芝远志茶] 用于睡眠障碍。灵芝10克、炙远志5克，洗净切成薄片，放入茶杯中，沸水冲泡，加盖闷30分钟。代茶频饮。

[黄精玉竹汤] 用于睡眠障碍。黄精30克，玉竹30克，决明子9克，川芎3克。水煎服。

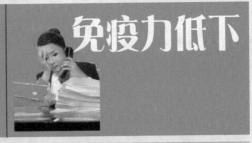

免疫力低下

[病症概述] 免疫力是人体自身识别和消灭外来侵入的病毒、细菌等，处理衰老、损伤、死亡以及识别和处理体内突变细胞和病毒感染细胞的能力。因此免疫力低下最直接的表现就是容易生病，由于经常生病，加重了身体的消耗，所以体质比较差。

◎药用本草对症秘方◎

[黄芪党参陈皮饮] 用于免疫力低下、食欲不振、体虚者。取黄芪 10 克、党参 12 克、陈皮 5 克，煎水服用，每日 1 剂，早晚各一次。

[银花板蓝根饮] 用于抵抗力差，易患流感者。取板蓝根 12 克、金银花 10 克、甘草 6 克，煎水服用，在流感盛行时期每日服用 1 剂，可预防流感。

◎食用本草对症秘方◎

[山药芡实粥] 用于身体虚弱、肠胃敏感易腹泻者。取山药 100 克洗净，去皮；芡实 60 克洗净；粳米 60 克洗净，一起入锅煮粥食用。

[猪肚胡萝卜莲子汤] 用于身体消瘦、营养不良、免疫力低下者。取半个猪肚洗净，入沸水汆烫；胡萝卜洗净，切块；莲子去心，洗净。一起入锅炖汤食用。

[韭菜炒牛肉] 用于体虚抵抗力差、神疲乏力者。取牛肉 300 克洗净，切丝；韭菜花择洗干净，切段，一起清炒食用。

倦怠疲劳

[病症概述] 倦怠疲劳常会出现精力不够，无精打采，注意力不集中，容易被干扰和吸引，记忆力也很差，容易头晕脑涨，目光涣散，沉默少言，两眼干涩无神。引起疲劳的主要原因之一是倦怠感。情绪上的态度比生理的操劳更易使人产生疲劳。

◎药用本草对症秘方◎

[人参汤] 用于脾气虚弱所致倦怠疲劳。人参 5 克，橘皮 10 克，砂糖 30 克。煎汁加入白糖，调匀饮用。

[人参黄芪茶] 用于气短乏力、病后亏虚、倦怠神疲。人参 3 克，茉莉花 10 克，黄芪 3 克，绿茶适量。水煎服。

[人参茉莉花茶] 用于气短乏力、倦怠。人参 5 克，茉莉花 5 克，黄芪和绿茶各 10 克，水煎煮。

◎食用本草对症秘方◎

[鲜莲银耳汤] 用于倦怠疲劳。莲子 15 克，去心，泡发；银耳 10 克，泡发，加入适量鸡汤蒸 1 小时，放入料酒、盐、味精、白糖调味，再放入莲子即可。

[花生叶汤] 用于肝火上炎型倦怠疲劳。取鲜花生叶适量，煎水取汁，睡前服用。

[山药胡桃粥] 用于倦怠疲劳。将 100 克山药洗净，切片；与扁豆、胡桃肉 50 克、60 克粳米同入锅，加入适量水，待粥熟后加精盐、味精、生姜、葱花，调味食用。

面色萎黄

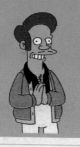

[病症概述] 面色萎黄指面部呈现枯萎晦黄的病色。多因脾胃虚弱、气血不能上荣所致。常见于慢性消耗性疾患、久痢、胃脘痛等。面色萎黄，多是因气血损耗，或脾胃生化引起的气血不足、肌肤缺少润养所致，常见于终日操劳、劳心思虑，或慢性消耗性疾病、慢性失血，贫血者。

◎药用本草对症秘方◎

[桃花酒] 用于肝气不疏、血行不畅引起的面色土黄。将50克鲜桃花阴干，置于酒中浸泡，以酒高出桃花为度，15天后服用，每日饮15毫升。

[枸杞龙眼膏] 用于脾胃虚弱血虚所致的面色萎黄。500克枸杞子、500克龙眼肉分别洗净，共入锅，加水适量，煎水取汁；继续加水，再次熬汁液，将两次熬煮的汁液混合，用小火慢煲，将其浓缩至稀膏状，隔水蒸至稠至膏状黏稠，加入适量蜂蜜拌匀，装瓶备用即可。

◎食用本草对症秘方◎

[海参炖鲜笋] 用于贫血性枯黄。50克猪瘦肉，洗净，切丝；200克水发海参洗净，切长条；100克鲜笋洗净，切片，共入锅，加水，用大火煮沸，再用小火炖熟，加盐调味即可。

[栗子白菜鸭汤] 用于肾气亏损、阴液干涩所致的面色黑黄。100克白菜洗净，切小片；200克栗子去壳去衣，洗净，加适量鸭汤煮熟，加盐调味即可。

畏寒肢冷

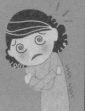

[病症概述] 怕冷、手脚冰凉主要是因为自然界的温度降低，阳气不足，而人体自身的阳气也会不足，身体出现虚的症状。畏寒肢冷往往伴随腰膝酸痛、神疲倦卧、少气懒言、口淡不渴等肾虚病证。中医上认为这是由于阴阳失衡、脾胃不和、气血不足、肾虚所导致的。

◎药用本草对症秘方◎

[补血方] 用于气血虚弱所致畏寒肢冷。当归、黄芪按照1:5的比例配伍，可以泡茶或煎服。

[当归山药膏] 用于血虚体质所致畏寒肢冷。当归、枸杞子、何首乌、熟地黄、阿胶、龙眼肉、生黄芪、党参、白术、山药各50克，分别洗净，共熬成膏，加入适量蜂蜜、冰糖调味。每日早晨开水冲服1匙。

[山药苁蓉汤] 用于畏寒肢冷。淮山药、肉苁蓉、菟丝子、核桃仁各15克，水煎服。

◎食用本草对症秘方◎

[姜蒜炒羊肉丝] 用于畏寒怕冷、手足发凉。将250克羊肉洗净，切丝，放适量黄酒、精盐拌匀；适量淀粉、酱油调成芡汁，备用；锅内放油烧热，下姜丝和甜椒丝翻炒，加入羊肉丝炒熟，加芡汁炒匀即可。

[肉苁蓉羊肾汤] 用于畏寒肢冷。15克肉苁蓉洗净，加水煎煮取汁；100克羊肾处理干净，切片，与熬煮的药汁共入锅，熬成汤，加盐调味，淋上麻油即可。

烦躁易怒

[病症概述] 中医将容易发怒称为"善怒"，应属于疾病的范畴。中医学认为，烦躁易怒主要是由于为肝郁气滞、肝火上炎、脾虚肝乘等。烦躁易怒的行为心理常见问题主要表现为，做错了一点小事就烦躁，睡不着。有很小的烦事或不顺心就会很烦，很悲观、很烦躁。

◎药用本草对症秘方◎

[蒲公英茶] 用于旺盛所致的烦躁易怒。蒲公英适量，泡茶饮用，每次20克，分3次服用。

[花旗参茶] 用于肝郁烦躁易怒。将9克花旗参、玫瑰花，3克绿茶一起放入茶杯，加入适量沸水，冲泡即可，代茶饮，长期饮用。

[青皮汤] 用于烦躁易怒。将适量青皮洗净，一起放进锅中，加适量水，煮成汤。

◎食用本草对症秘方◎

[玫瑰金橘饮] 用于情绪不稳。将6克玫瑰花摘成瓣，洗净晾干，与半块切碎的金橘饼同放入有盖杯中。

[雪梨饮] 用于烦躁易怒。将3个雪梨洗净，去皮，去核，切片，入锅后中火煮沸，改小火炖20分钟，加入20克白糖，调味即可。

[山楂大枣莲子粥] 用于烦躁易怒。将50克山楂肉、30克大枣、莲子放入陶罐内，注入清井水，煮至莲子熟烂后，放入50克粳米，待成粥后，即可食用。

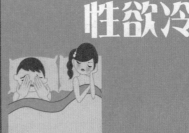

性欲冷淡

[病症概述] 性欲冷淡是指性欲缺乏，通俗地讲即对性生活无兴趣，或者说是性欲减退。性欲低下是指在性刺激下，没有进行性交的欲望，对性交意念冷淡，而且阴茎也难以勃起的一种性功能障碍。性冷淡又分两种类型：有性感缺乏、性冷淡综合征和无性感缺乏、性冷淡综合征。

◎药用本草对症秘方◎

[补骨脂汤] 用于用于性欲减退。将240克补骨脂、120克茯苓、60克韭菜籽浸入陈醋内，醋高过药面一指，加热煮沸，取渣令干为末，再做成丸，如桐子大。

[蛇床菟丝子瘘汤] 用于肾阳不足、性欲低下。将90克蛇床子和150毫升熬好的菟丝子汁相合，外涂于阴茎上，日五遍。

[熟地黄淫羊藿酒] 用于性欲冷淡。将30克熟地黄、50克淫羊藿分别洗净，切成小块，用纱布包好放入500毫升白酒中浸泡，密封。14天后即可饮用。

◎食用本草对症秘方◎

[枸杞鸽子汤] 用于性欲低下。枸杞子30克，洗净；鸽子1只，处理干净，放入炖锅，加水适量，隔水炖至九成熟，放入枸杞子煮熟，吃肉喝汤。

[青虾炒韭菜] 用于性欲低下。青虾250克，韭菜100克，均洗净，切段后，先以素油煸炒青虾，加入黄酒、酱油、醋、姜片等调料，再加入韭菜煸炒，待嫩熟即可食用。

食欲不振

[病症概述] 食欲不振是指进食的欲望降低，中医学认为，由于感受寒邪、饮食所伤、肝气犯胃、脾胃虚弱等原因所致。过度的体力劳动或脑力劳动会引起胃壁供血不足，胃消化功能减弱。胃经常处于饥饿状态，久之会造成胃黏膜损伤，也会引起食欲不振。

◎药用本草对症秘方◎

[神曲山楂汤] 用于脾湿食积所致的食欲不振。炒神曲、炒麦芽、炒山楂各10克，藿香、佩兰各6克。水煎服。

[山楂陈皮粉] 用于食欲不振。炒神曲、炒山楂、陈皮各3克，共研细粉，用水适量调成稠糊状，备用。

[砂仁内金汤] 用于脾失健运所致食欲不振。鸡内金15克，神曲、麦芽各25克，枳实、陈皮各8克，藿香、砂仁各10克，山楂18克。水煎服。

◎食用本草对症秘方◎

[大枣粥] 用于食欲不振。将50克粳米、10枚大枣，各洗净，放进锅中，加入适量冰糖和水，一同熬成粥即可。

[醋拌胡萝卜丝] 用于食欲不振。将适量胡萝卜洗净，切丝；再用适量的醋拌匀，即可食用。

[山药大枣粥] 用于食欲不振。将50克山药洗净，去皮，切块；10枚大枣洗净，60克粳米洗净；再将所有材料一起放锅中，加适量水，煮成粥即可。

多汗

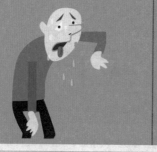

[病症概述] 多汗，即汗腺分泌过多，称多汗。多汗症患者无论炎夏酷暑，还是天寒地冻，手掌、足底及腋下总是多汗、湿冷，有时还呈滴珠状出汗，情绪紧张时更为严重。生理性多汗可见于天气炎热、室温过高、穿衣、盖被过多，婴儿于寒冷季节包裹过多，可致闷热综合征。

◎药用本草对症秘方◎

[黄芪陈皮饮] 用于多汗。黄芪60克，陈皮50克，搓为细末，再用开水冲服。

[浮小麦茶] 用于多汗。浮小麦24克，糯稻草30克。泡作茶饮，随时饮用。

[黄芪龙骨汤] 用于气虚肺卫不固、腠理疏松而自汗。桂枝10克，白芍10克，黄芪30克，炒枣仁20克，煅牡蛎30克，龙骨30克，浮小麦20克，大枣10克，炙甘草6克。水煎服。

◎食用本草对症秘方◎

[姜枣汤] 用于体弱多汗。取生姜3片，大枣4个，桂枝、白芍各6克。以上原料放入锅中，加水煮开后改成小火，再煮15分钟关火。倒出药汁，加入适量红糖调味，即可饮用。

[银耳莲子汤] 用于多汗。将10克泡好的银耳与15克莲子、6枚大枣，同50克粳米一同放进锅里熬成粥，加入盐即可。

[百合粥] 用于多汗。将20克百合洗净，与50克粳米同煮，待熟时加入少许白糖再煮10分钟，即可。

[病症概述]正常成人白天排尿4~6次，夜间0~2次，次数明显增多称尿频。尿频是一种症状，并非疾病。由于多种原因可引起小便次数增多，但无疼痛，又称小便频数。中医学认为小便频数主要由小儿体质虚弱、肾气不固、膀胱约束无能、其化不宣所致。

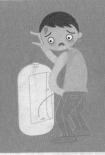

尿频

◎药用本草对症秘方◎

[芡实金樱子饮]用于尿频。芡实、金樱子各15克，山茱萸10克，水煎两次合并药液。

[益智仁饮]用于肾气不足所致尿频。益智仁9克，金樱子6克，乌药5克。泡茶饮用。

[柴胡解肌汤]用于内热所致尿频。柴胡10克，葛根10克，黄芩10克，白芍10克，桔梗5克，羌活10克，生石膏（先煎）30克，山药30克，麦冬10克，小通草5克。水煎服。

◎食用本草对症秘方◎

[香菇炖红枣]用于尿频。20克干香菇苏水发洗净备用，红枣、冰糖各10克，鸡蛋2个打碎去壳，将所有食材置于炖盅内，隔水蒸熟即可。

[韭菜粥]用于尿频。韭菜60克，洗净，切段，备用；大米100克洗净，放进锅中煮粥，煮至八成熟时放入韭菜段、盐，煮熟即可。

[红枣姜汤]用于尿频。取红枣20~40个洗净，干姜3片，加适量水于锅内，用文火把枣煮烂，加入红糖15克，1次服完。

[病症概述]头晕目眩，是一种常见的脑部功能性障碍，也是临床常见的症状之一。其症状为头晕、头涨、头重脚轻、脑内摇晃、眼花等。头昏目眩是脑神经失调的一种表现．具体原因可能是血液循环不畅、缺氧、低血糖导致脑神经能量匮乏或者是心理疲劳、神经性失调。

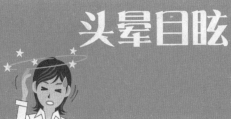

头晕目眩

◎药用本草对症秘方◎

[沙苑子散]用于肝肾不足所引起的头晕目眩。将500克沙苑子（盐炙）500克，各药材冲净，晒干，研成细末，每次15克用开水冲服即可。

[青蒿陈皮方]用于肝胆湿热所致的头晕目眩。青蒿、黄芩、陈皮、茯苓、枳壳、连翘各12克，半夏10克，竹茹、甘草各10克，青黛6克，滑石15克。水煎服。

[川芎槐子散]川芎、槐子各20克，共研为末。每服15克，茶汤送服。

◎食用本草对症秘方◎

[首乌当归汤]用于肝血不足所致的头晕眼花。将鸡肉250克洗净，何首乌、当归、枸杞子各20克，洗净；所有食材共放入锅内，加水煮熟，加盐调味，食肉饮汤。

[牛肝枸杞汤]用于肝血不足所致的头晕眼花。将牛肝100克切成片，与枸杞子30克加水共煮，加入调味料即可。

[雪梨山楂百合汤]用于体质偏热而引起的头晕目眩。将60克雪梨和山楂，30克百合，煎水取汁，加入适量白糖即可。

肥胖

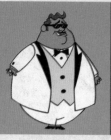

[病症概述] 肥胖是指一定程度的明显超重与脂肪层过厚，是体内脂肪，尤其是甘油三酯积聚过多而导致的一种状态。多有怕热，活动能力降低，甚至活动时有轻度气促、睡眠时打鼾等症状。因肝气过剩引起，多伴有便秘及高血压倾向。因血气过盛引起，容易引发心脏病。

◎药用本草对症秘方◎

[泽泻荷叶方] 用于痰湿血瘀所致的肥胖。蒲黄、熟大黄、姜黄、白芥子、苏子、莱菔子、黄柏、肉桂各10克，生山楂、昆布、海藻、泽泻、制苍术各20克，荷叶30克。各药材洗净，水煎服。

[黄芪茯苓方] 用于脾气虚弱所致的痰湿阻滞肥胖。生黄芪、苍术、茯苓、泽泻、决明子各20克，白术、肉桂、熟大黄、姜黄、苏子、生蒲黄各10克，白薇（另包）、佩兰叶、莱菔子各15克，荷叶、冬瓜皮各30克，水煎服。

[降脂方] 用于肥胖。枸杞子10克，何首乌、草决明、山楂各15克，丹参20克。水煎服。

◎食用本草对症秘方◎

[白茯苓粥] 用于肥胖。将15克白茯苓磨成粉，加入60克粳米煮粥，加冰糖即可。

[冬瓜汤] 用于肥胖。用半斤冬瓜连皮煎汤饮服。

[玉米须茶] 用于肥胖。把玉米须割下阴干。用玉米须30克加400毫升水，烧开后当茶饮服。

消瘦

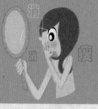

[病症概述] 体内脂肪与蛋白质减少，体重下降超过正常标准10%时，即称为消瘦。消瘦包括体质性消瘦和外源性消瘦。体制性消瘦主要为非渐进性消瘦，具有一定的遗传性。外源性消瘦通常受饮食、生活习惯和心理等各方面因素的影响。

◎药用本草对症秘方◎

[车前子山药汤] 用于脾胃虚弱所致腹泻导致形体消瘦。党参、茯苓、炒薏苡仁、葛根、焦三楂各15克，炒扁豆、防风、猪苓、泽泻、厚朴、陈皮各10克，炒白术12克，山药、车前子各30克，广木香、苍术各6克，水煎服。

[滋补药酒] 用于肝肾不足、气血虚弱、疲乏等导致的形体消瘦。人参、生地黄、枸杞子各25克，淫羊藿、沙苑子、白蒺藜、母丁香各15克，沉香、远志各5克，荔枝核7枚，高度白酒1000毫升。泡酒饮用，每日一次，每次10毫升。

[天花粉黄连丸] 用于形体消瘦。天花粉、黄连（去须）各30克，茯苓、当归各15克。将药研末，炼蜜为丸，如梧桐子大。每服30丸。

◎食用本草对症秘方◎

[当归生姜羊肉汤] 用于形体消瘦。将150克羊肉洗净，切块，汆水；30克当归洗净，15克生姜洗净，切片；再把所有材料一起放进锅中，加适量水。大火煮沸，小火煮至羊肉烂为止，加盐即可。

第二章

常见内科病症的
本草养生秘方

　　每个人一生都会经历或多或少的疾病困扰，小至感冒发烧，大至癌症肿瘤。大病除了要有合理的食疗外，还必须到医院进行专业的治疗。我们在生活中经常会遇到一些常见的内科疾病，如头痛、发热、咳嗽、腹泻等病症，这类疾病说大不大，但也不能忽略不顾。对于如何应对常见内科病，本章将会是你一个不错的参考。本章介绍了日常生活中较常见的便秘、头痛、咳嗽、胃痛等多种内科常见病症，分析其病症特点，每种病证并列举了其药用本草对症秘方和食用本草对症秘方供人们选择，希望患者朋友们能从中获益、早日康复。

发热

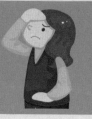

[病症概述] 由于致热原的作用使体温调定点上移而引起的调节性体温升高（超过0.5℃），称为发热。气温过高、穿衣太多、喝水过少、水分丢失、房间空气不流通、剧烈运动后、预防注射等都可能引起发热。

◎药用本草对症秘方◎

[解热汤] 用于发热、流鼻涕。青黛3克，藿香、寒水石、白茅根、白薇、地骨皮各10克，水煎服。

[三花茶] 用于实邪发热。将15克金银花、10克菊花、3克茉莉花放入茶杯中，用沸水冲泡，加盖泡15分钟即可，代茶饮用。

[柴胡石膏退热汤] 用于外感急性发热。柴胡、黄芩、连翘、知母、芦根、羌活各15克，大青叶、银花、青蒿各20克，葛根、生石膏各30克，生石膏用文火煎40分钟，再纳余药煎20分钟，水煎2次，共取药液400毫升，分2次服用，每日1剂，热退即止。

◎食用本草对症秘方◎

[白萝卜汁] 用于口渴发热。白萝卜250克，洗净切片；加水300毫升，文火煎取200毫升，加适量白糖调味，趁热先饮100毫升，半小时后再饮100毫升。

[鸡蛋冰糖饮] 用于出汗发热。鸡蛋1只，冰糖30克，将鸡蛋打散，与冰糖充分搅匀，临睡前沸水冲，待温服用。

头痛

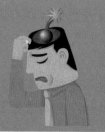

[病症概述] 头痛是一种常见病症，疼痛的性质有昏痛、隐痛、胀痛、刺痛。一般带有节奏性的间歇性刺痛是由气血停滞所致，伴随恶心呕吐的头痛是体内积痰所致。此外，愤怒、焦躁等情绪也会引起头痛。头痛的次数越多，大脑受损伤的区域会越大。

◎药用本草对症秘方◎

[川芎茶] 用于风热头痛。川芎9克，茶叶6克，加适量水煎煮，待温服。

[清热止痛汤] 用于湿热头痛。苍耳子、延胡索各10克，生地黄、代赭石各20克，菊花、牛膝、黄芪各15克，升麻5克，细辛3克。水煎，每日1剂，分2次服。

[茯苓甘草茶] 用于湿邪头痛。取茯苓、甘草、黄芪、葛根、藿香、党参各3克，加500毫升水，以小火煮开后熄火，盖上盖焖5分钟后饮用，当天喝完，可天天喝。

◎食用本草对症秘方◎

[芹菜烧香菇] 用于耳鸣头痛。芹菜400克，水发香菇50克，常用家料烹饪，佐餐食用。

[姜葱苏叶橄榄汤] 用于头痛、流鼻涕。生橄榄60克，葱头15克，生姜、紫苏叶各10克，水煎去渣，加少许食盐，调味饮用。

[生姜红糖水] 用于发热头痛。生姜、红糖30克，煎汤，分3次服用。

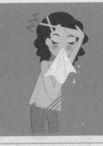

感冒

[病症概述] 感冒在中医学称为"伤风"，是由多种病毒引起的一种呼吸道常见病，其中 30% ~ 50% 是由某种血清型的鼻病毒引起的。感冒虽多发于初冬，但任何季节，如春天、夏天也可发生，不同季节感冒的致病病毒也并非完全一样。

◎药用本草对症秘方◎

[夏枯草菊花茶] 用于热毒感冒。取夏枯草 15 克，菊花 10 克，加水用小火煮 1 小时。

[三花汤] 用于暑热型感冒。将 15 克白菊花、20 克金银花、15 克白扁豆花加水煎汤，待温即可饮用。

[紫苏叶茶] 用于风寒型感冒。紫苏叶 16 克，红糖适量。将紫苏叶晒干揉成粗末，沸水冲泡，加入糖令溶。代茶频饮。

◎食用本草对症秘方◎

[葱白粥] 用于鼻塞流涕。先将 60 克粳米加水煮粥，待粥熬成时加入 7 根洗净的连须葱白，稍煮一二沸即成。需趁热喝下。

[茶豆饮] 用于风热感冒。先将 9 克茶叶用纱布包好，与 30 克绿豆一起下锅加水煎煮，待绿豆熟时，去茶叶，加入白糖溶化，即可食用。

[绿豆稀粥] 用于暑热感冒。先将 20 克绿豆煮沸，待稍软后加入 30 克粳米，再煮至米熟为止，加适量冰糖食用。

流行性感冒

[病症概述] 流行性感冒简称流感，是由流感病毒引起的一种急性呼吸道传染病，传染性强，发病率高，容易引起暴发流行或大流行。其症状表现为突然起病、恶寒、发热、周身酸痛、疲乏无力，同一地区、同一时期发病人数剧增并且症状类似。

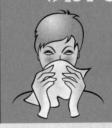

◎药用本草对症秘方◎

[银花茶] 用于发烧、咽痛。金银花 15 克，板蓝根、大青叶各 12 克，荆芥 9 克，泡茶待温饮用。

[薄荷桔梗汤] 流感发热，鼻塞流涕。野菊花、薄荷各 30 克，桔梗 12 克，水煎，待温服。

[藿香叶汤] 用于周身酸痛、疲乏无力。将 20 克藿香叶加适量水煎煮 5 分钟，再放入少量白糖，待凉即可饮用，每天服 3 ~ 4 次。

◎食用本草对症秘方◎

[三汁饮] 用于恶寒、发热。柠檬汁、葡萄汁、鲜橘汁各等量，加等量温开水冲服，放凉即可饮用。

[豆浆蜜] 用于头昏脑涨。将 250 毫升的鲜豆浆在锅中加热，加热完后将豆浆冷却到 60℃ 左右时，拌入蜂蜜，搅匀即可饮用。

[葱姜茶] 用于鼻塞、头痛、畏寒。葱白 5 根，姜 1 片，淡豆豉 20 克。用砂锅加水一碗煎煮。趁热顿服，然后卧床盖被发汗，注意避风寒。

中暑

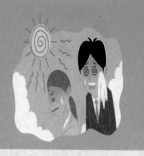

[病症概述]中暑多发在夏季，所以夏季在饮食方面应多加注意，应多吃瓜果，饮食以蔬菜为主，尤其应多吃苦味的蔬菜，夏季气温高湿度大，往往使人精神萎靡、倦怠乏力、食欲不振，此时，若吃点苦味蔬菜可通过其补气固肾、健脾燥湿的作用，达到平衡肌体功能的目的。

◎药用本草对症秘方◎

[金银花藿香茶]清热解毒，消肿祛暑。取10克金银花，9克藿香，12克生地黄，洗净，放进锅中，加适量水，煎水取汁。每日1剂，分3次服。

[石斛麦冬茶]养阴清热，消暑。西洋参5克，石斛15克，麦冬9，克，黄连3克，竹叶6克，薄荷6克，知母6克，甘草3克，粳米15克，西瓜翠衣30克。水煎服，每日1剂，分两次饮用。

◎食用本草对症秘方◎

[瓜皮荷叶汤]清暑益气，养阴生津。取适量西瓜翠衣，洗净，切块；适量马蹄洗净，连皮一起拍碎，备用；1张荷叶洗净，撕块；再将所有材料一起放进锅中，加适量水，熬煮成汤，待凉即可饮用。

[藿香粥]清热消暑，增加食欲。藿香15克，加水180毫升，煎煮2～3分钟，过滤去渣；将粳米50克淘净熬煮成粥，将熟时加入藿香汁，再煮2～3分钟即可，每日温食3次。

咳嗽

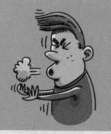

[病症概述]咳嗽是人体的一种保护性呼吸反射动作，是常见肺部疾病的主要症状。中医学认为引起咳嗽的病因是外邪，西医认为是受细菌、病毒等病原微生物或是过敏原的影响，其咳嗽的形成与反复发病，常是许多复杂因素综合作用的结果。

◎药用本草对症秘方◎

[化痰止咳汤]用于肺阴亏、久咳。葛根30克，红花6克，杏仁10克，鱼腥草15克，川贝母、百部、款冬花各10克。水煎，每日1剂，分2次服。

[浙贝母丸]用于肺热咳嗽痰多，咽干。浙贝母45克，杏仁45克，甘草9克，三药捣碎研末，蜜炼为丸，如梧桐子大，每次含2~3丸。

◎食用本草对症秘方◎

[糖渍橘皮]用于痰多咳嗽。鲜橘皮适量，洗净切丝，入铝锅，加水和适量白糖煮沸，小火煮至余液将干，盛盘放凉后撒入适量白糖即可。

[糖水冲鸡蛋]用于久咳不愈。鸡蛋1个，打散搅匀；鲜姜适量，绞取汁液，白糖50克，加水半碗煮沸，趁热冲蛋，搅匀，再倒入姜汁，调匀即可。

[丝瓜花蜜饮]用于肺热咳嗽、喘急气促。丝瓜花10克，洗净入杯，加入适量开水冲泡，盖上盖闷10分钟，最后加15克蜂蜜搅匀即可。

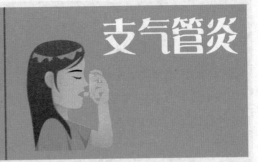

支气管炎

[**病症概述**] 支气管炎多发于秋冬寒冷季节或气候多变之际，因外感而发病，春暖后缓解，病程较长，反复发作逐渐加重。主要症状是咳嗽、咳痰、喘息或气短，尤以清晨或夜间为重，痰量多。粉尘、大气污染、长期吸烟、气候寒冷、过敏体质都是发病的诱因。

◎药用本草对症秘方◎

[**灵芝百合汤**] 用于慢性支气管炎。灵芝、百合各 15 克，南沙参、北沙参各 10 克，水煎，每日 1 剂，两次分服。

[**沙参麦冬汤**] 用于迁延性慢性支气管炎。北沙参、麦冬、浙贝母、知母、枇杷叶（包煎）、火麻仁、炙全瓜蒌（打）、鱼腥草各 10 克，炙百部、五味子、天花粉各 8 克，芦根 15 克，加适量清水煎服。

[**紫苏干姜饮**] 用于咳嗽痰多。取 10 克干紫苏叶、适量干姜，水煎，制成紫苏药液，待温服用。

◎食用本草对症秘方◎

[**蜂蜜鸡蛋羹**] 用于慢性支气管炎咳喘。先将适量蜂蜜用锅微炒，然后加水少许，煮沸后打入 1 个鸡蛋，煮熟即可食用。每日早晚空腹各服 1 次，吃蛋饮汤。

[**鱼腥草大蒜凉菜**] 用于痰多久咳。将 50 克鱼腥草、30 克大蒜、20 克生姜分别洗净、切碎拌匀，加入 10 毫升陈醋和适量盐，作凉菜配饭食之。

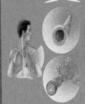

支气管扩张

[**病症概述**] 支气管扩张是指支气管及其周围肺组织因慢性炎症损害管壁，以致支气管扩张变形的一种病症。以慢性咳嗽、咳吐脓痰和间断反复咯血为主要临床表现。防治麻疹、百日咳、支气管肺炎及肺结核等急慢性呼吸道感染，对预防支气管扩张症具有重要意义。

◎药用本草对症秘方◎

[**桑白地骨皮方**] 用于肺热久咳。桑白皮、花蕊石各 15 克，地骨皮、血余炭各 10 克，三七粉 3 克，甘草 5 克。水煎服。

[**黄芩沙参方**] 用于肺热、支气管扩张。南沙参、麦冬、茜草炭、槐花炭各 15 克，黄芩 10 克，水煎服。

[**芥菜子萝卜子**] 用于咳嗽痰多。芥菜子、橘皮、甘草各 10 克，萝卜子 15 克，水煎。每日早、晚空腹服用。

◎食用本草对症秘方◎

[**猪肺薏苡仁粥**] 用于肺虚咯血。将 1 叶猪肺洗净后切成片，与 50 克洗净的粳米、薏苡仁一起放入锅中，然后加入适量清水，将其煮成稀粥，熟时放入适量蜂蜜，调匀即可。

[**冰糖炖向日葵花**] 用于咳喘。向日葵花 2 朵，冰糖适量，先将向日葵去子，再加冰糖炖服。

[**秋梨膏**] 用于痰多久咳。鸭梨 20 个，鲜藕 1000 克，生姜 300 克，冰糖 400 克，以上材料一同下锅熬汁，然后加入冰糖，浓缩成膏，早、晚分服。

哮喘

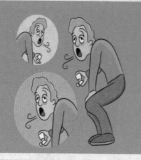

[病症概述] 支气管哮喘简称哮喘，是一种以反复发作性咳嗽、喘鸣和呼吸困难为主要症状的疾病。人体呼吸道的进口，被大量的痰覆盖，阻碍了空气的进入就会引发哮喘。哮喘病以春秋季发病率较高。遗传、发物、粉尘、气候寒冷、长期吸烟都是哮喘的病因。

◎药用本草对症秘方◎

[浮小麦枣汤] 寒热痰喘，大汗不止。浮小麦60克，红枣7枚，加水共煎服。

[人参蛤蚧散] 用于支气管哮喘。人参1.5克，蛤蚧1对（炙），杏仁30克，川贝母30克，紫河车30克，共研细末。每次服3克，每日2～3次。

[乌贼骨散] 用于喘咳严重者。取50克乌贼骨于锅内焙干，揭碎，研成粉末，加砂糖调匀，装入瓶内封存。成人每服15～25克，儿童按年龄酌减，每日3次，开水送服。

◎食用本草对症秘方◎

[大葱红糖水] 用于哮喘发作时。将2根大葱揭碎，同1000毫升水放入暖水瓶之中，过10小时左右用纱布过滤去渣，加入红糖调和，即可饮用。

[薏米百合汤] 用于痰浓味臭、气促而喘。将10克百合与15克薏苡仁放入锅中，加水5碗，煎熬成3碗。分4次服，1日服完。

[陈醋煮乌鸡] 用于咳嗽气喘。将500克乌鸡宰杀去毛，洗净切块后加1500克陈醋，放进锅中用大火煮熟，食鸡肉。

肺炎

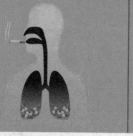

[病症概述] 肺炎又名肺闭喘咳和肺风痰喘，是指肺泡腔和间质组织的肺实质感染，通常发病急、变化快，并发症多，是内科的常见病之一。发热、呼吸急促、持久干咳、可能有单边胸痛、深呼吸和咳嗽时胸痛、有小量痰或大量痰、可能含有血丝都是肺炎的症状。

◎药用本草对症秘方◎

[桑叶菊花饮] 用于风热犯肺证。桑叶、菊花、牛蒡子、桑白皮、黄芩各10克，连翘、射干、天竺黄各6克，水煎服。

[桑菊黄汤] 用于有燥热的肺炎患者。桑叶、桔梗、黄芩、甘草各5克，水煎服。

[白茅根鱼腥草] 用于发热型肺炎。白茅根、鱼腥草各30克，金银花15克，连翘10克，水煎服，每日1剂，日服务3次，连服3天。

◎食用本草对症秘方◎

[蜂蜜蛋花羹] 用于肺虚、肺燥。将适量水烧开，待沸后冲入1个打散的鸭蛋，再放适量蜂蜜即成。

[百合甘蔗汤] 用于肺炎恢复期。先将100克百合加适量水熬成汁液，再与500克甘蔗汁和萝卜汁混合搅匀，待温即可服用。

[桃仁粥] 用于咳嗽、胸闷。先将10克桃仁用水浸泡，去外衣，研成汁，再与100克粳米煮成粥，待温即可食用。

[病症概述] 肺结核由结核分枝杆菌引起，是严重威胁着人类健康的疾病。我国是世界上结核疫情最严重的国家之一，由于劳损在肺，故中医学称肺结核为"肺痨"。临床上肺结核多呈慢性过程，少数可急起发病，常有低热、乏力等全身症状和咳嗽、咯血等呼吸系统表现。

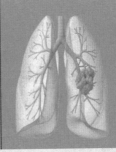

肺结核

◎药用本草对症秘方◎

[龙骨牡蛎粉] 用于肺结核咯血。生龙骨、生牡蛎、生鸡内金各60克，生三七、生白及、生百部各30克，水煎服。

[百合生地饮] 用于咳嗽痰多。野百合15克，生地黄、玄参各10克，川贝母6克，水煎服。

[甘草干姜饮] 用于肺结核低热。炙甘草24克，干姜9克，水煎服。

◎食用本草对症秘方◎

[肺蒸贝母] 用于肺燥热。将200克猪肺洗净，剖开一小口，纳入15克贝母及60克白糖，上笼蒸熟。切碎服食，每日2次。

[马齿苋猪肉汤] 用于阴虚潮热。将30克洗净的马齿苋加上适量瘦肉，放进锅中，加适量水，共煲成汤，待温服用。

[银耳炖燕窝] 用于干咳、潮热、盗汗。将3克燕窝和10克银耳用水浸泡至胀大而软，放进煲中，加入冰糖和适量水，隔水炖至软烂，即可食用。

[病症概述] 肺气肿是指终末细支气管远端的气道弹性减退，过度膨胀、充气和肺容积增大或同时伴有气道壁破坏的病理状态，常伴有咳嗽、咳痰、气短的症状。致病因素有：遗传因素如抗胰蛋白酶缺乏、肺发育不良。环境因素如吸烟、职业粉尘和化学物质、呼吸道感染等。

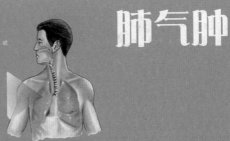

肺气肿

◎药用本草对症秘方◎

[沙参麦冬饮] 用于阻塞性肺气肿。北沙参、麦冬、五味子、薏苡仁各30克，杏仁12克，陈皮、法半夏各10克，茯苓20克，水煎服。

[红参汤] 用于咳痰、气短。红参、北沙参、紫河车各50克，麦冬30克，化橘红20克，共研细末，日服3次，每次服5克。

[党参茯苓汤] 用于气短喘促。党参、茯苓各15克，白术、法半夏各9克，炙甘草、陈皮各6克，水煎服。上午、下午各服1次，每日1剂。

◎食用本草对症秘方◎

[鱼腥草猪肺汤] 用于肺燥咳喘。将60克洗净的鱼腥草入锅中熬成汁，去渣取汁，备用；再把200克洗好的猪肺与鱼腥草汁先用大火再用小火煮至烂熟，加入食盐即可食用。

[五味子鸡蛋] 用于咳嗽多痰。五味子250克，鸡蛋10个，将五味子水煎半小时，冷却，放入生鸡蛋，浸泡10天后，每天早上取1个，糖水或热黄酒冲服。

肺脓肿

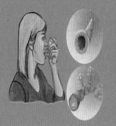

[病症概述] 肺脓肿是由多种病原菌感染引起的肺组织化脓性炎症，从而导致组织坏死、破坏、液化形成脓肿。肺脓肿起病急骤，常伴有畏寒、高热、咳嗽、咳黏液痰或黏液脓性痰，此外，还可伴有精神不振、全身乏力、食欲减退等全身中毒症状。

◎药用本草对症秘方◎

[银花杏仁饮] 清热解毒，疏风散邪，适用于早期肺脓肿。金银花16克，菊花15克，杏仁各12克，蜂蜜30克。先将金银花、菊花、杏仁（打烂成泥状）放入砂锅中，加清水800毫升，煎成药汁约500毫升，去渣后，倒入热水瓶内，分次兑入蜂蜜，备用。代茶饮，可频服。

[鱼腥草饮] 清热解毒，消痈排脓，适用于肺脓肿患者大量咳吐浓痰。鲜鱼腥草800克（或用干品60克）。将鲜鱼腥草捣汁饮用；可频服。

◎食用本草对症秘方◎

[莲藕木耳汤] 清热利湿、解毒排脓，适用于肺脓肿的溃脓期。桔梗20克，薏苡仁40克，冬瓜仁60克，莲藕50克，黑木耳15克，冰糖适量。将以上各种材料洗净后，炖汤食用，每次100毫升，宜空腹饮用，以利于吸收。

[糯米阿胶粥] 适用于慢性肺脓肿。先将糯米100克煮成稀粥，然后加入阿胶30克，一边煮一边搅匀使其溶化，再稍煮2分钟，加入红糖调味，即可食用。分早中晚各1次。

咽喉炎

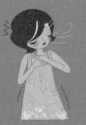

[病症概述] 咽喉炎是由细菌引起的一种疾病，可分为急性咽喉炎和慢性咽喉炎两种。常见的症状会有咽喉肿痛、喘急、吞食疼痛等。由于咽部异物感可表现为频繁吞咽。声音变得嘶哑，严重时失声。喉内多痰而不易咳出，常黏附于声带表面。

◎药用本草对症秘方◎

[麦冬莲子饮] 用于咳嗽痰多。将12克洗净的麦冬和莲子放入锅中，加适量清水煮熟，再放适量冰糖或蜂蜜，待温即可饮用。

[射干胖大海饮] 用于急性咽喉炎。射干、胖大海、人中白、牛蒡子各12克，马勃、甘草各6克，板蓝根、金银花各15克，沙参30克，水煎服。

[玄麦甘桔汤] 用于咽喉肿痛。玄参、麦冬各12克，甘草2克，桔梗6克，洗净，清水煮沸冲泡，代茶饮用。

◎食用本草对症秘方◎

[无花果冰糖水] 用于吞食疼痛。将20克干无花果与适量的冰糖和水，放进锅中煮熟后，待温即可饮用。

[橄榄芦根茶] 用于风热炎重。将4枚橄榄、30克芦根放进锅中加两碗清水，水煎服，去渣代茶饮。

[浮小麦枣汤] 用于寒热痰喘。浮小麦60克，红枣7枚，加适量清水煎煮，最后加入蜂蜜调味即可。

[病症概述] 扁桃体炎属于中医学"喉痹""喉蛾"范畴，急性扁桃体炎发病较急，主要症状有恶寒、发热、全身不适、扁桃体红肿、吞咽困难且疼痛等。慢性扁桃体炎症状较轻，常感到咽喉部不适，有轻度梗阻感，有时影响吞咽和呼吸。

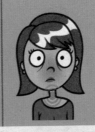

扁桃体炎

◎药用本草对症秘方◎

[柴胡黄芩汤] 用于急性化脓扁桃体炎。柴胡18克，黄芩、苍术各12克，牛蒡子15克，生甘草3克，水煎服。药物热服后盖被休息。

[连翘牛蒡子饮] 用于咽干咽痛、不思饮食。连翘、牛蒡子各15克，桔梗、炒莱菔子各12克，蝉衣9克，生甘草3克，水煎服。

[藿香射干滑石汤] 用于发热、咽痛。藿香、黄芩、桔梗、浙贝母各12克，薏苡仁、连翘、射干各15克，滑石（包煎）18克，通草3克，石菖蒲9克，白豆蔻6克（后下），水煎服，3剂可见效。

◎食用本草对症秘方◎

[白菜根茶] 用于咽痛。白菜根1个，白萝卜3片，放入砂锅，加水750毫升，煎沸20分钟，取汁代茶饮用，每日1剂，分2次饮服，连饮3～10日。

[雪梨汁] 用于喉咙痛、发烧。雪梨1个，连皮洗净，入锅加水煮，待温饮。

[病症概述] 高血压是指在静息状态下动脉收缩压和（或）舒张压增高，常伴有心、脑、肾、视网膜等器官功能性或者器质性改变以及脂肪和糖代谢紊乱等现象。病情轻者一般无明显症状，严重者会出现头晕、头痛、烦躁、失眠、肢体麻木等症状。

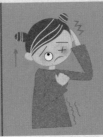

高血压

◎药用本草对症秘方◎

[桑叶芝麻丸] 用于肝火旺盛所致的高血压。桑叶、黑芝麻各250克，丹皮、栀子各120克，一同研成粉末，加水制成梧桐子大小的药丸，早晚各用开水送服6～9克。

[菊花枸杞山楂饮] 用于肝阳上亢，症见头目胀痛、面红目赤、急躁易怒、失眠多梦，或伴胸胁胀痛、口苦咽干、大便秘结。取菊花6克、枸杞子10克、山楂5克一起泡茶饮用，每日1剂。

◎食用本草对症秘方◎

[天麻川芎鱼头汤] 用于高血压所引发的头痛、头晕。取鱼头1个，天麻12克，川芎10克。将鱼头洗净，斩块；天麻、川芎均洗净，一起放入锅中，加适量水，大火煮开后转小火续炖1小时，加盐调味即可。

[洋葱西芹炒百合] 用于辅助治疗高血压。洋葱1个，西芹250克，鲜百合100克。将西芹、洋葱均洗净，斜切成块；百合洗净；锅中水烧开，放入切好的西芹、百合、洋葱，氽水至熟，捞出沥干水分，装盘，加入香油和盐，搅拌均匀即可。

高血脂

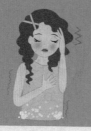

[病症概述] 脂血症是血脂异常的通称，总胆固醇、三酰甘油过高，低密度脂蛋白胆固醇过高，高密度脂蛋白胆固醇过低即可诊断为高血脂。轻度患者一般无明显症状，部分患者有轻微的头晕、神疲乏力、失眠健忘、肢体麻木、胸闷心悸等症。

◎药用本草对症秘方◎

[山楂蒲黄散] 降低血脂，活血化瘀，适用于脂血症患者。取山楂3克、蒲黄10克，平均分成两份，装入两个棉纸袋中，封口后放入杯中，用沸水冲泡，盖上杯盖，焖15分钟即可，每次用1袋，每日2次。

[茯苓玉米须山楂饮] 适用于脂血症。取茯苓、山楂各10克，玉米须50克，煎水服用，每日1剂。

◎食用本草对症秘方◎

[多味蔬果汁] 可减少胆固醇的吸收，适用于脂血症。取菠萝、苹果、圆白菜各30克，芦荟50克，分别洗净、切块后放入榨汁机中，搅打成汁即可。

[荠菜魔芋汤] 降低胆固醇和三酰甘油，降脂减肥。取荠菜300克、魔芋200克，荠菜去叶，择洗干净，切成大片；魔芋洗净，切片；锅中加入适量清水、荠菜、魔芋及姜丝，用大火煮沸后转中火煮至荠菜熟软，加盐调味即可。

[芹菜香菇炒木耳] 降脂减肥，清热凉血，用于高血脂。取芹菜、香菇、木耳各适量，清炒食用。

糖尿病

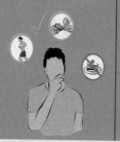

[病症概述] 糖尿病是由各种致病因子作用于肌体而导致胰岛功能减退、胰岛素抵抗等而引发的糖、蛋白质、脂肪、水和电解质等一系列代谢紊乱综合征，临床上以高血糖为主要特点。空腹血糖 ≥ 7.0 mmol/L，餐后两小时血糖 ≥ 11.1 mmol/L 即可诊断为糖尿病。

◎药用本草对症秘方◎

[黄精白茅根饮] 用于糖尿病。取黄精50克、白茅根30克，研成细末，每次取5~7克用开水送服，每日2次。

[柚子中药汁] 可促进胰岛素分泌，从而降低血糖，适合糖尿病患者。取50克柚子肉切小丁，与甘草6克、茯苓9克、白术9克一同放入锅内加水煎汁，滤去药渣，取汁即可，每周1~2次。

◎食用本草对症秘方◎

[薏苡仁南瓜浓汤] 用于糖尿病。取薏苡仁40克，南瓜260克，洋葱100克，葛根粉20克，将薏苡仁洗净，入果汁机打成薏苡仁泥；南瓜、洋葱洗净，切丁；均入果汁机打成泥，用锅炖热，将葛根粉勾芡，再将南瓜泥、洋葱泥、薏苡仁泥倒入锅中煮滚，并化成浓汤状后加盐即可。

[山药莲藕枸杞汤] 用于糖尿病。山药200克，莲藕200克，枸杞子50克，将山药去皮，切成滚刀块，莲子去心后与枸杞子一起泡发；锅中加水烧开，下入山药块、莲子、枸杞子，用大火炖30分钟，待熟后，煲入味即可。

冠心病

[病症概述] 冠状动脉粥样硬化性心脏病，简称"冠心病"，是由于冠状动脉粥样硬化病变致使心肌缺血、缺氧的心脏病。临床表现为：发作性胸骨后疼痛、心悸、呼吸困难、原发性心脏骤停、心绞痛、心律失常，伴随明显的焦虑，持续 3 ~ 5 分钟。

◎药用本草对症秘方◎

[玫瑰菊花茶] 适合心火旺盛型冠心病。取菊花 6 克、玫瑰花 5 克、甘草 3 克分别洗净放入锅内，加入 300 毫升水，以中火烧沸后转小火继续煮 15 分钟，滤去药渣，取汁加入 30 克白糖拌匀，即可饮用。

[丹参红花饮] 用于心血瘀阻型冠心病。取丹参 9 克、红花 9 克分别洗净，放入砂锅内加水以大火烧沸，转用小火煎煮 25 分钟，滤出汁液，加水 50 毫升，煎 20 分钟后滤去药渣，将两次所得的药液合并，放入 15 克白糖混匀。另外将田七、沉香、琥珀各 3 克研成粉状，与药液一起服用即可，每日 1 剂，分早晚两次服用。

◎食用本草对症秘方◎

[丹参山楂红米粥] 扩张血管，增加冠脉流量，用于冠心病。丹参 20 克，干山楂 30 克，红米 100 克，洗净；丹参洗净，放入锅中加清水熬汁。锅置火上，放入红米煮至七成熟，放入山楂、倒入丹参汁煮至粥将成。

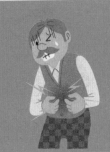

心绞痛

[病症概述] 心绞痛是指由于冠状动脉粥样硬化狭窄导致冠状动脉供血不足，心肌暂时缺血与缺氧所引起的以心前区疼痛为主要临床表现的一组综合征。心绞痛的主要病理改变是不同程度的冠状动脉粥样硬化，可由高血压、糖尿病、吸烟、肥胖等因素引起。

◎药用本草对症秘方◎

[丹参茶] 用于胸闷气短。丹参 9 克，绿茶 3 克，将丹参制成粗末，与茶叶以沸水冲泡 10 分钟。每日 1 剂，不拘时饮服。

[茶树根酒] 用于心绞痛、心功能不全。老茶树根粗壮者 30 ~ 60 克，糯米酒适量，糯米酒入瓦罐中，加水，用文火煎 2 次，取浓汁于晚睡前服，徐徐服完，30 日为 1 疗程，可连用 4 ~ 5 个疗程。

[山楂茶] 用于心绞痛恢复期。山楂片 30 克，茶 3 克，山楂片、茶用开水反复冲泡续饮。

◎食用本草对症秘方◎

[荷叶米粉肉] 用于心绞痛。荷叶 5 张，瘦肉 200 克，粳米 150 克，先将粳米炒至焦黄，肉切成长条，用调料浸泡 1 日，然后用荷叶包好，上笼蒸熟，起锅分食。

[青柿蜜糊] 用于心绞痛、动脉硬化。七成熟青柿子 1000 克，蜂蜜 2000 克，柿子去蒂柄，切碎捣烂绞汁，汁入砂锅先以大火煮热，后用小火煎至浓稠。每次 1 汤匙，开水冲饮，日服 3 次。

心肌炎

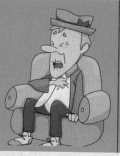

[病症概述] 心肌炎是指心肌中发生的急性、亚急性或慢性的炎性病变，这种炎性病变可能是局限性的，也可能是弥漫性的，多发于儿童、青壮年、心脏疾病患者。前驱期常伴有发热、疲乏、多汗、心慌、气急、心前区闷痛等，严重者可并发心律失常、心功能不全甚至猝死。

◎药用本草对症秘方◎

[苦参炙甘草丹参饮] 利湿解毒，凉血散瘀，治疗心肌炎。苦参10克、丹参10克、炙甘草6克，煎水服用。

[葛根赤芍生地饮] 凉血散瘀，治疗心肌炎。葛根10克、赤芍20克、生地黄10克，水煎服，每日1剂。

[导赤散] 清凉解热、养阴生津，治疗心肌炎。生地黄10克，车前子10克，木通10克，淡竹叶8克，甘草6克，水煎服，每日1剂，1日两次。

◎食用本草对症秘方◎

[蒜蓉马齿苋] 清热杀菌，消炎止痛，可用于心肌炎。取马齿苋300克、大蒜50克，将大蒜剁成蒜蓉，马齿苋洗净，一起清炒食用。

[丝瓜苦瓜汤] 清暑除烦，清热解毒，用于心肌炎。取丝瓜300克、苦瓜200克，均切成片，煮汤食用。

[绿豆＋赤小豆＋薏苡仁] 清热解毒、适宜辅助治疗心肌炎。取绿豆、赤小豆、薏苡仁均50克，煮汤食用。

心律失常

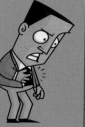

[病症概述] 心律失常指心律起源部位、心博频率与节律或冲动传导等发生异常，即心脏的跳动速度或节律发生改变，正常心律起源于窦房结，频率60～100次/分钟（成人）。患者常会有心悸、胸闷、头晕、头昏、头涨、头重脚轻、脑内摇晃、眼花、神疲乏力、食欲不振等症。

◎药用本草对症秘方◎

[田七丹参茶] 凉血活血，通脉化瘀。将田七10克、丹参8克洗净，一起放入锅中，加适量水，煎煮，滤去药渣后饮用。每日1剂。

[万年青红枣汤] 清热解毒，强心利尿。取万年青3克、红枣8颗、酸枣仁10克分别洗净放入锅内，加适量水煎汁服。每日1剂。

◎食用本草对症秘方◎

[鲜莲排骨汤] 养血安神，补中益气。将莲子泡发去芯；排骨洗净，剁成小段，汆水；生姜洗净切成小片；巴戟洗净切成小段。再将排骨、莲子、巴戟、生姜放入汤煲，加适量水，大火烧沸后以小火炖45分钟，加盐、味精调味即可食用。

[丹参三七炖鸡] 活血祛瘀，滋阴养肾。将乌鸡洗净切块；丹参、三七洗净，装入纱布袋中，扎紧袋口，再将布袋与鸡同放于砂锅中，加清水600克，烧开后，加入姜丝和盐，小火炖1小时，加盐调味即可。

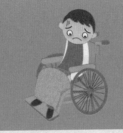

脑卒中

[病症概述] 脑卒中又称为中风，是以突然昏倒、意识不清、口渴、言语不利、偏瘫或全身瘫痪为主症的一种疾病。中医将中风分为中经络和中脏腑，中脏腑者神志不清，中经络者神志清晰。患者多有高血压、高血脂、糖尿病、动脉硬化等病史。

◎药用本草对症秘方◎

[红花桃仁小米粥] 活血化瘀，理气止痛，用于中风所致的半身不遂。取红花6克、桃仁10克，小米100克，红糖适量，将红花、桃仁洗净；小米泡发洗净，一起放入净锅中，加水煮成粥，加入红糖即可。

[丹参天麻钩藤饮] 平肝息风，凉血养肝，用于中风后遗症。丹参10克，天麻10克，钩藤10克，何首乌15克，赤芍8克。一起入锅煎水（煎煮两次），兑匀，分两次服用，每日1剂。

◎食用本草对症秘方◎

[半夏天麻鱼头汤] 息风止痉，化痰开窍，用于风痰淤阻型中风。鱼头半个，天麻20克，半夏15克；将鱼头治净斩块，天麻、半夏洗净，一起入锅炖汤食用。

[六味地黄鸡汤] 滋补肝肾，适合肝肾亏虚型中风患者食用，症见腰膝酸软、头晕耳鸣。鸡腿150克，熟地黄25克，山茱萸、山药、丹皮、茯苓、泽泻各10克，红枣8枚，一起炖汤食用。

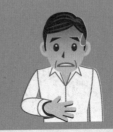

盗汗

[病症概述] 盗汗是中医学的一个病证名，是以入睡后汗出异常、醒后汗泄即止为特征的一种病证。有的一入睡即盗汗，有的入睡至半夜后盗汗，有的刚闭上眼睛一会儿即盗汗，出的汗量相差很大。中医学认为盗汗多为肾阴虚所致。

◎药用本草对症秘方◎

[地骨皮茶] 用于多汗。地骨皮10克，煎水取汁，当茶饮用，连续7天。

[桑叶末] 用于高热盗汗。桑叶30克，研成细末，装瓶备用，每次5克，开水冲服。

[浮小麦饮] 用于半夜盗汗。将20克浮小麦与适量水煎煮，当茶喝。

◎食用本草对症秘方◎

[木耳红枣汤] 用虚热内生所致的盗汗。取木耳、红枣各15克，木耳泡发，洗净，切朵；红枣洗净，去核；冰糖适量，水煎取汁大半碗，待温饮用。

[大豆龙眼汤] 用于阴虚盗汗。黑大豆50克，龙眼肉15克，大枣50克。以上材料同放锅内，加清水3碗，煎至2碗，分早晚两次服。

[黑芝麻桑葚汤] 用于盗汗、大便干燥。黑芝麻、桑葚各10克，加适量水煮食，每日1次。

失眠

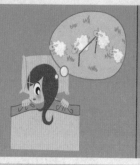

[病症概述] 失眠是老年人常见的病症，主要临床表现为：无法入睡，无法保持睡眠状态，早醒、醒后很难再入睡，常伴有焦虑不安、全身不适等症状。中医学认为，失眠多梦的根源是肌体内在变化，常见的如气不足、情志损伤、阴血亏虚、劳欲过度等。

◎药用本草对症秘方◎

[远志安神饮] 安神宁心、养血润燥，缓解失眠症状。取远志、夜交藤、松子仁各9克，白砂糖适量。将三味药入锅加适量清水以大火煮沸，转小火煎15分钟，捞出松子仁，去渣取汁。取一杯，加入适量白砂糖，兑入药汁，加松仁，搅匀即成，每日早晚各饮1杯，7日为1个疗程。

[莲子桂花饮] 清心安神，适合心烦失眠、心神不宁、口舌生疮等症。将100克莲子洗净、去心；25克桂花洗净，煮汤饮用，可加适量冰糖。

◎食用本草对症秘方◎

[茯神莲子猪心汤] 用于失眠多梦、便稀腹泻、面色无华、舌淡苔白。取猪心1只、莲子200克、茯神25克，猪心汆烫去血水，切片；莲子、茯神各洗净，一起入锅炖汤食用。

[酸枣仁柏子仁大米粥] 治疗心悸失眠症。大米80克泡发洗净；柏子仁、酸枣仁各10克，洗净；锅置火上，倒入清水，放入大米，以大火煮至米粒开花。加入柏子仁、酸枣仁，以小火煮至呈浓稠状，加入盐拌匀即可。

贫血

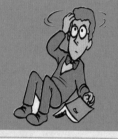

[病症概述] 贫血属中医学"血虚"范畴，中医学认为它多由长期慢性肠胃疾患或长期失血，妊娠失养等所致。贫血除了有头晕眼花、疲乏耳鸣、心悸气短、注意力不集中、食欲不振等症状外，还伴有营养障碍，如皮肤干燥、毛发干燥、指甲变平凸而脆裂等。

◎药用本草对症秘方◎

[当归龙眼汤] 用于女性贫血。当归15克，龙眼肉20克，水煎服，待凉服用。

[丹参首乌汤] 用于疲乏、贫血。丹参30克，何首乌、鸡血藤、仙灵脾、黄芪各15克，茜草45克，枸杞子、肉苁蓉各9克，红参6克。水煎服。

◎食用本草对症秘方◎

[菠菜鸡蛋汤] 用于贫血头痛。将60克菠菜洗净，切段，用沸水煮，水再沸放入100克羊肝、姜丝、盐，打入鸡蛋煮熟，待温服用。

[韭菜炒猪肝] 用于缺铁性贫血。将100克洗净切薄片的猪肝下锅煮至七成熟，然后与新鲜韭菜、洋葱同炒，调好味即可食用。

[黑木耳枣汤] 用于营养不良引起的贫血。将15克黑木耳、15枚红枣用温水泡发并洗净，放入小碗中，加水和冰糖，将碗放入锅中蒸约1小时，取出即可食用。

[病症概述] 眩晕是多个系统发生病变时所引起的主观感觉障碍。眩晕是一种常见症状，而不是一个独立的疾病。一般来说，头晕、头昏相对较轻，而眩晕则较重。患者会出现倾斜感、眼前发黑、头痛、下肢发软、耳鸣、复视等症状。

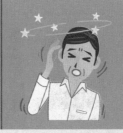

眩晕

◎药用本草对症秘方◎

[柴胡半夏汤] 用于急性发作型眩晕。柴胡 12 克，法半夏、党参、黄芩、藿香、白芍各 15 克，竹茹、防风、陈皮各 10 克，茯苓 25 克，大枣 20 克，生姜 3 片，水煎服。

[冬瓜子散] 用于眩晕引起的头痛。将 500 克冬瓜子，焙干研成细末服用，每次 50 克，早晚各 1 次，久服可治眩晕。

[去眩汤] 用于眼前发黑。菊花、钩藤、制何首乌、女贞子、旱莲草、丹参、白芍各 15 克，牛膝 10 克，炙甘草 6 克，一并入锅，加适量水煎服。

◎食用本草对症秘方◎

[猪肝枸杞叶汤] 用于阴虚血少引起的眩晕。猪肝 200 克，洗净，加适量水煮熟，再加入洗净的枸杞叶 50 克，略沸，加调味品即可，食肝喝汤。

[天麻炖鸡汤] 用于眩晕反复发作。天麻片 10 克，老母鸡 1 只，生姜 3 片。将处理好的老母鸡填入天麻片和姜丝，放入炖锅，加清水用大火煮沸，再改用文火炖至鸡肉熟烂。分数次饮汤吃鸡肉。可每周 1 料，连用 3 料。

[病症概述] 抑郁症是一种常见的心理障碍，可由各种原因引起，以显著而持久的心境低落为主要临床特征，且心境低落与其处境不相称，严重者可出现自杀念头和自杀行为。多数病例有反复发作的倾向，每次发作大多数可以缓解，部分可有残留症状或转为慢性。

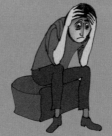

抑郁症

◎药用本草对症秘方◎

[当归白术汤] 用于肝火重及气不顺。当归、白术、茯苓、甘草、白芍、柴胡各 6 克，栀子、牡丹皮各 3 克，水煎服。

[半夏厚朴饮] 用于情绪低落。法半夏、厚朴各 10 克，茯苓、生姜各 15 克，紫苏叶 6 克，每天 1 剂，水煎服。

[宁神解郁汤] 用于抑郁引起的心神不宁。百合、枣仁、夜交藤、丹参各 30 克，郁金、合欢花、川芎、五味子、苍术各 15 克，香附 20 克，当归、神曲各 12 克。煎饮。

◎食用本草对症秘方◎

[葡萄柚汁] 用于情志不畅。葡萄柚 300 克，洗净入榨汁机中榨汁，每天饮用。

[凉拌菠菜] 用于抑郁便秘。菠菜 300 克，洗净，入沸水稍焯，沥干水分加酱油拌食。

[猪肉苦瓜丝] 用于闷闷不乐。苦瓜 300 克，瘦猪肉 150 克，油、盐各适量，洗净的苦瓜切丝，瘦猪肉洗净，切片；油煸后加入苦瓜丝同炒，加盐调味食用。

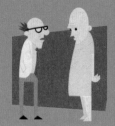

阿尔茨海默病

[病症概述] 阿尔茨海默病，又叫老年性痴呆，是一种中枢神经系统变性病，起病隐袭，病程呈慢性进行性，是老年期痴呆最常见的一种类型。临床症状主要表现为：记忆力减退、动作迟缓、走路不稳、偏瘫甚至卧床不起、不能自主进食等。

◎药用本草对症秘方◎

[核桃黑芝麻花生糊] 改善老年痴呆症。核桃仁30克，黑芝麻40克，花生50克，一起放入豆浆机中，加水适量，搅打成糊，即可饮用。每周食用2~3次。

[枸杞百合参茶] 防治老年痴呆。取枸杞子10克、百合10克、太子参片8克，放入杯中，冲入开水，加盖闷10分钟即可。

[灵芝红枣鹌鹑汤] 防治老年痴呆。灵芝60克，红枣12枚，鹌鹑2只。将鹌鹑宰杀，去毛，洗净；灵芝洗净，切碎；红枣洗净，去核；一起放入砂锅中，加适量水，用武火烧开后改用文火，煮至灵芝出味，再加入盐调味即可。

◎食用本草对症秘方◎

[桂圆黑枣汤] 补血养心，安神补脑。取桂圆50克，黑枣30克，冰糖适量，桂圆去壳，洗净去核备用；黑枣洗净；锅中加水烧开，下入黑枣煮5分钟，加入桂圆；一起煮25分钟，再下入冰糖，煮至溶化即可。

[核桃莲子黑米粥] 补脑益智，补肾益精。取黑米80克，莲子、核桃仁各适量；一起入锅煮粥食用。

痛风

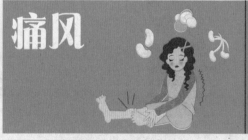

[病症概述] 痛风在急性发作期发作时间通常是下半夜，症见脚踝关节或脚趾、手臂、手指关节处疼痛、肿胀、发红，伴有剧烈疼痛。间歇期的痛风症状主要表现是血尿酸浓度偏高。所谓的间歇期是指痛风两次发病的间隔期，一般为几个月至一年。

◎药用本草对症秘方◎

[杜仲地黄饮] 有强筋补肾、抗痛风的功效，用于痛风。取杜仲15克，切丝，用盐水炒焦；熟地黄20克洗净，切片；一起放入锅内，加入350毫升水，以武火烧沸，转文火煮25分钟后关火，滤渣取汁，加15克白糖搅匀代茶饮。

[车前子赤芍饮] 具有利水渗湿、行瘀止痛的功效，用于痛风。车前子30克，赤芍25克，露峰房10克，甘草15克，黄柏30克，煎水服用。

◎食用本草对症秘方◎

[樱桃苹果汁] 祛风除湿，促进尿酸排泄，用于痛风。取樱桃20颗洗净，去柄、核，苹果1个洗净去皮、核，切成小丁，一起放入榨汁机中榨汁；玉兰花（两朵剥瓣）放入杯中，加入适量开水焖泡10分钟，将果汁倒入，加适量冰糖，末搅拌均匀即可饮用。

[木瓜汁] 具有清热利湿、消肿止痒的功效，适合痛风、关节肿大疼痛的患者食用。木瓜半个，菠萝60克，柠檬汁适量，冰水150毫升。榨汁饮用。

[**病症概述**]口腔溃疡，又称为"口疮"，是发生在口腔黏膜上的表浅性溃疡，大小可从米粒至黄豆大小，呈圆形或卵圆形，溃疡周围充血，一般一至两周可以自愈。普通感冒、消化不良、精神紧张，郁闷不乐等情况均能偶然产生口腔溃疡。

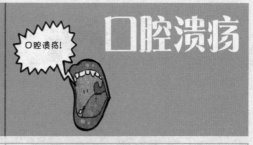

口腔溃疡！

口腔溃疡

◎药用本草对症秘方◎

[**栀子莲子饮**]用于心烦内火重。取栀子、莲子(带心)各10克，放进锅中，加2000毫升水，大火煮10分钟左右。

[**木槿叶茶**]用于口腔溃疡初期。将10克洗净的木槿叶用沸水冲泡，代茶饮。

[**茅芦玄参饮**]用于心脾积热引起的口腔溃疡。白茅根、芦根各30克，玄参10克，水煎服。

◎食用本草对症秘方◎

[**雪梨萝卜汤**]用于口疮反复发作。将1个洗净去皮、去核的雪梨切成片，放入锅中，再加入100克洗净切片的萝卜，加清水500毫升，大火烧开后加入冰糖，煮至酥烂，分两次食用梨和萝卜，喝汤。

[**苹果胡萝卜汁**]用于口腔溃疡初期。将1个苹果和100克胡萝卜洗净，绞汁，混合均匀，饮用。

[**排骨藕汤**]用于热病烦渴。将200克莲藕洗净；用盐水浸泡，备用；待排骨煮到五成熟时，将老藕倒进汤锅，旺火煮沸后用文火煨，直到炖得酥烂，加盐出锅即成。

[**病症概述**]患者往往患有慢性炎症，当身体抵抗力下降、天气干燥、进食辛辣刺激食物或患有糖尿病等疾病时，导致原有慢性炎症急性发作，出现牙龈肿痛症状。常会出现牙龈呈深红色或暗红色、肿胀肥大、龈缘圆钝、牙龈乳头呈球状。

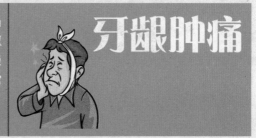

牙龈肿痛

◎药用本草对症秘方◎

[**白芷石膏汤**]用于外寒内热引起的牙龈红肿。白芷10克，生石膏30克，水煎服。

[**徐长卿煎汁**]用于牙龈肿痛。徐长卿12克，水煎两次，混合后分两次服，每日1剂。

[**马鞭草饮**]用于虚火引起的牙龈肿痛。马鞭草30克，水煎服，每日1剂。

◎食用本草对症秘方◎

[**水芹鲜根瘦肉汤**]用于牙龈肿痛。将30克水芹鲜根洗净，切段，放入锅中，再加入适量猪肉和水，用大火煮熟，即可食用。

[**鲜姜丝瓜汤**]用于口干鼻固。鲜姜100克，丝瓜500克。将鲜丝瓜洗净，切段；鲜姜洗净，切片。二者加水共煎煮3小时，每日饮汤两次。

[**红糖荞麦根饮**]用于小儿牙龈肿痛。红糖适量，荞麦根1把，水煎，分数次服。

牙痛

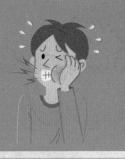

[病症概述] 牙痛，指的是由各种原因引起的以牙齿及牙龈红肿疼痛为主要表现的病症，是常见的口腔疾患之一。牙痛属中医学"牙宣""骨槽风"范畴，多因肾火循行上扰或肾阴不足，胃火炽盛，或风热邪毒留滞脉络、口齿不洁、垢秽蚀齿等所致。

◎药用本草对症秘方◎

[玉女煎] 用于牙龈红肿、牙痛剧烈。生地黄、熟地黄、知母各15克，生石膏、川牛膝各30克，麦冬10克。水煎服。

[清火消肿汤] 用于胃火引起的牙痛。川牛膝、生石膏、生地黄、代赭石各30克，甘草6克。水煎服。

[松柏叶汤] 用于治疗各种牙痛。松柏叶适量，洗净后入砂锅，加水煎煮，取汁，每天含服后吞服3次。

◎食用本草对症秘方◎

[藕节花生红衣汤] 用于牙痛引起的牙出血。藕节50克，花生红衣3克，煎汤，漱口并咽下，每日2次，连用3天有特效。

[绿豆鸡蛋汤] 清热解毒。用于风热牙痛。绿豆100克，鸡蛋1个，冰糖适量，将绿豆捣碎，放锅里加适量水，煮至绿豆烂熟，把鸡蛋打入绿豆汤里，搅匀，稍凉后一次服完，连服2～3天。

[绿豆荔枝] 用于风火牙痛。将100克绿豆和7枚去壳的干荔枝加水煮，将绿豆煮熟后连同荔枝、绿豆一起食用。

胃痛

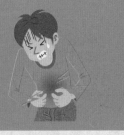

[病症概述] 胃痛，中医学又称胃脘痛，属于消化系统疾病。胃痛是很常见的毛病，导致胃痛的原因有很多，包括工作过度紧张、饮酒过多、吃辣过度、食无定时、吃饱后马上工作或做运动、经常进食难消化的食物等。

◎药用本草对症秘方◎

[麦芽蒲公英饮] 用于胃脘隐隐作痛。木香6克，川楝子、白芍各9克，神曲5克，谷芽、麦芽、蒲公英各15克。加适量清水煎服。

[羊耳菊茶] 用于胃刺痛。羊耳菊30克，台乌、川楝子各9克，南五味子根15克，水煎服。

[柴胡疏肝散] 用于肝气犯胃型胃痛。柴胡、枳壳、赤芍、郁金、延胡索各12克，香附、川楝子各10克，甘草6克，加适量水煎服。

◎食用本草对症秘方◎

[肉桂饮] 用于寒气导致的胃痛。取肉桂粉4克，加开水200毫升冲泡，温热饮用，一次喝完。

[土豆粥] 用于胃脘隐隐不适。将250克土豆洗净，切成丁，用水煮至成粥状。服用时加适量蜂蜜。

[百合糯米粥] 用于胃刺痛。百合20克，龙眼肉10克，陈皮10克，糯米60克，加水煮粥，待温服用。

[**病症概述**]急性胃肠炎是胃肠黏膜的急性炎症，临床表现主要为恶心、呕吐、腹痛、腹泻、发热等。该病常发于夏秋两季，其发生多由于饮食不当、暴饮暴食，或食入生冷腐馊、秽浊不洁的食品。中医学根据病因和体质的差别，将胃肠炎分为湿热、寒湿和积滞等不同类型。

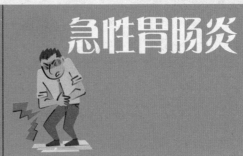

急性胃肠炎

◎药用本草对症秘方◎

[**玉米芯黄柏饮**]用于暑湿邪。玉米芯750克，黄柏、干姜各6克，共研细末，每日3次，每次3克，温开水送服。

[**扁豆藿香叶汤**]用于下痢腹痛。白扁豆60克，略炒研粉，藿香叶60克，晒干研末，混合为散。每次10克，每日4~5次，姜汤送服。

[**和胃止泻汤**]用于腹泻腹痛。石榴皮15克，生姜15克，乌梅12克，入锅煎30分钟，待凉服用，每日1剂。

◎食用本草对症秘方◎

[**粳米粥**]用于恶心、呕吐。粳米60克，砂仁细末5克，将粳米加水煮粥，待熟后调入砂仁末，再煮沸1~2开后即可，早晚服用。

[**刺苋萝卜汤**]用于腹痛难耐。马刺苋100克，老萝卜30克，生姜3片，蜂蜜适量。马刺苋洗净，切段；老萝卜洗净，切片，同生姜一起水煎两次，每次用水300毫升，煎20分钟，两次混合，去渣取汁，分两次冲蜂蜜服。

[**病症概述**]慢性胃炎是指由各种原因引起的胃黏膜炎症，是一种常见病。主要表现为中上腹疼痛，多为隐痛，常为饭后痛，因进冷食、硬食、辛辣或其他刺激性食物引起症状或使症状加重。上腹饱胀，患者进少量食物，甚至空腹时，都觉上腹饱胀。

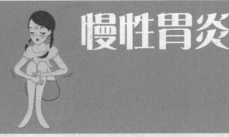

慢性胃炎

◎药用本草对症秘方◎

[**养阴和胃汤**]用于饥不欲食。沙参、麦冬、石斛、玉竹、白芍各10克，太子参、佛手各15克，陈皮、甘草各6克。水煎服，每日1剂。

[**各胃止痛汤**]用于肝胃气滞。杭芍15克，柴胡、枳壳、川楝子、延胡、香附、苏梗各10克，甘草6克。水煎服，每日1剂。

◎食用本草对症秘方◎

[**清炒南瓜丝**]用于胃脘胀痛。将750克嫩南瓜洗净，切细丝，摊在太阳下晾晒半天，备用；锅置火上，放入菜籽油烧热，下南瓜丝炒熟，撒上盐，放入葱花，炒匀出锅即成。

[**牛奶鹌鹑蛋**]用于胃痛胃胀。牛奶200毫升，鹌鹑蛋1个，牛奶煮沸后打入鹌鹑蛋，煮至再沸即成。

[**韭菜牛奶羹**]用于便秘、胃痛。韭菜250克，牛奶250克，生姜25克，姜与韭菜捣汁，将汁放入锅中煮沸，再加入牛奶煮沸。趁热饮用，每日早晨饮1次，连日饮用。

胃、十二指肠溃疡

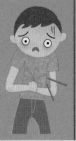

[病症概述] 本病多发于中青年，胃溃疡多发于男性，十二指肠溃疡多发于女性，是极为常见的疾病。患者有周期性上腹部疼痛、反酸、嗳气等症状。本病易反复发作，呈慢性病程。临床表现为上腹部疼痛，可为钝痛、灼痛、胀痛或剧痛，也可表现为仅在饥饿时隐痛不适。

◎药用本草对症秘方◎

[姜黄香附饮] 用于胃痛隐隐。姜黄18克，香附炒15克，水煎服。

[冬青白芷汤] 用于胃脘疼痛。冬青30克，川楝子、白芷各15克，水煎服。

[甘陈汤] 用于上腹疼痛。生甘草12克，陈皮6克，蜂蜜60毫升，先煎前两味药至200～400毫升，冲入蜂蜜，每日3次分服。

◎食用本草对症秘方◎

[泥鳅炖豆腐] 用于溃疡引起的腹痛。泥鳅5条，豆腐1块，盐、味精各少许，泥鳅放清水中，滴几滴食油，让泥鳅排出肠内脏物，将泥鳅与豆腐切块炖熟，加盐及味精调味，每日2次。

[蜂蜜] 用于胃酸分泌过多。蜂蜜适量，每次饭前1个半小时或饭后3小时服用，坚持两个月，效果明显。

[卷心菜汁] 用于腹痛腹泻。卷心菜适量，洗净后捣烂取汁，每次饮半杯。

胃下垂

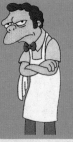

[病症概述] 胃下垂多是由于膈肌悬吊力不足，肝胃、膈胃韧带功能减弱而松弛，腹内压下降及腹肌松弛等因素，加上体形或体质等因素，使胃呈极底低张的鱼勾状，即为胃下垂所见的无张力型胃。轻度胃下垂多无症状，中度以上者常出现胃肠蠕动功能差、消化不良等症状。

◎药用本草对症秘方◎

[首乌散] 用于脘腹胀痛。何首乌30克，五倍子2克，肉桂1克。共研为末，分3次冲服，每日1剂。

[枳实生姜饮] 用于脾虚水停引起的胃下垂。枳实、白术各15克，生姜、生麦芽、生神曲、生山楂各10克。水煎服。

[樟树叶饮] 用于胃胀、胃痛。樟树叶(鲜)50克，枳实、黄芪各20克，炒蒲黄、桂枝、沉香各6克。水煎服。

◎食用本草对症秘方◎

[猪肚枣米粥] 用于脾胃气虚。将1个猪肚洗净切片，放进炒锅中加少量食油微炒，在砂锅中放入5枚大枣、100克洗净的粳米和猪肚添水煮粥，加食盐调味，空腹食用。

[鳝鱼大蒜汤] 用于胃弱气虚。鳝鱼2条，大蒜1个，黄酒适量，把鳝鱼剖开，去掉内脏，洗净血污，锅烧热加底油，放入蒜瓣，煸至金黄色，添汤，加入鳝丝，待鳝鱼熟时烹入黄酒、香油即成。

[龟肉汤] 用于脾虚气陷。乌龟肉250克，炒枳壳20克，共煮熟去枳壳，可加盐或酱油调食乌龟肉。

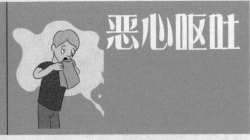

恶心呕吐

[病症概述] 恶心呕吐是因为上腹部有特殊不适感，胃内容物或一部分小肠内容物通过食管逆流出口腔的一种复杂的反射动作，常伴有头晕、流涎等症状。频繁而剧烈的呕吐可引起脱水、电解质紊乱等并发症。

◎药用本草对症秘方◎

[苏梗茯苓汤] 用于恶心反胃。紫苏叶、紫苏梗各10克，茯苓、陈皮各6克，共捣碎，冲入沸水，待温服用。

[竹茹蒲公英茶] 用于头晕呕吐。将30克竹茹、蒲公英加水煎煮，取汁兑白糖调味即可。代茶分次饮用。

[芦根藿香饮] 用于湿热所致的呕吐。先将30克鲜芦根和10克藿香加水适量煎煮，去渣取汁，再兑入白糖调味，待温即可饮用。

◎食用本草对症秘方◎

[萝卜泥拌蜂蜜] 用于脾虚燥湿。将100克白萝卜洗净切丝捣烂成泥，拌上适量蜂蜜，分2次吃完。

[柿饼] 用于胃寒呕吐。柿饼5个，煮饭时将柿饼放在饭上蒸熟即可食用。

[豆腐白汤] 用于腹胀不适、反酸嗳气。豆腐2块，稍洗净后，切块；盐适量，锅中水开后下入切好的豆腐块和盐，煮20分钟即可，吃豆腐饮汤。

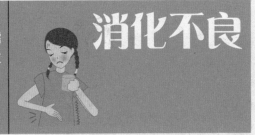

消化不良

[病症概述] 消化不良是一种临床征候群，是由胃动力障碍所引起的疾病，也包括胃蠕动不好的胃轻瘫和食道反流病。消化不良主要分为功能性消化不良和器质性消化不良，常会有上腹痛、上腹胀、嗳气、食欲不振、恶心、呕吐等症状。

◎药用本草对症秘方◎

[山楂丸] 用于积食引起的消化不良。山楂、淮山各250克，白糖100克，山药、山楂晒干研末，与白糖混合，炼蜜为丸，每丸重15克，每日3次，温开水送服。

[榛子仁汤] 用于气短乏力。榛子仁100克，党参25克，山药50克，砂仁4克，陈皮10克，莲子25克。以上材料加适量水煎服，每日1剂。

◎食用本草对症秘方◎

[苹果汤] 用于肠胃不适。苹果2个，瘦猪肉200克。苹果洗净切块，用两碗清水先煮，水沸后加入猪肉片，煮至猪肉熟透。调味服食，久食有益。

[萝卜酸梅汤] 用于腹胀气逆。鲜萝卜250克，酸梅2枚，盐少许。将萝卜洗净，切片，加清水3碗与酸梅共煮，煎至1碗半，加食盐调味，待温服用。

[清拌芜菁] 用于气滞食积。芜菁200克，酱油、醋各适量。将芜菁洗净，切成细丝，放入开水锅内焯熟，沥干水，倒入碗内下调料拌食。

呃逆

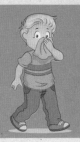

[病症概述] 呃逆即打嗝,指气从胃中上逆,喉间频频作声,声音急而短促,是一个生理上常见的现象,它由横膈膜痉挛收缩引起的。呃逆的原因有多种,一般可自行消退,如饮食过饱所致的打嗝。但也有些病例持续较长时间,为顽固性呃逆。

◎药用本草对症秘方◎

[麦冬竹茹茶] 用于胃热引起的呃逆。将3克绿茶、20克麦冬、10克竹茹加水煎至250毫升,去渣取汁,再加入冰糖即可饮用。

[韭菜萝卜子粉] 用于口臭烦渴。韭菜籽、萝卜子各10克,炒黄,研成粉冲服,1日2次。

[柴胡汤] 用于呃声频繁。柴胡、郁金各20克,半夏、青皮、枳壳、竹茹各15克,苏梗20克,香附15克,水煎服,1日3次。

◎食用本草对症秘方◎

[白糖方] 用于持续呃逆。白糖1汤匙,打呃时立即食用。

[盐渍柠檬] 用于腹胀呃逆。将5个柠檬煮熟,去皮晒干,装入瓷罐中,用适量盐腌制,贮藏日久更佳。每次1个,开水冲服。

[玉米须姜糖汁] 用于呃声急促而不连续。鲜玉米须1000克,生姜片15克,红糖500克。水煎玉米须、生姜片1小时后,去渣,文火浓缩,加入红糖混匀,装瓶备用。

腹泻

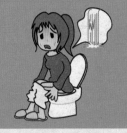

[病症概述] 腹泻是一种常见症状,是指排便频率明显超过平日习惯,粪质稀薄,水分增加,每日排便量超过200克,或含未消化食物或脓血、黏液。饮食贪凉、消化不良、食物中毒、细菌感染等都可能引起腹泻。

◎药用本草对症秘方◎

[党参山药方] 用于脾胃虚弱引起的腹泻。党参、山药、薏苡仁各25克,炒白术、陈皮各10克,炒扁豆、茯苓各12克,砂仁、升麻、柴胡各6克,甘草3克,水煎服。

[炮姜白术饮] 用于腹泻引起的四肢无力。将炮姜6克、白术15克、花椒5克共装在纱布包里,水煎服。

[莱菔山楂方] 用于饮食不洁引起的腹泻。将15克莱菔子、20克山楂、3片姜片加水适量煎煮40分钟,水煎服,再加红糖调味。

◎食用本草对症秘方◎

[烤馒头] 用于消化不良引起的腹泻。馒头1个,将馒头置于烤架上,放在炉上慢烤,烤至焦黄色,只吃馒头的焦外皮。早晚各1次。

[荞麦饼] 用于腹泻不止。荞麦面250克,红糖150克,按常法将荞麦面与红糖加水,和成面团,擀烙成饼,连续食用。

[醋茶] 用于腹泻不止。红茶或花茶10克,醋少许,用开水沏浓茶1杯,加醋少许,一次热饮。

[病症概述] 痢疾，古称肠辟、滞下，为急性肠道传染病之一。若感染疫毒，发病急剧，伴突然高热、神昏、惊厥者，为疫毒痢。痢疾主要是由于饮食不节或误食不洁之物伤及脾胃，湿热疫毒趁机入侵、壅滞肠胃、熏灼脉络，致使气血凝滞化脓而发病。

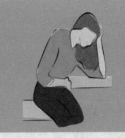

痢疾

◎药用本草对症秘方◎

[白头翁黄柏饮] 用于发热、腹痛。白头翁、秦皮各10克，黄柏12克。每日1剂，水煎服。

[银花饮] 用于湿热引起的痢疾。将50克金银花、50克白糖搅匀，分3次用米汤水冲服。

[二黄车前草汤] 用于菌痢。黄芩、黄柏、炒地榆、炒仙鹤草各15克，炒山楂、炒麦芽各30克，车前草10克，白术30克。水煎服，每日1剂，分两次服完。

◎食用本草对症秘方◎

[黑木耳汤] 用于痢疾引起的腹痛。黑木耳50克，加水1000毫升，煮至黑木耳烂熟，先将黑木耳以盐、醋拌食，再饮汤。每日两次。

[红糖皮蛋] 用于胃失消导。皮蛋1个，红糖20克。将皮蛋去壳，蘸红糖空腹食用，每日1～2次。

[绿茶蜜饮] 用于胃热积食。绿茶5克，蜂蜜适量。绿茶放入杯中，加开水冲泡，再加入蜂蜜，待温即可饮用。

[病症概述] 便秘是一种常见的令人尴尬痛苦的疾病。中医学认为，大肠传导功能失常，粪便在肠内停留时间过长，粪质干燥或坚硬，即可形成便秘。便秘的基本病变属大肠传导失常，但也与脾、胃、肝、肾等脏腑的功能失调有关。四者功能失调，皆为便秘之由。

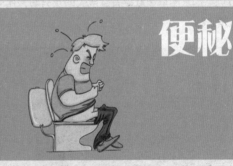

便秘

◎药用本草对症秘方◎

[草决明汤] 用于老年人体虚、便秘。草决明30克，加水3碗，煎至1碗，服用时可加少许蜂蜜调味，每日1次，7天为1个疗程。

[三仁丸] 用于结热所致的便秘。松子仁25克，火麻仁20克，瓜蒌仁25克，白蜜适量。前3味共研细末，白蜜炼为丸，如枣大，日服2～3丸，温开水送服。

[清热润肠汤] 用于大便干结。大黄、火麻仁、陈皮、枳壳、玄参各10克，生地黄、桃仁、黄芩各15克，升麻、甘草各5克，白花蛇舌草20克。水煎服，每日1剂，分两次服，连服3剂。

◎食用本草对症秘方◎

[生花生仁] 用于大便干燥费力。生花生仁30克（1次量），空腹咀嚼生吃，早晚各1次。

[蜂蜜木瓜] 用于大便秘结、下血。蜂蜜6克，木瓜粉6克，先用开水将蜂蜜溶化，再加入木瓜粉冲服，早晚各1次，连续服用有效。

肝炎

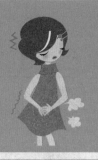

[病症概述] 肝炎是指肝脏的炎症，它通常是由多种致病因素，如病毒、细急性重型肝炎菌、寄生虫、化学毒物、药物和毒物、酒精等侵害肝脏，使得肝脏的细胞受到破坏，肝脏的功能受到损害。肝炎可以引起身体内一系列不适症状，使肝功能指标异常。

◎药用本草对症秘方◎

[茵栀大黄汤] 用于急性黄胆型肝炎。茵陈30克，栀子10克，大黄30克，车前子5克。水煎服。

[龙胆草鸡苦胆] 用于肝胆湿热型肝炎。将30克龙胆草加水煎汁，与鸡胆汁同服。

[大青叶合剂] 用于黄胆型肝炎。大青叶20克，茵陈30克，板蓝根、龙胆草各12克，车前子9克。加水煎至300毫升，成人两次分服，儿童酌减。

◎食用本草对症秘方◎

[醋泡梨] 用于慢性肝炎。陈醋、梨各适量，将梨削去皮，浸于醋罐中，两三天后可食，常食有效。

[芹菜红枣汤] 用于黄胆型肝炎。芹菜（连根）250克左右，洗净，切段；红枣100～200克，洗净，去核；同放锅内加适量水，共煮汤饮服。

[南瓜粉] 用于慢性肝炎。取南瓜粉适量，每日冲食数次，可经入食用。

肝硬化

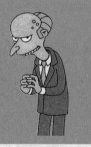

[病症概述] 肝硬化是指由于多种有害因素长期反复作用于肝脏，导致肝组织弥散性纤维化，以假小叶生成和再生结节形成为特征的慢性肝病。长期嗜酒、饮食不洁、情志所伤或外邪入侵等都会导致肝硬化的发生。常会出现恶心、呕吐、水肿等症状。

◎药用本草对症秘方◎

[柴胡枳壳方] 用于肝郁脾虚型肝硬化。柴胡、枳壳、香附、川芎、白术、白芍各10克，茯苓、太子参各15克，炙甘草6克。水煎服。

[苍术厚朴方] 用于水湿内阻型肝硬化。苍术、厚朴、泽泻、陈皮、木香、柴胡各10克，云苓、白术各15克，车前子30克。水煎服。

[泡桐树皮汤] 用于肝硬化引起的腹胀。泡桐树皮、厚朴各10克，木通12克，川芎8克，胡椒6克。水煎服，1日2次。

◎食用本草对症秘方◎

[枸杞荷包蛋] 用于肝肾阴虚型肝硬化。枸杞子30克，红枣10个，鸡蛋2个，将枸杞子、红枣洗净，放入炖锅中，加水适量，文火炖1小时，之后将鸡蛋敲开放入锅中，煮成荷包蛋即可食用。每日2次，吃蛋喝汤。

[冬瓜皮姜汤] 用于脾肾阳虚型肝硬化。冬瓜皮15～30克，生姜20克，将冬瓜皮、生姜洗净、切片，加适量水煎煮，当汤饮用。

[病症概述] 脂肪肝以右肋疼痛、不适、倦怠乏力等为主要临床特征，因脂肪在肝内堆积所致。本病多因饮食失调、肝气郁结、湿热蕴结等原因造成，如酗酒、糖尿病、肝炎患者吃糖过多等原因，都会引起脂肪肝。

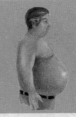

脂肪肝

◎药用本草对症秘方◎

[苍术半夏饮] 用于痰湿内阻型脂肪肝。苍术、陈皮、皂角刺、胆南星、香附、草决明各 10 克，半夏、茯苓、柴胡、白芍、枳实各 12 克。水煎服。

[清肝疏肝方] 用于肝郁气滞型脂肪肝。柴胡、三棱、莪术、川楝子各 8 克，茵陈、虎杖、鸡骨草、制鳖甲（先煎）、草决明、泽泻、白术各 10 克，生牡蛎（先煎）30 克。水煎，分 3 次服，每日 1 剂。

[茵陈玉米须] 用于肝肾亏虚型脂肪肝。玉米须 100 克，茵陈 50 克，山栀子 25 克，广郁金 25 克。以上材料水煎，去渣饮。

◎食用本草对症秘方◎

[西红柿鸡蛋汤] 用于痰湿内盛型脂肪肝。西红柿 100 克，鸡蛋 1 个，素油或香油 5 克。将洗净、切片的西红柿在油里煸炒一下即放清水，大火煮开时缓慢倒入打好的蛋液，煮沸即可食用。隔天 1 次，佐餐用。

[绿茶] 用于体内脂肪过剩、抗辐射。绿茶 10 克，用开水冲泡，全天饮用。

[病症概述] 黄疸又称黄瘅，是以目黄、皮肤黄、小便黄，兼有打寒颤、高热、头痛、呕吐等症状的一种病证。中医学认为，由于肝、胆、脾、胃功能失调，寒湿阻遏、气机郁滞，胆汁渗溢于肌肤而发为黄疸。

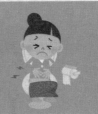

黄疸

◎药用本草对症秘方◎

[茵陈黄柏汤] 用于身目俱黄。茵陈 6 克，川黄柏 6 克，山栀子 6 克，黄芩 6 克，川黄连 3 克，生大黄 1 克。

[羚角银花汤] 用于湿热型黄疸。羚羊角 2 克，金银花 20 克，白头翁 20 克，加水煮，去渣，待温服。

[首乌汤] 用于湿热蕴结型黄疸。何首乌、连翘、丹皮、大青叶、板蓝根、半枝莲、茜草、丹参各 15 克，茵陈、白茅根各 30 克，甘草 6 克，柴胡 12 克。以上药材加适量水煎煮，去渣取汁，每日 1 剂，分 3 次服。

◎食用本草对症秘方◎

[佛手柑饮] 用于湿热型黄疸。佛手柑 15 克，白糖 15 克。将洗净的佛手柑入锅中，加水煮半个小时，加入白糖，待温，吃瓜喝汤。

[黄花菜粥] 用于黄疸型肝炎。黄花菜干 50 克，粳米 100 克。粳米洗净，浸泡 30 分钟后入锅，煮至米粒开花，加入洗净的黄花菜、盐、麻油，续煮至粥成。分两次服食，每天 1 剂，连服 1 个月。

急性胆囊炎

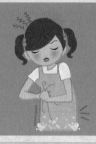

[病症概述] 急性胆囊炎是细菌性感染或化学性刺激（胆汁成分改变）引起的胆囊炎性病变，为胆囊的常见病。本病多见于35～55岁的中年人，女性发病较男性为多，尤多见于肥胖且多次妊娠的妇女。本病急性症状反复发作可转为慢性胆囊炎。

◎药用本草对症秘方◎

[茵陈栀子剂] 用于急性胆囊炎。茵陈30克，山栀子15克，广郁金15克。水煎服，每日1剂。

[连翘白蔻仁方] 用于胃脘不适。连翘10克，白豆蔻10克，板蓝根20克。水煎服，每日1剂。

[蒲公英茵陈汤] 用于发热口渴。30克蒲公英，30克茵陈，6粒红枣。水煎服，可加入适量白糖伴饮。

◎食用本草对症秘方◎

[鸡蛋汁黄瓜藤饮] 用于上腹持续性疼痛。黄瓜藤100克，洗净后，加适量水煎成100毫升，备用；取新鲜鸡蛋1个，用黄瓜汁冲鸡蛋服。

[咸萝卜汤] 用于发热呕吐。取新鲜白萝卜1个，洗净，切成小块，加适量清水，放少许食盐，共煮之，取汁饮用，每周3次。

[马齿苋芦根饮] 用于上腹饱胀。马齿苋10克，芦根25克，用清水煮沸，或用开水冲泡，代茶饮。

慢性胆囊炎

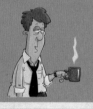

[病症概述] 慢性胆囊炎系指胆囊慢性炎症性病变，大多为慢性结石性胆囊炎，少数为非结石性胆囊炎。临床表现无特异性，常见的是右上腹部或心窝部隐痛、食后饱胀不适、嗳气，进食油腻食物后恶心，偶有呕吐。在老年人，可无临床症状，称无症状性胆囊炎。

◎药用本草对症秘方◎

[桂枝半夏汤] 理气疏肝，通胆止痛。桂枝10克，炙甘草5克，吴茱萸5克，竹茹10克，半夏10克，陈皮10克，枳实5克，茯苓15克，郁金15克。以上材料加适量水煎服，每日1剂，分2次服。

[金香茅根饮] 疏肝利湿，清热化湿。金钱草25克，香附15克，玉米须40克，白茅根15克，红枣8个。以上材料用冷水浸泡1小时，用武火煮沸后，改用文火煎30分钟，取汁400毫升，每日分2次服用。

◎食用本草对症秘方◎

[薏苡仁牛膝汤] 清热化湿。将500克黑鱼洗净除杂；再把薏苡仁50克、玉米须30克、淮牛膝20克洗净水煎取汁，取澄清液与鱼一起煮至汤呈乳白色，放盐、葱花、二姜丝，稍煮片刻即可食用。

[陈皮牛肉汤] 理气健脾，助消化。将200克牛肉洗净，切块；6克陈皮洗净，1根白萝卜洗净，去皮，切块。再把所有材料一起放进锅中，加适量水，熬煮成汤即可。

[病症概述]胆结石，是指在胆管树内形成砂石样病理产物或结块，并由此刺激胆囊黏膜而引起胆囊的急慢性炎症。中医学认为是由肝气郁结，肝胆湿热等所致。可表现为腹痛、黄疸、发热，右上腹胀闷不适，胆绞痛，出现化脓性肝内胆管炎、肝脓肿、胆道出血等并发症。

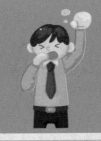

胆结石

◎药用本草对症秘方◎

[鸡内金方]用于胆汁不畅。鸡内金1个，将鸡内金晒干，捣碎，研末，白水送服。每日早晚1次，可连续服用。

[白茅根汤]用于嗳气、胆绞痛。先将30克玉米须、白茅根和8枚红枣放在锅里，加入适量的水，然后用小火煎煮40分钟左右，等熟后即可食用。

[去湿解郁汤]用于肝胆气郁、湿热蕴结型胆结石。金银花、蒲公英、金钱草各25克，柴胡、青皮、陈皮、石斛各20克，白芍、连翘各15克，黄芩、三棱各10克，水煎服，每日1剂，日服2次。

◎食用本草对症秘方◎

[苹果汁]用于消化不良、厌食。苹果10个，洗净榨汁，每天早、中、晚及睡前饮用，饭前饮用。

[黑木耳汤]用于胆结石引起的腹痛。水发黑木耳适量，热锅注油，加少许姜片爆香，加水，放入黑木耳煮熟，加盐即可。每天食用效果更佳。

[病症概述]慢性肾炎是指蛋白尿、血尿、高血压、水肿为基本临床表现，病情迁延，病变缓缓进展，最终将发展为慢性肾衰竭的一种肾小球病。主因是脾肾虚损，诱因则归于外邪与过劳。多发生于青壮年，主要表现为长期水肿，血压较高，蛋白尿、血尿等。

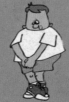

慢性肾炎

◎药用本草对症秘方◎

[冬瓜皮茅根汤]用于慢性肾炎引起的水肿。冬瓜皮、白茅根各20克，玉米须、黑豆各10克，水煎服。

[山药赤小豆饮]用于慢性肾炎。棉花根、山药、赤小豆各100克，将棉花根切片晒干，用山药、赤小豆一同水煎服，每日服2次，每日1剂。

◎食用本草对症秘方◎

[凉拌翡翠]用于慢性肾功能不全。将250克芹菜切段，把250克苦瓜洗净，去瓤和子，切片，将芹菜、苦瓜用滚沸水焯过，待凉，加适量白糖、麻油、味精调味即成。

[西红柿烧牛肉]用于肾炎水肿。将150克牛肉洗净切块，入油锅加葱丝、姜煸炒，烹入料酒，加入水，放盐、白糖，烧至熟，再加入150克西红柿烧至入味，出锅即成。

[大蒜西瓜方]用于慢性肾炎。大蒜瓣30克，大西瓜1个，西瓜切开蒂部，挖去瓤及子，装满大蒜瓣，仍以蒂盖好，以纸裹泥固，埋于糠火中煨透，取出碾成细末。每次3克，1日2次，开水送服。

肾结石

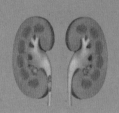

[病症概述] 肾结石多形成于肾盂或肾盏，可排入输尿管和膀胱，临床主要表现为腰腹部剧烈疼痛或绞痛，尿频、尿急、排尿困难或尿流中断，严重者会出现血尿、脓尿。肾结石的病因很多，有遗传性因素、代谢性因素、感染性因素、环境因素、饮食因素等。

◎药用本草对症秘方◎

[五味子茶] 用于排尿困难。取五味子30克，水煎，代茶频饮用。

[萹蓄茶] 用于尿频、尿急。萹蓄、海金沙各15克，瞿麦、石韦各10克，木通、甘草各6克，车前子、金钱草各30克，大黄3克，水煎服。

[消炎化石汤] 用于肾结石引起的腰腹痛。金银花、连翘、黄柏、金钱草、石韦、海金沙、鱼腥草、鸡内金各100克，木通、瞿麦、扁蓄、郁金、枳壳各150克，滑石180克，甘草30克，研末浓缩制成1个疗程的冲剂。每日3次，每次3～5克，用温开水冲服。

◎食用本草对症秘方◎

[柠檬汁] 用于钙石沉积。柠檬1个，洗净切片榨汁，取120毫升柠檬汁，以2：1的比例兑水饮用。

[豆芽泡芹菜] 用于肾结石引起的腹痛。绿豆芽50克，芹菜30克。将30克芹菜切碎，与50克绿豆芽一同用开水冲泡1~2分钟，后调味食用。

膀胱炎

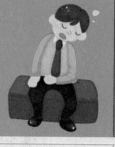

[病症概述] 膀胱炎是一种常见的尿路感染性疾病，占尿路感染总数的50%～70%。其因细菌感染而引起，致病菌多数为大肠杆菌，通常多发生于女性，主要表现为尿频、尿急、尿痛、尿白细胞、血尿等尿路刺激症状。少数患者也可出现腰痛、低热等。

◎药用本草对症秘方◎

[泡梧桐花汤] 用于尿急、尿痛。泡梧桐花二三十克，带蒂，鲜、干花皆可，水煎至适量，将花弃去，一次性服下，早晚各服1剂。

[玉米须煎剂] 用于膀胱炎引起的血尿。玉米须一把，晒干，用水煎煮，一日饮用数次，两星期后即可排尿正常，不会有丝毫的疼痛感。

◎食用本草对症秘方◎

[马齿苋红糖饮] 用于膀胱炎引起的尿痛。马齿苋150克，红糖90克，加水浸泡2小时，小火煎30分钟，每日1剂，分3次服。

[黄花菜炒丝瓜] 用于发热尿痛。黄花菜50克，丝瓜250克，料酒半汤匙，蒜蓉、姜末各少许，黄花菜加料酒拌匀，炒熟备用；丝瓜下油锅炒透，加黄花菜炒匀，加入调味料，炒匀即可。

[葫芦瓜排骨汤] 用于尿频尿急。玉米须50克，葫芦瓜1个，陈皮5克，排骨600克洗净切好后放入瓦煲，加水大火煲至水滚，加盐，改用中火继续煲2小时。佐餐食用。

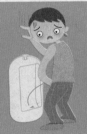

尿路感染

[病症概述] 尿路感染是指尿道黏膜或组织受到病原体的侵犯从而引发的炎症，其病原菌为大肠埃希杆菌。临床表现主要为寒战、发热、头痛、恶心、呕吐、食欲不振等全身症状，尿频、尿急、尿痛等膀胱刺激征，腰痛或下腹部痛。

◎药用本草对症秘方◎

[萆薢汤] 用于尿路感染引起的尿浊。取萆薢15克，水煎取汁，加入白糖适量饮用。

[水牛角黄芩汤] 用于尿频、尿急。水牛角片50克，黄芩30克，水煎服，每日1剂。

[四草消炎汤] 用于尿路有炎症。丁香蓼50克，蒲公英15克，金丝草15克，猫须草15克，加适量清水煎煮，每日2次，连服。

[鱼腥草汤] 用于尿路感染。取鱼腥草20克，加适量水煎煮，最后调入白糖，即可饮用。

◎食用本草对症秘方◎

[荠菜汁] 用于尿频、尿热。取生荠菜0.5千克，水煎代茶频饮，每日1剂。

[甘蔗汁] 用于尿急、尿痛。将500克鲜甘蔗去皮，切碎，榨汁饮用。

[鲜藕汁] 用于尿路感染见小便赤热、尿不尽等症。将500克嫩藕去节，切碎，放入榨汁机取汁饮用。

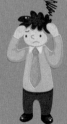

神经衰弱

[病症概述] 神经衰弱属于心理疾病，是精神容易兴奋和脑力容易疲乏，常有情绪烦恼和心理、生理症状的神经症性障碍。患者常会出现注意力不集中、没有持久性、记忆力减退、失眠（不易入睡）、入睡后多梦、头昏脑涨等症状。

◎药用本草对症秘方◎

[夜交藤五味子汤] 用于失眠多梦。菌灵芝30克（先熬），五味子、合欢皮、酸枣仁、茯神、当归、熟地黄各15克，夜交藤、刺五加各30克，磁石40克，水煎服。

[莲心汤] 用于肝火上炎。取莲子心30枚，放盐少许，水煎，每晚睡前服，连服10天。

[合欢叶汤] 用于心肾不交。取合欢叶100克，每晚水煎，睡前服。

◎食用本草对症秘方◎

[热牛奶方] 用于神经衰弱引起的失眠多梦。热牛奶1杯，每晚睡前服用。

[莴笋汤] 用于失眠心烦。莴笋1根，洗净，睡前连皮切块，入锅加水煮，取汁饮用。

[洋葱牛奶蛋汁] 用于心烦多梦。取洋葱100克切片，浸泡在600毫升烧酒中，1星期后取出，以洋葱酒10毫升、牛奶90毫升、鸡蛋1个、苹果半个榨汁，调和后，于睡前30分钟饮用。

风湿性关节炎

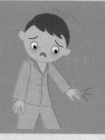

[病症概述] 风湿性关节炎是由于风、寒、湿、热侵袭人体，闭阻经络，气血运行不畅而导致肌肉、筋骨和关节发生酸痛、麻木和屈伸不利，甚至是关节肿大、灼热等病证。风湿性关节炎的特点在于它会同时侵犯多个关节，特别是较大的关节。

◎药用本草对症秘方◎

[二乌生地汤] 用于风湿疼痛。制何川乌、制草乌、薏苡仁各100克，生地黄200克，制乳香、制没药各150克，制马前子50克，共为细末，过筛混匀，每次用温开水冲服3克，每日3～4次。

[附子麻黄去湿汤] 用于关节肿大、疼痛。附子30克，桂枝12克，麻黄、生姜、防风、白术、白芍、知母、甘草各10克，先下附子煎2小时，后入诸药，每日1剂，30剂为1疗程。症状缓解后，方中加黄芪30克，以巩固疗效。

◎食用本草对症秘方◎

[生姜鸡] 用于关节疼痛。刚刚开叫的公鸡1只，生姜100～250克，均洗净，切成小块，在锅中爆炒焖熟，不放油盐。1天内吃完，可以隔1周或者半月再吃1次。

[猪肉炖沙参] 用于关节酸痛。瘦猪肉250克，沙参30克，油、盐、葱、姜各少许。瘦猪肉洗净切片，入油锅煸炒，再放入沙参及各种调料，加适量温水煮熟即可。连肉带汤分2次食用。

类风湿关节炎

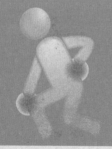

[病症概述] 类风湿关节炎是一种以慢性侵蚀性关节炎为特征的全身性自身免疫病。类风湿关节炎的病变特点为滑膜炎以及由此造成的关节软骨和骨质破坏，最终导致关节畸形。类风湿关节炎的发病原因尚不明确，一般认为与遗传、环境、感染等因素密切相关。

◎药用本草对症秘方◎

[鸡血藤防风汤] 用于关节肿胀。鸡血藤25克，益母草18克，生地黄20克，防风、乳香、白芍、秦艽、没药、独活各10克，防己、威灵仙各12克，水煎服，每日1剂。

[祛风除湿汤] 用于关节肿痛。制马钱、制川乌、川牛膝、制乳香、制没药、甘草各60克，生麻黄50克。将上药共研细末，过筛，贮瓶备用，每次服0.5克，每日3次，温开水冲服。

[巴戟天山药散] 用于类风湿关节炎。巴戟天、山药各25克，神曲、猪脊、何首乌、三七各20克，寄生、女贞子、枸杞子、菟丝子各25克。上药共研细末，每服5克，日服3次。

◎食用本草对症秘方◎

[蜜汁木瓜] 用于骨节酸痛。木瓜1个，蜂蜜300毫升，生姜2克。将木瓜去皮、瓤切片，加水适量，放入蜂蜜、生姜煮沸，微火煮10分钟即可。

[乌梅红枣汤] 用于肢体关节疼痛。葱须15克，生姜3片，乌梅10克，红枣10枚，水煎服，每日1～2次。

第三章

常见外科病的
本草养生秘方

　　日常生活中，在不经意间或多或少会患有一些外科疾病，如痔疮、阑尾炎、腰腿疼、肩周炎、颈椎病、骨质疏松、骨质增生、烫伤、烧伤、动物咬伤等。这些病症会给患者带来很大的痛苦，所以及时做出诊断以及治疗对于病者来说是至关重要的。本章介绍了日常生活中较常见的痔疮、阑尾炎、甲状腺肿大、肩周炎等多种外科病症，通过分析各种病症特点，对症下药。利用大自然的天然产物制作出的本草秘方，不同的病症选择不同的本草，从而为患者提供更健康、更有效的本草秘方。

痔疮

[**病症概述**] 痔疮又称痔，按其生成部位不同分为外痔、内痔、混合痔三种。内痔临床特征以便血为主，外痔则以坠胀疼痛、有异物感为主症。中医学认为本病多因湿热内积、久坐久立、饮食辛辣等导致浊气瘀血流注肛门而患病。

◎药用本草对症秘方◎

[**五倍子汤**] 用于外痔血瘀型。五倍子 15 克，红花 12 克。煎取 2 道药汁，混匀，待药液不烫时，用小块纱布浸药液洗敷肛门处 15 分钟。每日 2 次。

[**苦参汤**] 用于外痔湿热型。苦参、蛇床子各 15 克，黄柏 10 克。煎取 2 道汁，把两次药汁合并。待药液小烫时，用小块纱布浸药液洗敷肛门处 10 分钟。每日 2 次。

[**沙参黄芪散**] 用于内痔伴便血。沙参、何首乌、旱莲草、地榆、珍珠母、黄芪、枳壳各 10 克，红藤、虎杖各 12 克。上药混匀，共研为粉，每次服 5 克，温开水冲服。每天服 3 次，7 日为 1 疗程。

◎食用本草对症秘方◎

[**冬瓜绿豆汤**] 用于实热所致痔疮。将 500 克冬瓜去皮，与 150 克绿豆同煮至烂熟，放入食盐、猪油即可。

[**马齿苋猪大肠**] 用于内痔。将 100 克马齿苋和 150 克猪大肠分别洗净，然后将马齿苋切碎装入大肠内，两头扎好，放锅内蒸熟食用。

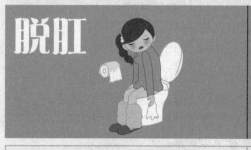

脱肛

[**病症概述**] 脱肛或称直肠脱垂，指肛管直肠外翻而脱垂于肛门外。常发生于幼年期、老年期，而女性因骨盆下口较大及多次分娩等因素，发病率高于男性。常会出现便后有黏膜自肛门脱出，并可自行缩回、便后有下坠感和排便不尽、排便次数增多。

◎药用本草对症秘方◎

[**菟丝子升麻汤**] 用于脾肾阳虚型脱肛。赤石脂 12 克，菟丝子、炒白术各 10 克，补骨脂 8 克，炙甘草、升麻、炮干姜各 5 克。每日 1 剂，分 3 次服用。

[**人参黄芪汤**] 用于气虚型脱肛。人参、升麻各 12 克，炙黄芪 50 克，乌梅 3 个。每日 1 剂，分 2 次服用。

[**白芍薏苡仁汤**] 用于气虚型脱肛。白芍 20 克，黄芪、薏苡仁、党参各 12 克，当归、茯苓各 9 克，升麻、槐米各 3 克。每日 1 剂，分 3 次服用。

◎食用本草对症秘方◎

[**黄花木耳**] 用于脱肛伴便血。将 100 克黄花菜、25 克木耳洗净去杂质，加水煮 1 小时即可。

[**何首乌煲鸡**] 用于脾虚型脱肛。鸡 1 只，处置干净备用；以白纱布包 30 克的何首乌末，纳鸡腹内，再放入锅内，加清水适量，煲至鸡肉离骨，取出纱布包丢弃，加调味料调味即可。

[**鳝鱼薏米汤**] 用于肾虚型脱肛。将 250 克黄鳝洗净，与 50 克薏米同煲汤，盐调味服食即可。

[**病症概述**]肛裂是一种常见多发的肛门疾病。中医学认为，肛裂多由燥火、湿热蕴结肛门和血虚肠燥所致。主要症状为大便时疼痛，便后尚有持续疼痛达数小时之久，并有少量出血。好发于青壮年。肛裂常发生于肛门后、前正中，以肛门后部居多，两侧的较少。

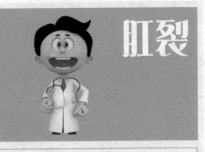

肛裂

◎药用本草对症秘方◎

[**苦参膏**]用于湿热肠燥所致的肛裂。取苦参100克，研成极细粉末，加入凡士林500克，制成20%软膏，外搽患处。

[**大黄芒硝水**]用于湿热肠燥所致的肛裂。先将20克大黄、15克苦参，水煎取汁，加入15克芒硝、白矾，待水温适宜时熏洗肛门患处20分钟。

[**当归桃仁汤**]用于血虚兼有湿热所致的肛裂。当归10克，生地黄15克，核桃仁12克，火麻仁8克，枳壳10克，玄参、麦冬、槐花、地榆、白及各10克。加适量水煎服，每日1剂，分2次服用。

◎食用本草对症秘方◎

[**芝麻酱拌菠菜**]用于血虚所致的肛裂。将1斤菠菜煮熟，1两芝麻酱，酱油、盐、姜末、味精各适量，凉拌食用。

[**肉苁蓉炖猪肉**]用于气虚型肛裂。肉苁蓉200克，猪肉500克，茴香、花椒、生姜、酱油各适量，慢火炖烂，分几次服用。此方对习惯性便秘有补虚通便作用，可减轻肛裂患者排便时肛门疼痛症状。

[**病症概述**]疝气俗称"小肠气"，一般泛指腔体内容物向外突出的病症。早期仅有轻微的局部症状，如局部胀痛，可发现肿块等，不影响内脏功能，没有全身症状。随着疝内容物增多，局部胀痛加重，伴有下坠感。

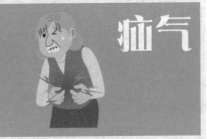

疝气

◎药用本草对症秘方◎

[**当归茯苓汤**]用于肝郁气滞型疝气。当归9克，枸杞子9克，茯苓9克，小茴香6克，肉桂3克，乌药9克，沉香5克。每日1剂，加生姜4片，水煎服，分2次服用。

[**黄芪升麻汤**]用于气虚型疝气。附片、大黄各10克，延胡索、荔枝核、橘核、川楝子各15克，小茴香10克，桂枝5克，木香、黄柏、红花各15克，甘草10克，黄芪、升麻各15克。水煎服，每日1剂，分2次服用。

[**茯苓白术汤**]用于湿热肿胀型疝气。茯苓、白术、乌药各10克，桂枝5克，炙甘草3克。水煎服，每日1剂，分2次服用。

◎食用本草对症秘方◎

[**清炖当归羊肉**]用于寒疝。将15克当归、100克羊肉、15克生姜同煮熟。本方可补血活血，行气止痛，温暖下元。

[**陈醋煮鸡蛋**]用于小肠疝气。先将两个鸡蛋用500克醋浸泡1日，次日将醋与鸡蛋倒入锅内煮至剩下一半即可。

[**山楂红糖**]用于小肠疝气、肠炎下痢。将30克山楂洗净，加水煮烂后，放适量红糖即可。

阑尾炎

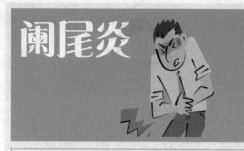

[病症概述] 阑尾炎古称肠痈，是典型的急腹症之一，是指阑尾由于多种因素而形成的炎性改变、腹部外科疾病。发病急，突然腹痛，腹痛常由下腹和肚脐周开始，几个小时后转至右下腹部。腹痛的同时还可有恶心、呕吐等症状。

◎药用本草对症秘方◎

[虎杖膏] 用于急性阑尾炎。将40克虎杖、50克石膏、2.5克冰片共研为细末，用醋调成糊状，敷于右下腹部，外加纱布覆盖。

[败酱草汤] 用于急性阑尾炎。败酱草100克。煎汤，分多次频服。

[大黄黄柏膏] 用于急性阑尾炎。大黄、侧柏叶等量，黄柏、泽泻、薄荷为上药一半且等量。将上药共研为细末，以蜜调煮成糊状，敷于右下腹部，每次50克，外加纱布覆盖。每日1次。

◎食用本草对症秘方◎

[鲜姜芋头泥] 用于急性阑尾炎。将适量姜和芋头去粗皮，洗净，捣烂为泥，再加适量面粉调匀。外敷右下腹部。

[甜瓜子饮] 用于急性阑尾炎。30克甜瓜子，白糖适量。将其捣烂研细，用开水冲服。

[马齿苋绿豆汤] 用于急性阑尾炎。新鲜马齿苋120克，绿豆50克。煎汤，分两次服用。

脉管炎

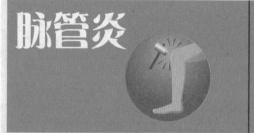

[病症概述] 脉管炎也称为血栓闭塞性脉管炎，是指周围脉管的一种慢性持续性、进行性的血管炎症病变，导致血栓形成时血管腔闭塞，并伴有四肢麻木、发冷、皮温降低、小腿肌肉萎缩等症状。多发于男性青壮年。

◎药用本草对症秘方◎

[茵陈红豆汤] 用于血瘀型脉管炎。茵陈34克，赤小豆18克，薏苡仁30克，炒苍术、黄柏各10克，防己、泽泻各12克，佩兰10克，苦参12克，炒地龙12克，滑石10克。水煎服，每日1剂，分3次服用。

[毛冬青当归汤] 用于血瘀型脉管炎。毛冬青、当归各100克，金钱草150克，甘草50克。加入适量清水煎煮，去渣取汁，每日1剂，分3次服用。

[玄参丹参汤] 用于血瘀型脉管炎。玄参30克，丹参30克，毛冬青30克，忍冬藤15克。水煎服，每日1剂，分两次服用。

◎食用本草对症秘方◎

[桃仁桂心粥] 用于血瘀型脉管炎。将15克桃仁、12克桂园心（研末）、10克生姜洗净、切丝，100克粳米洗净，浸泡30分钟后加入以上材料一同煮粥，空腹食用。

[黄芪当归粥] 用于气血两虚型脉管炎。先将30克黄芪、15克当归、10克白术加水煎汁备用，再加入100克粳米，同煮粥食用。

[病症概述] 丹毒虽以"毒"命名，却并不是病毒感染引起的，而是由细菌感染引起的急性化脓性真皮炎症。潜伏期为2～5天。前驱症状有突然发热、寒战、不适和恶心。数小时到1天后出现红斑，并进行性扩大，界限清楚。好发于小腿、颜面部。

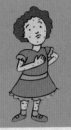

丹毒

◎药用本草对症秘方◎

[薏米绿豆汤] 用于实热型丹毒。薏苡仁50克，绿豆30克，地榆4克，陈皮10克。煎汤，每日1剂。

[绿豆大黄粉] 用于实热型丹毒。绿豆30克，大黄10克，生薄荷汁、蜂蜜各适量。将绿豆与大黄研成末，用薄荷汁加蜂蜜调匀。涂于患处，每次20分钟，每日2次。

[绿豆百合汤] 用于热毒所致的痈疖丹毒。绿豆30克，百合30克，薏苡仁15克，芡实15克，山药15克，冰糖适量。水煎服，每日1剂，分3次服用。

◎食用本草对症秘方◎

[苦瓜绿茶饮] 用于热毒所致的丹毒。苦瓜1条，绿茶适量。将苦瓜上端切开，挖去瓤，装入绿茶，把瓜挂于通风处阴干。取下洗净，连同茶叶切碎，混匀，每次取10克，泡茶饮用。

[鲫鱼肉赤豆粉] 用于湿热型丹毒。鲜鱼1条，红豆适量。将鲜鱼肉捣烂，同红豆粉调匀，加水和之。敷于患处，每次20分钟，每日2次。

[病症概述] 甲状腺肿大分为单纯性肿大和继发性肿大两种。发病多为单纯性甲状腺肿，俗称"粗脖子""大脖子"，是以缺碘为主的代偿性甲状腺肿大，多见于青春期妊娠期和更年期，青年女性患者较多。伴随症状有焦虑、失眠、肌无力等。

甲状腺肿大

◎药用本草对症秘方◎

[肉桂大贝汤] 用于单纯性甲状腺肿大。肉桂10克，鹿角胶（烊化）15克，肉苁蓉10克，熟地黄15克，青皮10克，浙贝母20克，海浮石20克，海藻20克，夏枯草、白术、茯苓各15克，莪术、红花各10克。水煎服。

[五倍子粉] 用于单纯性甲状腺肿大。五倍子适量。将五倍子放入砂锅内炒黄，放凉后研成粉末，用米醋调成膏状，每晚睡前敷于患处，次晨洗去。连用7次为1疗程。

◎食用本草对症秘方◎

[绿豆海带粥] 用于单纯性甲状腺肿。海带30克，绿豆60克，陈皮6克，大米30克，红糖适量。将海带泡软洗净、切丝，铝锅内加清水，放入大米、绿豆、海带、陈皮，煮至绿豆开花为度，放入适量红糖溶匀，服食。

[紫菜萝卜汤] 用于单纯性甲状腺肿。紫菜15克，白萝卜250克，陈皮5克。将紫菜、白萝卜、陈皮洗净、切块，加水共煎煮半小时，临出锅前加盐少许，调味即可。

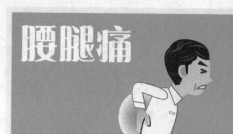

腰腿痛

[病症概述] 腰腿痛是以腰部和腿部疼痛为主要症状的一组症候群。轻者腰痛，经休息后可缓解，再遇轻度外伤或感受寒湿仍可复发或加重；重者腰痛，并向大腿后侧及小腿后外侧及脚外侧放射疼痛，转动、咳嗽、喷嚏时加剧，腰肌痉挛，出现侧弯。

◎药用本草对症秘方◎

[当归牛膝汤] 用于风湿性腰腿痛。当归、熟地黄、白芍、牛膝、秦艽、茯苓各10克，川芎、木瓜、肉桂、防风、独活各5克，浮小麦、炙甘草各3克，生姜1片。水煎后，兑黄酒适量服用，每日1剂。

[干姜茯苓汤] 用于气虚所致腰腿痛。干姜、茯苓各6克，甘草、白术各3克。水煎服，每日1剂，每日2次。

◎食用本草对症秘方◎

[栗子乳鸽煲] 用于肾气虚弱所致的腰腿痛。乳鸽400克，栗子150克，杜仲50克。乳鸽切块，栗子去皮备用。取锅烧开水，乳鸽块入沸水中氽水后捞起沥干，然后将鸽肉、栗子和杜仲放入锅中，煮熟加盐，调味即成。

[猪蹄牛膝汤] 用于气血虚弱所致的腰腿痛。猪蹄1只，牛膝15克，大番茄1个。猪蹄剁成块，放入沸水氽烫，捞起冲净；番茄洗净，在表皮轻划数刀，放入沸水烫到皮翻开，捞起去皮，切块；将备好的材料和牛膝一起盛入锅中，以大火煮开，转小火续煮30分钟，加盐调味即可。

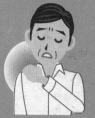

肩周炎

[病症概述] 肩周炎又称肩不举、漏肩风等，临床表现为肩关节疼痛、活动受限、上臂不能抬起、不能触及头颈部。有时夜间疼痛加重，不能入睡等。多为风湿寒邪侵袭所致，病多发于老年人，因此也与人体老化、肩部活动量减少有关。

◎药用本草对症秘方◎

[柴胡当归汤] 用于风湿寒邪所致的肩周炎。柴胡、当归、法半夏、羌活、桂枝、芥子、附片、秦艽、茯苓各10克，白芍、陈皮各15克。以白酒作引，水煎服。每日2次，6天为1个疗程。

[白术附子汤] 用于风湿寒邪所致的肩周炎。白术30克，炮附子15克，生姜3片，大枣3枚。水煎服，每日1剂。

◎食用本草对症秘方◎

[肉桂瘦肉汤] 用于寒气所致肩周炎。猪肚150克，瘦肉50克，生姜15克，肉桂5克，薏苡仁25克。猪肚洗净，切条；瘦肉洗净后切成块；生姜去皮，洗净，用刀将姜拍烂；肉桂浸透洗净，刮去粗皮；薏苡仁淘洗干净。将以上用料放入炖盅，加清水适量，炖熟调味即可。

[羊肉狗肉火锅] 用于寒邪所致的肩周炎。羊肉、狗肉各适量。食材处置干净后剁碎，然后在沸水中氽水后捞起，取锅，加入火锅底料，烧开后加入羊肉和狗肉，炖熟即可。

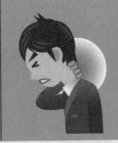

颈椎病

[病症概述] 颈椎病是指因为颈椎的退行性病变引起颈椎管或椎间孔变形、狭窄，刺激、压迫颈部脊髓、神经根，并引起相应的临床症状的疾病。其主要表现为颈肩部疼痛、头晕头痛、上肢麻木、肌肉萎缩，严重者可出现双下肢痉挛、行走困难，甚至四肢麻痹、大小便障碍、瘫痪等。

◎药用本草对症秘方◎

[威灵仙葛根汤] 用于风寒湿邪所致的颈椎病。桂枝12克，葛根15克，白芍15克，炙甘草6克，生姜4片，大枣5枚，防风12克，威灵仙12克。水煎服，每日1剂，分2次服用。

[当归郁金汤] 用于气血亏虚所致的颈椎病。半夏、川芎、芥子、当归、赤芍各10克，陈皮、青皮各8克，枳实8克，茯苓、胆南星、郁金各12克。加适量清水煎服，每日1剂，分2次服用。

[羌活独活汤] 用于风寒湿邪所致的颈椎病。羌活10克，独活10克，细辛3克，丝瓜络10克。水煎服，每日1剂。

◎食用本草对症秘方◎

[鳝鱼红豆汤] 用于风寒湿邪所致的颈椎病。鳝鱼500克，红豆150克，食材洗净炖汤服用。

[葛根薏米粥] 用于风寒湿邪所致的颈椎病。葛根、薏苡仁各50克，五加皮15克，粳米50克。五加皮煎水后取汁，葛根切碎，与薏苡仁、粳米一同放入锅中，待沸腾后改成文火熬粥即可食用。

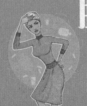

腰椎间盘突出症

[病症概述] 腰椎间盘突出症俗称"腰突症"，是引起腰腿痛的主要原因，主要是由于腰椎间盘变性、纤维环破裂、髓核突出刺激或压迫神经根、马尾神经所表现出来的一系列临床症状和体征。本病多发生于青壮年，尤以体力劳动者或长时间坐立工作者为甚。

◎药用本草对症秘方◎

[白芍独活汤] 用于气血虚弱兼寒气侵袭所致腰突。黄芪30克，桂枝12克，白芍12克，独活12克，丹参9克，伸筋草15克，乳香6克，地龙15克，生姜3片，大枣5枚。水煎服，每日1剂。

[续断木瓜汤] 用于缓解血瘀所致的腰突病症。怀牛膝、伸筋草、续断各20克，木瓜、白芍各15克，秦艽、独活各12克，乳香、没药、桃仁、红花、炙甘草各10克。水煎服，每日1剂，分2次服用。

◎食用本草对症秘方◎

[桑寄生杜仲汤] 用于肾气虚弱所致的腰突。将100克猪骨头剁块，洗净，滚烫后捞起；50克桑寄生与15克杜仲清水洗净，将所有材料盛入煮锅、加水以大火烧开后转小火炖至熟烂，加水调味即可。

[牛蒡肉丝] 用于肾气虚弱所致的腰突。瘦肉、牛蒡各适量。待油锅热放入肉丝炒，再放入洗净切丝的牛蒡，加酱油调味炒匀，待肉熟即可盛盘，洒上黑芝麻即可。

骨质疏松

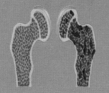

[病症概述] 骨质疏松可分为原发性骨质疏松症和继发性骨质疏松症。原发性骨质疏松症主要是骨量低和骨的微细结构有破坏，骨组织的矿物质和骨基质均有减少。继发性骨质疏松症是以骨组织显微结构受损，骨矿成分和骨基质等比例减少，骨质变薄，骨小梁数量减少等。

◎药用本草对症秘方◎

[党参黄精膏] 用于气血不足所致的骨质疏松。党参 60 克，黄精 80 克，熟地黄、枸杞子、何首乌各 40 克。水煎 2 次，每次 2 小时，合并煎液，滤液浓缩，加等量蔗糖，收膏即可。每次服 20 克，每日 2 次。

[茯苓党参粉] 用于脾肾虚弱所致的骨质疏松。茯苓、党参、甘草、白术、山药各 100 克，莲子肉 500 克，扁豆 75 克，薏苡仁、砂仁、桔梗各 50 克。共研为粉末，每次 6 克，大枣煎汤送服，每天 3 次。

◎食用本草对症秘方◎

[猪骨核桃汤] 用于原发性骨质疏松。猪骨 200 克，核桃 100 克。猪骨洗净、剁块，核桃去壳、洗净，炖汤食用即可。

[牛奶花生汤] 用于原发性骨质疏松。牛奶 200 毫升，花生仁 100 克，芝麻 50 克。花生仁打碎，芝麻捣碎备用。取锅将牛奶、花生仁、芝麻倒入，温热即可。

[瘦肉栗子汤] 用于肾气虚弱所致的骨质疏松。瘦肉 200 克，栗子 10 个。瘦肉洗净、切丝，板栗去壳、洗净，一同入锅煮汤。

骨质增生

[病症概述] 骨质增生是骨关节退行性改变的一种表现，分为原发性骨质增生和继发性骨质增生两种。多由于中年以后体质虚弱及退行性病变，或长期站立、行走及长时间的保持某种姿势，肌肉的牵拉或撕脱，血肿机化，形成刺状或唇样的骨质增生。

◎药用本草对症秘方◎

[桂枝红花汤] 用于各型骨质增生。全蝎 15 克，蜈蚣 10 条，桂枝、没药各 10 克，透骨草 50 克，红花 20 克，虎杖 30 克。上药煎汁，用汁浸泡患处每次 30 分钟，每晚睡前 1 次，每剂药用 5 次。

[补骨脂桂枝汤] 用于肾虚所致的骨质增生。骨碎补 10 克，补骨脂 10 克，三七 5 克，桂枝 8 克。加适量清水煎服，三七冲服，每日 1 剂。

[西洋参枸杞汤] 用于肾气虚弱所致的骨质增生。西洋参 15 克，枸杞子 10 克。泡茶饮用，可频服。

◎食用本草对症秘方◎

[芝麻牛奶汤] 用于肾虚所致的骨质增生。黑芝麻 100 克，牛奶 200 毫升。黑芝麻打粉，牛奶冲服。

[川芎膏] 用于血虚型骨质增生。取川芎 8 克，研成粉，加入山西老陈醋调成糊状，然后用少许药用凡士林调匀，涂抹在增生部位上，盖上一层塑料膜并外加纱布，用宽胶布固定。每 2 天换药 1 次，10 次为 1 个疗程。

第四章

常见儿科病症的
本草养生秘方

儿科疾病是指儿童易患的疾病，这里说的儿童包括新生儿（从出生后脐带结扎开始，至生后满28天）、婴儿（出生28天后至1周岁）、幼儿（1周岁后至3周岁）、学龄前期（3周岁后至7周岁）、学龄期（7周岁后至青春期来临，一般女12岁、男13岁）。儿童脏腑娇嫩，肌体的抵抗力也较差，容易发病，并且变化迅速，所以要积极治疗，不能怠慢。本章针对儿科常见疾病，分析了不同的病症所对应的本草秘方，帮助您的孩子摆脱疾病的困扰。

小儿感冒

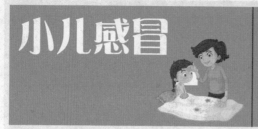

[病症概述] 小儿感冒，也叫急性上呼吸道感染，是小儿最常见的疾病，由外感时邪病毒所致。普通小儿感冒初起的症状有：连续打喷嚏、流清鼻涕、鼻子堵塞、发热头痛和嗓子肿痛。如果兼有感受风寒，还会出现怕冷、全身骨节痛等症状。

◎药用本草对症秘方◎

[苏子叶卷蒜瓣] 发散风寒、发汗固表、抵抗病毒，防治风寒感冒：取苏叶50克，蒜瓣200克，用凉开水冲洗后，沥干水分。在淡盐水中泡30分钟，中途换3次水，取出沥干水分。把蒜瓣一个一个地卷在苏子叶中，食用时蘸调匀的调味料。

[板蓝根银花连翘饮] 祛风散邪、清热解毒，适合风热感冒的小儿患者：取板蓝根20克、金银花10克、连翘8克，共煎水服用，每日1剂，分两次服用。

[菊花桑叶桔梗饮] 疏风散热，防治小儿风热感冒：取菊花5克，桑叶5克，板蓝根6克，煎水饮用，每日1剂，分两次服用，适合半岁至1岁以内的患儿。

◎食用本草对症秘方◎

[豆豉葱姜粥] 发散风寒、发汗固表，防治风寒感冒：取糙米100克，黑豆豉、葱白、姜丝各适量，将以上材料洗净，放入锅中，加水煮至粥稠即可。

小儿百日咳

[病症概述] 百日咳是一种由感染百日咳杆菌而引起的急性呼吸道感染性疾病。此病初起时症状很像感冒，有低烧，咳嗽吐痰，以后咳嗽逐渐变成阵发性，咳嗽时涕泪齐流，每次咳嗽快完时，常会发出像鸡叫的尾音，直到咳出黏痰为止。

◎药用本草对症秘方◎

[陈皮麻黄饮] 用于百日咳风寒型初咳期等症：陈皮、紫苑、白前、百部各6克，杏仁5克，麻黄4克，苏叶、生甘草各3克。以水800毫升，煎取300毫升，分早、中、晚各3次空腹服用。每日1剂。

◎食用本草对症秘方◎

[川贝蒸鸡蛋] 清热化痰、滋阴养肺，适合肺虚咳嗽：取川贝6克，鸡蛋2个，川贝洗净，备用，鸡蛋打入碗中，加入少许盐，搅拌均匀，将川贝放入鸡蛋中，入蒸锅蒸6分钟即可。

[桑白葡萄果冻] 清热化痰、滋阴润肺，适合咳嗽、咳吐黄痰者：取椰果60克，葡萄200克，鱼腥草、桑白皮各10克，果冻粉20克，红糖25克，将鱼腥草、桑白皮均煎取药汁备用。葡萄洗净，切半，取出籽，与椰果一起放入模型中。药汁、果冻粉、红糖放入锅中，以小火加热，同时搅拌，煮沸后关火，倒入模型中，待凉后移入冰箱中冷藏，凝固后即可食用。

[病症概述] 小儿流涎就是指小儿流口水，3～6个月的婴儿唾液腺发育逐渐完善，唾液分泌增多，流涎属于正常生理现象。如果孩子超过7个月后仍流涎，应考虑是病理现象，多为脾胃虚弱不能摄纳津液所致。

小儿流涎

◎药用本草对症秘方◎

[益智白术散] 调和脾胃、减少唾液粉末，适用于小儿流涎：取益智仁6克、白术6克一起共研成粉末，平分为12包，每次1包，每日2次，以温开水送服。

◎食用本草对症秘方◎

[山药益智仁扁豆粥] 补气健脾、祛湿止涎，可改善小儿流涎不止的症状：取山药30克，扁豆15克，大米100克，益智仁10克，大米、益智仁均泡发洗净；扁豆洗净，切段；山药去皮，洗净切块。锅置火上，注水后放入大米、山药、益智仁用旺火煮至米粒开花，再放入扁豆，改用小火煮至粥成，放入冰糖即可。

[陈皮猪肚粥] 健脾养胃，可用于脾虚引起的小儿流涎症：陈皮10克，猪肚、大米各60克，黄芪15克，猪肚洗净，切成长条；大米淘净，浸泡半小时；黄芪、陈皮洗净切碎。锅中注水烧开，下入大米、猪肚、陈皮、黄芪，转中火熬煮。待米粒开花，小火熬煮至粥浓稠，加盐调味即可。

[病症概述] 小儿遗尿又称尿床，是指3岁以上的儿童仍不能控制排尿，在夜间或日间反复出现不自主排尿状况。主要症状为不能自主控制排尿，经常在睡眠中小便自遗，醒后方觉，少气懒言，神疲乏力，面色苍黄，食欲不振，大便溏稀，常自汗、盗汗。

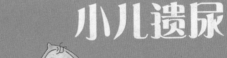

小儿遗尿

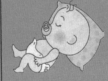

◎药用本草对症秘方◎

[四味汤] 补益脾肾、缩尿止遗，用于脾肾气虚不固所致的小儿遗尿症：取金樱子、芡实、淮山、莲子（去心）各20克，水煎服。

[山茱萸覆盆子奶酪] 补肾缩尿，用于小儿肾虚遗尿：取山茱萸10克，覆盆子果酱30克，吉利丁片12克，鲜奶、奶油适量。将山茱萸洗净，加300毫升水，煮至水量剩下100毫升，过滤出汤汁备用。吉利丁片用冰水泡软，沥干水分备用。将鲜奶和奶油放入锅中，用小火加热至80℃，熄火后加入吉利丁拌至溶化，隔冰水冷却到快要凝结时，倒入模型中至八分满，再放入冰箱中凝固定型备用。将备好的汤汁和果酱、冰糖一起煮匀后熄火，分别淋在奶酪上，冰凉后即可食用。

◎食用本草对症秘方◎

[猪腰枸杞大米粥] 有补肾强腰、缩尿止遗的功效，可改善小儿遗尿症状：取猪腰80克，枸杞子10克，大米120克，一起炖汤食用。

小儿疳积

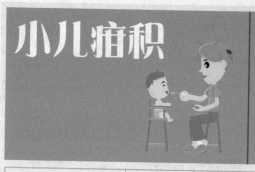

[病症概述] 小儿疳积是由于喂养不当，或由多种疾病的影响，使脾胃受损而导致的慢性病症。小儿面黄肌瘦、烦躁爱哭、睡眠不安、食欲不振或呕吐酸馊乳食、腹部胀实或时有疼痛、小便短黄或如米泔、大便酸臭或溏薄、或兼发低热，此为乳食积滞的实证。

◎药用本草对症秘方◎

[山药白术汤] 调理脾胃。山药、白术、茯苓、炒薏米、炒扁豆、槟榔、神曲各10克，水煎服。

◎食用本草对症秘方◎

[人参山楂汤] 益气健脾、消积食，可用于小儿疳积、腹胀食积、食欲不振：猪肚200克，参片8克，青菜叶50克，山楂10克，将猪肚洗净，氽水，切片，参片、山楂洗净；青菜叶洗净；汤锅上火，倒入清汤，调入盐、姜末，下入猪肚、参片、山楂煮至熟，撒入青菜叶即可。

[红枣带鱼粥] 养血健脾、补充营养，适合营养不良引起的疳积症患者：取糯米、带鱼各50克，红枣5颗，将糯米洗净，浸泡30分钟；带鱼治净，切块；红枣洗净一起放入锅中煮熟即可。

[党参茯苓鸡肉汤] 补气健脾，改善小儿疳积、厌食症状：党参、茯苓20克，鸡肉300克，鸡肉切块，与党参、茯苓一起放入锅中，加水适量，煮沸后改小火煲煮1小时，加盐调味即可。

小儿夜啼

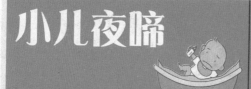

[病症概述] 婴儿白天能安静入睡，入夜则啼哭不安，时哭时止，或每夜定时啼哭，甚则通宵达旦，称为夜啼。多见于新生儿及6个月内的小婴儿。中医学认为，小儿夜啼常因脾寒、心热、惊骇、食积而发病。

◎药用本草对症秘方◎

[肉桂吴茱萸脐贴] 治疗脾寒气滞夜啼症，症见小儿面色青白、四肢欠温，喜伏卧，腹部发凉，弯腰蜷腿哭闹，不思饮食：取肉桂、吴茱萸、丁香各适量，研成细末，涂于普通膏药上，贴于脐部。

[生地栀子蝉蜕茶] 治疗心火旺盛引起的夜啼症：症见小儿面赤唇红，烦躁不安，口鼻出气热，夜寐不安，一惊一乍，身腹俱暖，大便秘结，小便短赤。取生地黄6克，栀子、蝉蜕各3克，煎水服用。

[艾叶＋干姜] 治疗脾寒气滞夜啼症：取艾叶、干姜各适量，打成粉末，用纱布包裹，自上而下反复熨小儿腹部。

◎食用本草对症秘方◎

[甘蔗西瓜百合汁] 治疗心火旺盛型夜啼症：取甘蔗榨汁一杯，鲜百合30克、西瓜100克共榨汁，与甘蔗汁混合搅拌均匀后饮用。

[百合莲子羹] 养心安神，治小儿心神不安、啼哭不寐：取百合、莲子（去心）各适量，煮熟后，捣烂做成羹食用。

小儿厌食

[病症概述]中医称厌食为纳呆，多因脾胃功能失调所致。小儿厌食的主要症状为长期不思进食，厌恶摄食，食量明显少于同龄正常儿童，可有嗳气、吞酸、大便不畅等症，或伴面色无华，形体消瘦，但精神尚好，活动如常。

◎药用本草对症秘方◎

[香砂六味汤]健脾和胃、消食化积，适合厌食、消化不良者食用：取砂仁6克、建曲6克、千年健12克、焦白术10克、茴香6克、丁香2克一起放入纱布袋中，放入锅内加水煎汁两次，将两次所得药液合并，加入30克白糖可饮用。

◎食用本草对症秘方◎

[开胃罗宋汤]益气健脾、促进食欲、润肠通便，可改善小儿脾胃功能差，食欲不振，面色微黄等症：五味子10克，黄芪10克，牛腩100克，洋葱200克，胡萝卜100克，土豆200克，番茄250克；牛腩切小块，用热水汆烫后备用；洋葱、胡萝卜、土豆分别洗净后切块番茄切块备用。所有材料一起放入锅中，加水2升，大火煮滚后转小火煮至熟透，调盐即可。

[山楂苹果丁]健脾开胃的功效，适合厌食的小孩食用：取苹果1个、鲜山楂3个；将苹果、山楂用清水洗净，削去外皮，切成丁，备用；将苹果丁放入碗内，加盖，将装有苹果丁的碗放入锅中隔水炖熟即可。

小儿夏热

[病症概述]夏季持续发热（体温39～40℃），口渴、尿多、汗少。起病缓慢，有夜热早凉的，也有早热暮凉的。本病在秋凉后多能自愈，有的到了第二年夏天可再度发病。患儿因持久发热，机体抵抗力降低，往往容易导致合并感染。

◎药用本草对症秘方◎

[莲子山药汤]益气养阴，健脾补肺：莲子10克，山药10克，太子参10克，水煎服，每日1剂，分3次服。

[荷叶红枣饮]清舒醒脾：荷叶1张，红枣5个，水煎取汁，可加少许白糖调味。

[知母麦冬汤]清热泻火，生津润燥：黄连8克，知母9克，麦冬14克，水煎服，每日1剂，分3次服用。

◎食用本草对症秘方◎

[豆腐冬瓜汤]清热解暑，除烦：将豆腐洗净切小块，冬瓜去皮后洗净切薄片；葛根洗净，备用；在锅中加水，放入豆腐、冬瓜、葛根，煮汤，用大火煮沸，再用小火熬汤，熟后调味即可。

[太子参莲子羹]清心安神：将太子参泡软洗净，切片；莲子洗净放碗中，加清水，上蒸笼蒸至熟烂，加入冰糖、太子参，再蒸20分钟取出。锅内加清水，放入冰糖熬化，下入蒸好的莲子、太子参，连同汤汁一起下锅，烧开后用水淀粉勾芡，盛入碗内即可食用。

小儿鹅口疮

[**病症概述**] 鹅口疮是以口疮、舌上蔓生白屑为主要临床特征的一种口腔疾病。因其状如鹅口，故称鹅口疮；因其色白如雪片，故又名"雪口"。本病一年四季均可发生。多见于初生儿，以及久病体虚婴幼儿。轻者治疗得当，预后良好。

◎药用本草对症秘方◎

[**黄芩黄连汤**] 可清热燥湿、解毒消肿，适用于小儿口舌生疮。取黄芩、黄连、栀子、石膏、灯心草各10克，水煎服，每日1剂，分3次服用。

[**生地丹皮汤**] 可清热泻火、解毒疗疮，对小儿鹅口疮有良好疗效。取生地黄10克，丹皮15克，黄柏10克，知母15克，水煎服，每日1剂，分3次服用。

[**石膏栀子汤**] 可治疗鹅口疮：生石膏30克(先煎)，土茯苓、白鲜皮各12克，防风、炒栀子、决明子、升麻各6克，玉蝴蝶、蝉蜕、甘草各3克，水煎服，每日1剂，分4次服用。

◎食用本草对症秘方◎

[**薏米绿豆汤**] 具有清热解毒、消肿的功效，可用于鹅口疮：取薏米80克，绿豆50克，煮汤食用。

[**猕猴桃西瓜梨汁**] 具有清热降火、镇痛安神的功效，治疗小儿鹅口疮。取梨1个，猕猴桃1个，西瓜1块，做成水果沙拉食用。

小儿多动症

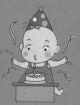

[**病症概述**] 智力正常或接近正常，较难控制的动作过多，注意力不集中，情绪不稳，冲动任性，并有不同程度的学习困难障碍为临床特征。中医学认为，多由先天不足、产时损伤或后天养护不当等原因造成的。

◎药用本草对症秘方◎

[**白芍天麻汤**] 增强食欲，养心安神：白芍、天麻、珍珠母(先煎)各10克，枸杞子、女贞子、夜交藤、柏子仁、生牡蛎(先煎)各15克，大枣5枚，水煎服。每日1剂，分3次服。

[**生牡蛎珍珠母汤**] 平肝浅镇，养肾健脾：生牡蛎、珍珠母、女贞子各15克，白芍、枸杞子、夜交藤各10克，水煎服，每日1剂，分3次服。

◎食用本草对症秘方◎

[**香菜猪肝汤**] 养心安神、滋阴养肝：将猪肝洗净切条焯水；香菜择洗净切段备用；再把酸枣仁、党参、当归洗净备用。净锅上火倒入油，将姜丝炝香，下入猪肝略炒，倒入水，调入酸枣仁、党参、当归、盐，大火烧开，下入香菜，淋入香油即可。

[**黄芪小麦粥**] 安神除烦、补中益气：将黄芪片洗净切成小段，小麦洗净备用。将黄芪与小麦一同放进锅内，加水煮成粥。待粥熟时加冰糖，拌匀后早晚服食。

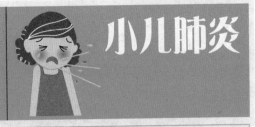

小儿肺炎

[病症概述] 小儿肺炎是临床常见病，四季均易发生，以冬春季为多。如治疗不彻底，易反复发作，影响孩子发育。小儿肺炎临床表现为发热、咳嗽、气喘，出现不同程度的呼吸困难，也有不发热而咳喘重者。

◎药用本草对症秘方◎

[鱼腥草桃仁汤] 补脾益气，解热：鱼腥草8克，桃仁、杏仁、丹参、桑白皮、浙贝母各6克，桔梗、生甘草各3克，黄芪、地龙、车前子各5克。水煎服，每日1剂。

[西洋参麦冬饮] 养阴生津，补气：西洋参3克（另煎），麦冬15克，五味子3克。水煎服，每日1剂，可代茶饮。

◎食用本草对症秘方◎

[北沙参玉竹肉汤] 滋阴润燥：将北沙参、玉竹、百合洗净，浸泡1小时；马蹄去皮洗净；兔肉斩件，洗净，入沸水锅中汆去血水；将2000毫升清水放入瓦煲内，煮沸后加入北沙参、玉竹、百合、马蹄、兔肉，武火煲开后，改用文火煮3小时，加盐调味即可。

[党参百合粥] 补脾益气、润肺止咳：将党参洗净，切段；百合、粳米洗净备用。再把百合、粳米、党参一同放进锅中，加适量水，用大火煮沸后，改用小火煮至粥成，最后调入冰糖即成。

小儿单纯性肥胖

[病症概述] 医学上指儿童体内脂肪积聚过多，体重超过按身高计算的平均标准体重20%。超过20%～29%为轻度肥胖，超过30%～49%为中度肥胖，超过50%为重度肥胖。多由遗传及饮食摄入过多等因素造成的。

◎药用本草对症秘方◎

[茯苓枳实汤] 利水除湿：陈皮10克，茯苓10克，枳实10克，胆南星10克，枇杷叶10克，半夏8克，甘草3克，竹茹6克。水煎服，每日1剂，分3次服用。

[首乌泽泻汤] 健脾化湿，利水消肿：生首乌10克，夏枯草10克，山楂10克，泽泻10克，莱菔子10克。先用清水浸泡半小时，水煎服，每日1剂，分2次服用。

◎食用本草对症秘方◎

[茯苓豆腐] 健脾化湿、防肥减肥：将豆腐洗净挤压出水，切成小方块，撒上精盐；香菇洗净切成片；茯苓、枸杞子洗净备用；再把豆腐块下入高温油中炸至金黄色，放置盘中。将清汤、精盐、料酒倒入锅内烧开，加淀粉勾成白汁芡，下入炸好的豆腐、茯苓、香菇片炒匀即成。

[防己黄芪粥] 补血健脾、利水消肿：将防己、黄芪、白术、甘草洗净一起放入锅中，加入适量的清水，煎水取汁；再把洗净的粳米放进锅中，加适量水和药汁，用大火煮沸后，再用文火煎煮30分钟左右，煮至成粥即可。

小儿自汗、盗汗

[病症概述] 自汗是指小儿清醒时，稍一活动就全身出汗，尤以头面部为甚；盗汗是指入睡后即出汗，醒来即止，尤以上半身最为明显，表现为精神不振，形体瘦弱，胃口欠佳、面色苍白或萎黄、怕风寒、易感冒等，或面目红赤、口渴喜冷饮、手足心热、大便干燥等。

◎药用本草对症秘方◎

[黄芪浮小麦汤] 益气固表：黄芪9克、麻黄根4克、浮小麦9克、牡蛎10克，水煎服，每日1剂，分3次服。

[知母黄柏汤] 滋阴清热：知母6克、黄柏6克、熟地黄9克、山茱萸6克、丹皮6克、山药9克，水煎服，每日1剂，分3次服。

◎食用本草对症秘方◎

[黄芪牛肉粥] 补脾健胃、益气固表：将牛肉洗净切成小丁；黄芪、五味子、浮小麦、红枣洗净，备用；再将牛肉丁同黄芪、五味子、浮小麦、红枣放入锅中，煮半小时后，去除药材。加入大米，用文火煮成稀粥，调入食盐调味即可食用。

[牛肉芪麦汤] 固表益气：将牛肉切片；将红枣、生姜、黄芪、浮小麦和淮山药洗净，一起放进瓦煲内，加入适量的清水共煮，煮熟后即可食用。

小儿腹泻

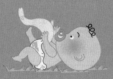

[病症概述] 小儿腹泻是各种原因引起的以腹泻为主要临床表现的胃肠道功能紊乱综合征。轻微的腹泻多数由饮食不当或肠道感染引起；较严重的腹泻多为致病性大肠杆菌或病毒感染引起，大多伴有发热、烦躁不安、精神萎靡、嗜睡等症状。

◎药用本草对症秘方◎

[白术茯苓汤] 健脾祛湿，可治慢性腹泻、湿热型腹泻等症：白术10克、茯苓10克、芡头9克，水煎服，分2次服用，温服。

[扁豆豆蔻汤] 健胃，可和胃化湿、清暑止泻：白扁豆10克、肉豆蔻8克。水煎服，分2次服用，温服。

[黄连白头翁汤] 清热解毒，凉血止泻：黄连10克、白头翁8克、金银花6克，水煎服，每日1剂，分3次服用。

◎食用本草对症秘方◎

[红豆薏米汤] 健脾利湿，可治疗小儿腹泻：赤小豆10克、薏米10克，煮汤服用。

[胡椒粉饼] 治疗婴幼儿单纯性消化不良所致腹泻：胡椒粉2克、熟米饭15克。将刚蒸熟的米饭拍成小薄圆饼，把胡椒粉撒在饼的中央。待饼不烫手时将其正对肚脐贴上，用绷带固定4~8小时除去。

[猪肚莲子汤] 健脾止泻：猪肚100克、莲子20克，煮汤食用，分早、晚2次服用。

[**病症概述**] 小儿偏食在儿童时期是一种常见症状。小儿挑食、偏食的不良习惯，会影响小儿获得全面的营养，影响身体的正常生长发育。如不加以纠正、治疗会对小儿的健康成长很不利。

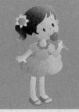

小儿偏食

◎药用本草对症秘方◎

[**内金山楂粉**] 适用于小儿偏食：鸡内金、炒山楂、炒麦芽、焦神曲、熟大黄各100克，按1:1比例打成粉越细越好。用温水冲服，大便干燥者可以加适量蜂蜜冲水调成糊状，每天3次，饭前20分钟冲服，每次5克。

[**茯苓藿香汤**] 适用于小儿偏食：茯苓10克，藿香10克，木香3克，厚朴3克，黄连3克，砂仁3克，焦神曲10克，鸡内金3克，栀子6克，炒谷芽10克，炒麦芽10克。水煎服，每日1剂，分3次温服。

◎食用本草对症秘方◎

[**菠菜猪肝汤**] 可用于治疗小儿偏食：菠菜100克，猪肝50克。将菠菜洗净，切段备用；猪肝焯水后捞出，洗净并切块；将猪肝炖汤，至快熟时加入菠菜，稍煮，调味即可。

[**海带瘦肉汤**] 可用于治疗小儿偏食：海带100克，瘦肉100克。将海带泡发好，洗净，并切块；瘦肉洗净，切丝；然后一起入锅煮汤至熟，调味即可。

[**病症概述**] 长期摄食不足是导致小儿营养不良的主要原因，主要表现为脂肪消失，肌肉萎缩及生长发育停滞，同时也可造成全身各系统的功能紊乱，降低人体的抵抗力。导致营养不良的因素有喂养不当、饮食习惯及病理因素等。

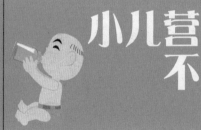

小儿营养不良

◎药用本草对症秘方◎

[**党参黄芪汤**] 能健脾益气，适用于小儿体虚、营养不良：党参15克，黄芪15克。水煎服，每日1剂，分3次服用，温服。

[**麦芽山楂饮**] 能健脾开胃、消食化滞，适用于厌食、腹胀、营养不良：炒麦芽10克，焦山楂3克，红糖适量。水煎服，调入红糖温服，每日1剂。

◎食用本草对症秘方◎

[**锅焦饼**] 能补脾，健胃，助消化，适用于小儿脾胃气虚所致营养不良：锅焦150克，神曲12克，砂仁6克，山楂、莲子各12克，鸡内金3克，大米粉250克，白砂糖100克。把锅焦放入锅内炒黄，然后将锅焦和药材一同研为末，将粉末、大米粉及白砂糖拌匀，加适量水揉成面团，做成小饼，将小饼放入铁锅内烙熟即可。

[**栗子膏**] 能养胃健脾，补肾气，适用于小儿体虚、营养不良：栗子8枚，白糖适量。将栗子去壳捣烂，加水适量煮成糊，再加白糖调味即可。

小儿便秘

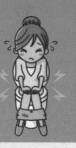

[病症概述] 便秘是指持续2周或2周以上的排便困难，排便时间延长、费力，大便性状改变，粪便干结的一种症状。便秘分为器质性便秘和功能性便秘。临床表现为大便次数减少，在未排便时身感不适、食欲不振，便后立感周身轻松、食欲旺盛，排便异常，便失禁等。

◎药用本草对症秘方◎

[火麻仁汤] 润肠泄热，行气通便，可用于小儿便秘：火麻子仁9克，枳实6克，大黄3克，炒白芍9克，厚朴6克，炒杏仁6克，玄胡6克，炙甘草6克。水煎服，每日1剂，分3次服用。

[莱菔子] 行气，能促进肠道蠕动，适用于小儿便秘：炒莱菔子100克，研为细末，加白糖30克拌匀，装瓶备用。每日早晚各1次，每次5克，温开水送服。

◎食用本草对症秘方◎

[菠菜梨粥] 能润燥，可用于防止便秘、大便干结：大米20克，菠菜20克，梨1个。将大米洗净，然后加水煮成粥；把菠菜洗净后用沸水焯一下，磨碎；梨去皮、籽磨成泥；粥里放入菠菜、梨，稍煮即可。

[蒲公英蜂蜜饮] 能润肠，适用于小儿便秘：蒲公英全草或干品草75克，煎水30分钟，煎至80毫升，加适量白蜜调匀即可，分2次服用。

小儿惊风

[病症概述] 惊风是小儿时期常见的一种急重病证，以临床出现抽搐、昏迷为主要特征。又称"惊厥"，俗名"抽风"。其中伴有发热者，多为感染性疾病所致，不伴有发热者，多为非感染性疾病所致，发病原因除常见的癫痫外，还有水及电解质紊乱、低血糖等。

◎药用本草对症秘方◎

[石膏朱砂散] 适用于小儿惊厥：生石膏50克，代赭石25克，朱砂23克，巴豆霜2克。共研细末，每次0.3克，温水送服，每日3次。

[鱼腥草钩藤饮] 适用于小儿惊风：鱼腥草30克，钩藤10克，水煎服，每日1剂，分2次服用。

◎食用本草对症秘方◎

[银花猪胆饮] 可用于治疗小儿惊风：金银花9克，猪胆3克，甘草3克，水煎服，去渣留汁，每日1次。

[山药对虾粥] 适用于小儿惊风：山药30克，对虾1~2个，粳米50克。将粳米洗净，山药去皮，洗净，切成小块。对虾择好洗净，切成两半备用。锅内加水，投入粳米，烧开后加入山药块，用文火煮成粥，待粥将熟时，放入对虾段，加入食盐和味精即可。

[牡蛎冬瓜汤] 收涩镇静，除烦止渴：牡蛎200克，冬瓜100克，将以上食材炖汤食用，分早、晚2次服用。

第五章

女性常见病的
本草养生秘方

　　女人的一生中要经过经、带、胎、产四个特别时期，这也是与男人的不同之处，正如《千金要方·妇人方》中所说："夫，妇人之别有方者，以其胎妊生产、崩伤之异故也。"本章主要介绍了女性四个特殊时期的病症，即月经病、带下病、妊娠病、产后病以及妇科杂病，针对每个疾病，本章分析了不同的病症所对应的本草秘方，提高女性读者对经、带、胎、产疾病的认识，让疾病消失在萌芽中。

月经不调

[病症概述] 月经不调也称月经失调，表现为月经周期或出血量的异常，或是月经前、经期时的腹痛及全身症状，严重者还会引起闭经。该病症多为情绪异常、寒冷刺激、节食过度、嗜烟酒等原因引起。

◎药用本草对症秘方◎

[艾叶方] 用于月经不调：取 500 克艾叶捣碎装入纱布袋中，绞取液倒入杯中，加入适量白砂糖搅拌均匀即可，每次服 30~50 克，每日 1 次。

[益母草绿茶方] 用于腹部冷痛、月经不调：取 20 克益母草与绿茶 1 克一同放入杯中，以适量的沸水冲泡，加盖焖 5 分钟即可。

◎食用本草对症秘方◎

[活血乌鸡汤] 用于气血不足、亏虚引起的月经不调：乌鸡腿 2 只，洗净剁块，汆水；熟地黄、党参、黄芪各 15 克，当归、桂枝、枸杞子各 10 克，川芎、白术、茯苓、甘草各 5 克，红枣 6 颗，全部药材洗净，共入锅，放入鸡块，加水适量，大火煮开，小火慢炖 50 分钟，加盐调味即可。

[当归芍药排骨汤] 用于面色萎黄、头晕眼花、月经不调：将 500 克排骨洗净，汆水；当归、熟地黄、芍药、丹参、川芎各 15 克，分别洗净入锅，加水煮沸，下排骨，加入适量米酒，煮熟后，加入 5 克三七粉拌匀，加盐调味即可。

痛经

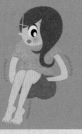

[病症概述] 痛经多发生在月经来潮后的几个小时内，其症状为小腹胀痛或绞痛，有下坠感、腰酸、寒冷感，可延伸至会阴、肛门甚至大腿根部，严重者会发生嘴唇发紫发青、脸色苍白、浑身冒虚汗、四肢发软、呕吐、心慌、眼前发黑，甚至晕厥。

◎药用本草对症秘方◎

[山楂二皮汤] 改善经期腹痛，行气消食，行气止痛：在锅内加水，放入 20 克山楂片，10 克陈皮，15 克柚子皮，用文火煮 20 分钟，去渣取汁，调入白糖即可。

◎食用本草对症秘方◎

[红糖西瓜饮] 补血散寒，行气活血，改善痛经：将 50 克红糖、10 克生姜用开水冲开，搅拌均匀备用；再把洗净的 200 克西瓜肉和 100 克洗净切片的橙子榨成汁，再兑入红糖生姜水即可。

[黑豆益母草瘦肉汤] 美容美容，活血解毒，祛瘀活血：将 250 克瘦肉洗净，切片；50 克黑豆和 10 克枸杞子，洗净浸泡；再将瘦肉、黑豆、枸杞子放入锅中，加水慢炖 2 小时，放入益母草稍炖即可。

[肉桂生姜米粥] 散寒止痛，增强体力，预防感冒：8 克肉桂，煎水取汁；再将 50 克大米洗净泡发，放进锅中，加适量水，以大火煮开，倒入肉桂汁，直至粥成，加盐即可。

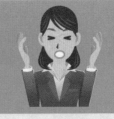

闭经

[病症概述]女性超过18岁仍未发生月经初潮，或者在有过正常月经后又有3~5个月以上未行经，医学上称这种现象为闭经。闭经会出现如头痛、视力障碍、恶心、呕吐、周期性腹痛等症状。

◎药用本草对症秘方◎

[玫瑰调经茶]养颜美容，活血通经，面色红润：将益母草10克和玫瑰花8朵洗净，除杂，放进锅中，加适量水，大火煮开再煮5分钟即可。

◎食用本草对症秘方◎

[参归枣鸡汤]补益中气，养血补虚，补血活血：将1只鸡腿洗净，剁块，汆水；再把党参15克、当归10克、红枣8枚一起入锅，加适量水，用小火煮半小时，加盐即可食用。

[猪蹄炖牛膝]调补气血，滋补肝肾，活血调经：1只猪蹄洗净，剁块，汆水；把1个番茄洗净，用开水烫到皮翻开，去皮切块；再将牛膝15克与猪蹄、番茄一起放锅中，煮半小时，加盐即可。

[当归羊肉汤]补血活血，补养肾阳，促进食欲：将羊肉500克洗净，剁块，汆水；再将羊肉与生姜片，放进锅中，加适量水，用慢火炖1小时，再加入当归25克稍煮，加盐即可。

白带增多

[病症概述]白带是女性的正常生理现象，当超过了正常的生理范围，量明显增多，色、质、气味有所异常者为白带增多。白带增多主要是由于湿邪影响任、带，以致带脉失约，任脉不固所形成。其会出现腰膝酸软、头晕乏力，或阴部瘙痒、倦怠乏力，四肢不温等症状。

◎药用本草对症秘方◎

[苦菜银花汤]清热解毒：将苦菜50克、金银花20克、蒲公英20克，洗净，放进锅中，加适量水，煎半小时即可。

[白术车前子汤]补脾燥湿，清热泻火：白术15克，茯苓、车前子、鸡冠花各9克，水煎服。

[荆芥地肤子汤]祛风，清湿热，止痒：荆芥(后下)25克，防风15克，蒲公英30克，黄柏30克，枯矾(冲)15克，百部20克，地肤子30克，煎水作外阴熏洗。

[岗稔根汤]用于带下量多，质稀如水，淋漓不断，腰酸如折，小腹冷感，尿频或夜尿多：岗稔根30克，菟丝子25克，何首乌20克，海螵蛸、白术各15克，炙甘草、白芷、白芍各10克，加水共煎，日服3次。

◎食用本草对症秘方◎

[小米黄芪粥]温补脾胃，补气：将黄芪50克洗净，水煎取汁；再将小米100克洗净，放进锅中，加上黄芪汁，熬煮成粥时，下冰糖即可。

盆腔炎

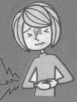

[病症概述] 女性内生殖器及其周围的结缔组织、盆腔腹膜发生炎症时，统称为盆腔炎。其症状主要有高热、头痛、食欲不振、下腹部疼痛和白带增多，有时可伴有恶心、呕吐等现象。

◎药用本草对症秘方◎

[丹参红花陈皮饮] 活血通经，祛瘀止痛，行气散结：先将丹参10克、陈皮5克放进锅中，加适量水，用小火煮8分钟，再加入红花5克，稍煮即可。

[三香饮] 行气止痛，温里散寒，燥湿止痒：将丁香10克、木香10克洗净，放进锅中，加适量水，用小火煮8分钟，再加入适量茴香，稍煮即可。

◎食用本草对症秘方◎

[莲子茅根炖乌鸡] 清热利湿，滋补肝肾，固涩止带：将乌鸡200克洗净，切块汆水；再将莲子50克，扁蓄15克，15克土茯苓，15克茅根，红花8克洗净；再把所有材料一起放进炖盅里，加适量水，文火炖3小时即可。

[马齿苋瘦肉汤] 清热解毒，利尿通淋，消肿止痛：将瘦肉200克洗净，切块汆水；再将洗净泡发的绿豆50克和瘦肉放入锅中，加水慢炖2小时，加入马齿苋，大火煮10分钟即可。

外阴瘙痒

[病症概述] 外阴及阴道瘙痒，甚则痛痒难忍、坐卧不宁，或伴带下色黄、量增多。多因肝肾阴虚或肝经湿热下注，带下量多浸渍阴部，或湿热生虫，造成阴痒。

◎药用本草对症秘方◎

[蒲公英鱼腥草饮] 具有清热解毒、利尿散结的功效，用于外阴瘙痒。取蒲公英20克，鱼腥草20克，水煎服。

[黄芩黄连饮] 具有泻火燥湿、凉血、解毒的功效，用于外阴瘙痒。黄芩15克，黄连10克，水煎服。

[苦参蛇床子汤] 具有杀虫、清热、燥湿的作用，可用于阴道炎。取苦参20克，蛇床子15克，水煎服。

◎食用本草对症秘方◎

[苦参瘦肉汤] 此汤具有清热、燥湿、杀虫的功效，用于外阴瘙痒。苦参、白鲜皮各10克，猪瘦肉75克，煮汤至熟，加入食盐调味即可。

[马齿苋排骨汤] 此汤具有清热燥湿、消炎杀菌的功效，用于治疗外阴瘙痒。秦皮15克，排骨200克，马齿苋175克，精盐6克，姜丝4克。煮汤食用。

[黄柏油菜排骨汤] 具有清热燥湿、泻火解毒的功效，用于外阴瘙痒。黄柏10克，排骨500克，油菜200克，盐、鸡精、味精各适量。煮汤食用。

[病症概述] 阴道炎临床上以白带的性状发生改变以及外阴瘙痒灼痛为主要特点，性交痛也较常见，严重者会出现尿痛、尿急等表现。阴道炎的发生大多与雌激素缺乏和内分泌失调有关。中医学上多属于湿热证。

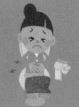

阴道炎

◎药用本草对症秘方◎

[鱼腥草舌草汤] 具有清热解毒、利水消肿作用，可治疗细菌性阴道炎。取鱼腥草 20 克，白花蛇舌草 10 克，水煎服。

[土茯苓败酱草汤] 具有去湿解毒、消痈排脓的作用，用于治疗阴道炎。取土茯苓 20 克，败酱草 15 克，水煎服。

[苍术黄柏汤] 具有清热燥湿、解毒的功效，可治疗滴虫性阴道炎。取苍术 20 克，黄柏 15 克，白鲜皮 12 克，水煎服，每日 1 剂，分 2 次服用。

◎食用本草对症秘方◎

[清炒二瓜] 具有清热解毒的作用，用于阴道炎。取苦瓜 50 克，丝瓜 50 克，加盐清炒食用。

[清炒二菜] 具有健脾利湿、解毒杀菌的作用，用于阴道炎。取荠菜 80 克，苋菜 80 克，加盐清炒食用。

[赤小豆薏米汤] 具有解毒燥湿的作用，适合湿热下注型阴道炎患者食用。取赤小豆 40 克，薏米 30 克，绿豆 40 克，煮汤饮用，可加白糖调味。

[病症概述] 功能性子宫出血，简称功血。是一种常见的妇科疾病，是指异常的子宫出血，经诊查后未发现有全身及生殖器官器质性病变，而是由于神经内分泌系统功能失调所致。表现为月经周期不规律、经量过多、经期延长或不规则出血。

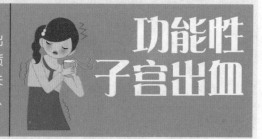

功能性子宫出血

◎药用本草对症秘方◎

[田七丹参汤] 具有化瘀消肿、止痛的功效，辅助治疗血瘀型功能性子宫出血。取田七 10 克，丹参 15 克，水煎服。

[党参阿胶汤] 具有益气补血、补中益气的功效，辅助治疗气虚型功能性子宫出血。取党参 20 克，阿胶 10 克，水煎服，每日 1 剂，分 2 次服用。

[生地赤芍汤] 具有清热凉血、止血的功效，治疗血热型功能性子宫出血。取生地黄 20 克，赤芍 15 克，槐花 15 克，水煎服，每日 1 剂，分 3 次服用。

◎食用本草对症秘方◎

[墨鱼甲鱼汤] 具有滋阴补血、散结止血的功效，用于辅助治疗血瘀型功能性子宫出血。取墨鱼 80 克，甲鱼 1 只，花生 50 克，加盐煮汤饮用。

[乌龟莲藕汤] 具有滋阴养血、凉血止血的功效，用于辅助治疗血瘀型功能性子宫出血。取乌龟 1 只，莲藕 80 克，加盐煮汤饮用。

子宫脱垂

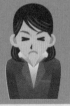

[病症概述] 是指子宫从正常位置沿阴道下降，子宫颈外口达坐骨棘水平以下，甚至子宫全部脱出于阴道口外。常伴有阴道前、后壁膨出，多产妇发病率较高。中医学认为，是脾、肾气虚下陷或湿热下注所致。

◎药用本草对症秘方◎

[当归升麻饮] 用于子宫脱垂。当归、炙升麻各10克，益母草、党参、炒枳壳各15克，炙黄芪30克，水煎服，每日1剂，煎两次，分开饮服，10天为1个疗程，服1~3个疗程。

[升麻枳实饮] 用于子宫脱垂。升麻10克，川枳实15克，党参20克，大枣5枚，水煎服，日服1次，7天为1疗程。

◎食用本草对症秘方◎

[金樱子猪肠汤] 此汤具有固精涩肠、益气固脱的功效，用于子宫脱垂。金樱子15克，生姜适量，猪肠100克，蜜枣20克，盐适量。煮汤食用。

[黄芪桂圆山药鸡肉汤] 此汤具有滋补肾阴、益气固脱的功效，用于子宫脱垂。升麻、牡蛎、枸杞各15克，黄芪、桂圆、山药各适量，鸡肉400克，盐5克。煮汤食用。

[补中玉米排骨汤] 具有补中益气、升阳举陷的功效，用于子宫脱垂。党参、黄芪各15克，玉米适量，小排骨300克，盐2小匙。煮汤食用。

子宫癌

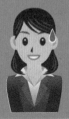

[病症概述] 子宫癌早期症状：出现下腹、下腰或大腿疼痛；白带异常，见到混浊、淘米水样或脓性带血的浆液从阴道中分泌出来，早期症状具有特殊的臭味，甚至是恶臭。如果压迫到膀胱，会出现尿频、尿急、尿痛和血尿，阴道出现不规则流血症状。

◎药用本草对症秘方◎

[牡丹皮桂枝饮] 具有抗癌消肿、祛瘀血的功效，用于子宫癌初期患者。取牡丹皮、桂枝、茯苓、桃仁、赤芍各15克一起放入瓦锅内煎汁，滤渣取汁，加入30克白糖搅匀可饮，每次饮150克，1日3次。

[土茯苓灵芝饮] 具有清热利湿、解毒消炎的功效，对子宫肌瘤、宫颈癌、子宫内膜癌的患者均大有益处。灵芝100克、土茯苓30克，水煎服。

◎食用本草对症秘方◎

[蒜子芦笋煲鱼头] 此汤具有行气散结、活血祛瘀的功效，用于子宫癌。三棱、莪术、当归、穿山甲各10克，生鱼头200克，盐、蒜各适量。煲汤食用。

[山药肉片蛤蜊汤] 此汤具有补血益气、软坚散结的功效，用于子宫癌。山药45克，黄芪、升麻、香附各10克，蛤蜊120克，猪肉30克，精盐3克，炖汤食用。

[山楂木耳汤] 活血散瘀、健脾补血：山楂20克，木耳50克，煮汤，至快熟时调入红糖拌匀食用。

[病症概述] 不孕症分为原发性不孕和继发性不孕。生育年龄的女性，婚后同居两年以上，有正常的性生活又未采取避孕措施而不孕者，称为原发性不孕。妇女曾经怀孕过，但以后又不孕，称为继发性不孕。导致不孕的因素复杂多样，有男性因素、女性因素、双方因素等。

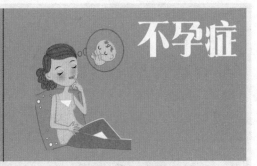

不孕症

◎药用本草对症秘方◎

[四物汤] 滋养阴血，改善腰膝酸软：熟地黄25 克、当归 15 克、川芎 5 克，炒白芍 10 克，水煎服。

[杜仲白术汤] 温肾健脾，调补冲任，滋补肾精：炒白术 15 克、炒山药 12 克、人参 10 克、炒白芍 14 克、车前子 18 克、苍术 12 克、甘草 10 克、陈皮 12 克、柴胡 15 克、菟丝子 15 克、杜仲 20 克，水煎服，每日 1 剂，分 3 次服用。

◎食用本草对症秘方◎

[虫草红枣炖甲鱼] 益气养血，滋阴：将 1只甲鱼洗净，切块氽水，放进砂锅中，下 10枚冬虫夏草、10 颗红枣，加上调味料和鸡汤，炖 2 小时即可。

[龟板杜仲猪尾汤] 补肝肾，强腰壮骨，养血补心：将猪尾 600 克洗净，切块氽水；再将龟板 25 克、杜仲 30 克和猪尾一起放进炖锅，加适量水，小火煮 1 小时，加盐即可。

[顺气猪肝汤] 行气解郁、通经散瘀、解毒消肿：将佛手 10 克、山楂适量、陈皮适量洗净，煎水取汁；再将适量猪肝放进碗中，加入药汁、食盐、料酒，隔水蒸熟即可。

[病症概述] 急性乳腺炎是乳腺的急性化脓性感染，为细菌在乳头破裂、乳头畸形或乳头外伤的情况下，经乳头逆行侵入乳腺组织所引起的急性炎症。症状为乳房肿胀、疼痛、肿块压痛；表面红肿、发热等。

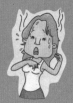

乳腺炎

◎药用本草对症秘方◎

[蒲公英茶] 清热解毒，消痈排脓，行气散结：将王不留行 10 克、甘草 6 克洗净，放进锅中，加适量水，大火煮开，加入蒲公英 15 克、金银花 8 克，用小火煮 5 分钟即可。

[大黄公英护乳消炎茶] 清热解毒，泻火通便：将蒲公英 15 克、荆芥 10 克洗净，放进锅中，加适量水，用小火煮 8 分钟，再放入大黄 2 克，稍煮即可。

[蜂房葛根汤] 清热消炎：蒲公英 50 克，赤芍、葛根各 20 克，露蜂房、郁金各 10 克，僵蚕 8 克，甘草各 5 克。水煎服，每日 1 剂，分 3 次服用。

◎食用本草对症秘方◎

[苦瓜牛蛙汤] 泻火解毒，清热利尿：把牛蛙170 克洗净，切块氽水；将苦瓜 200 克，洗净去籽；在锅中倒入清汤，加入盐、姜烧开，下入牛蛙、苦瓜、紫花地丁 15 克、蒲公英煲至熟即可。

[丝瓜银花饮] 清热泻火，解毒消肿，通络下乳：将金银花 40 克洗净，丝瓜 500 克洗净切块，放进锅中加水煮汤。

乳腺癌

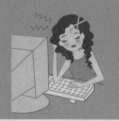

[病症概述] 初起乳中结成小核如豆大，不疼不痒，不红不热，经年累月，渐渐长大，始感疼痛，痛即不休。未溃时，肿如堆粟，或如覆碗，色紫坚硬。渐渐溃烂，污水渗出，时出臭血。溃烂深如岩穴，疮口边缘不齐，或高凸如莲蓬，疼痛连心。

◎药用本草对症秘方◎

[天冬海藻汤] 具有软坚散结、利水生津的作用，用于乳腺癌。取天冬 20 克，海藻 20 克，昆布 15 克，水煎服。

[延胡索王不留行汤] 具有活血化瘀、行气的作用，用于乳腺癌。取延胡索 20 克，王不留行 15 克，水煎服。

[乳香没药汤] 具有活血化瘀、镇痛的作用，用于乳腺癌。取乳香 10 克，没药 15 克，水煎服。

[三棱莪术汤] 破血行气，软坚散瘀，消积止痛：莪术 10 克，三棱 10 克，水煎服，每日 1 剂，分 2 次服用。

◎食用本草对症秘方◎

[鳝鱼紫菜汤] 具有补气养血、清热的作用，用于乳腺癌。取鳝鱼 100 克，紫菜 20 克，加盐煮汤饮用。

[海带炒花菜] 具有软坚散结、防癌抗癌的作用，用于乳腺癌。取海带 80 克，花菜 100 克，加盐清炒食用。

[泥鳅芋头汤] 具有补脾益气、化痰散结的作用，用于乳腺癌。取泥鳅 80 克，鱼头 100 克，加盐煮汤饮用。

更年期综合征

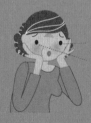

[病症概述] 更年期又称为围绝经期，是指女性绝经前后的一段时间，包括绝经前期、绝经期、绝经后期。更年期综合征指出现月经不调、潮热盗汗、心慌气短、胸闷不适、情绪波动、性格改变、烦躁易怒或消沉抑郁等症状。

◎药用本草对症秘方◎

[黑芝麻山药糊] 健脾补肾，养血安神：将黑芝麻 250 克、山药 100 克、制首乌 40 克洗净，晒干，炒熟，研成细粉，盛入碗内，加开水和匀，调入白糖即可。

[浮小麦五味子黑豆茶] 敛阴固汗，滋阴补肾，益气补血：将黑豆 30 克、浮小麦 30 克，莲子 7 颗、黑枣 5 颗，一起放锅中，加适量水，大火煮开，用小火煲至熟烂，加冰糖即可。

◎食用本草对症秘方◎

[茯苓鸽子煲] 补肾壮阳，补血安神：将鸽子 300 克洗净，切块汆水，放进锅中，加适量水，放入适量姜片、茯苓 10 克，煲至熟，加盐即可。

[板栗枸杞粥] 补肾益气，滋阴补肾，美颜抗衰老：将板栗 200 克、大米 100 克洗净，放进煲中，加适量水，煲成粥，最后撒上枸杞子 100 克，加盐即可。

[乌鸡黄花菜汤] 滋阴养血，疏肝解郁：乌鸡 1 只，黄花菜 50 克，乌鸡处置干净，黄花菜泡发好洗净后，一同入锅煮至乌鸡烂熟，调入调料即可。

[病症概述] 妊娠呕吐属于中医学上"妊娠恶阻"的范畴，是指妊娠早期出现的恶心呕吐、头晕倦怠，甚至食入即吐的症状。妊娠反应的发生，主要是冲气上逆，胃失和降所致。治疗本病当以调气和中、降逆止呕为主，佐以健脾、疏肝、化湿、益气养阴。

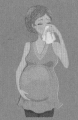

妊娠呕吐

◎药用本草对症秘方◎

[扁豆砂仁汤] 用于妊娠脾虚湿盛呕吐，症见食入即吐、头晕体倦、口淡、脘腹胀满：取白扁豆100克、莲子40克、砂仁10克，将以上材料均洗净，下入锅中（砂仁后下），加水适量，以大火煮沸，转小火续煮1小时即可。

◎食用本草对症秘方◎

[生姜牛奶] 用于妊娠脾胃虚寒呕吐，症见胃脘有冷感、喜温喜按、呕吐清涎、口淡：取鲜牛奶200毫升、生姜丝30克一起入锅煮开调入白糖即可。

[苏叶陈皮炒牛肚] 用于脾胃气滞型妊娠呕吐，症见恶心呕吐酸水，厌闻油腻、腹胀：将半个牛肚刷洗干净，汆水，切片；8克陈皮切丝；20克新鲜苏叶洗净切丝；将牛肚清炒至熟，再加入陈皮、苏叶炒香，加盐调味即可。

[猪肚大枣莲子汤] 用于脾胃气虚呕吐，症见恶心呕吐、神疲乏力、困倦、口淡厌食：将半个猪肚刷洗干净，汆水，切片；20克大枣洗净；30克莲子洗净，泡发；适量陈皮。将以上材料一起入锅煲煮2小时，加盐调味即可。

[病症概述] 妊娠期间出现倦怠乏力、气短、面色苍白、水肿、食欲不振，血红蛋白或红细胞总数降低，红细胞比容下降的现象，叫作妊娠贫血。中医学认为，精血亏虚、脾胃虚弱、阴血下聚养胎都是妊娠贫血的主因，临床以心脾两虚、气血两虚、肝肾不足为多见。

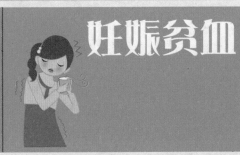

妊娠贫血

◎药用本草对症秘方◎

[首乌枸杞汤] 用于肝肾不足型妊娠贫血，孕后晕眩、腰腿酸软、舌红苔少者：首乌片20克、枸杞子10克均洗净，先将首乌入锅，加水适量，大火煮沸后再放入枸杞子，续煮10分钟即可。

◎食用本草对症秘方◎

[山药猪脚大枣汤] 用于气血两虚型妊娠贫血，孕后面色萎黄，体倦乏力，食欲不振，腹胀便溏，或有腹痛下坠感：取猪蹄300克洗净，汆水后切块；新鲜山药300克洗净，去皮，切块；大枣15克洗净；将以上材料一起放入锅中，加水适量，大火煮沸后转小火炖煮2小时，加盐调味即可。

[莲子桂圆紫米粥] 用于心脾两虚型妊娠贫血，孕后面色无华，头晕眼花，失眠多梦，心悸，舌淡苔少：取莲子30克、紫米100克均洗净泡发，入锅加水，大火煮开后放入桂圆肉10克，转小火煮1小时，加入适量红糖调味即可。

[鸡肝菠菜汤] 用于妊娠贫血：取鸡肝200克洗净，汆水；菠菜300克择洗干净；一起入锅加水煮熟，调味即可。

妊娠胎动

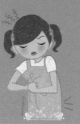

[病症概述] 妊娠期间出现腰酸、腹痛、小腹坠胀，或伴有少量子宫出血（即"腹痛、下血、腰酸、下坠"四大症状）者，称为"胎动不安"。多为冲任损伤、胎元不固所致，治疗此病以补肾安胎为大法，兼以健脾、清热、益气、养血。

◎药用本草对症秘方◎

[党参杜仲汤] 用于妊娠期腰酸腹坠，阴道下血，头晕耳鸣：党参15克，山药、炒白术、枸杞子、续断、杜仲、菟丝子、桑寄生各10克，水煎分3次服，每日1剂。

[川芎当归汤] 活血化瘀，补肾安胎：川芎6克，当归20克，黄芪25克，桑寄生、续断、生地黄、熟地黄各10克，益母草、菟丝子、党参各15克，加水煎服。

◎食用本草对症秘方◎

[杜仲桑寄生乌鸡汤] 用于肾虚胎动不安，腰酸腹坠，阴道少量下血，头晕耳鸣，尿频甚或失禁：取半只乌鸡洗净，汆水，剁成大块，30克炒杜仲、20克桑寄生均洗净，放入锅中，加水适量，大火煮开后转小火续煮2小时，加盐调味即可。

[菟丝子大米粥] 用于肾虚胎动不安：取大米100克、菟丝子20克，将大米淘洗干净，浸泡半小时，菟丝子洗净。锅置火上，倒入清水，放入大米、菟丝子煮至熟至浓稠状，调入白糖拌匀即可。

妊娠水肿

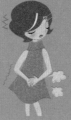

[病症概述] 妊娠水肿，是指孕妇妊娠中晚期发生的面目肢体肿胀，亦称子肿。中医学认为，素体脾肾阳虚、水湿不化、气滞湿停是导致妊娠肿胀的主因，中医治疗应以健脾补肾、利水理气为原则，临床多见为肾虚、脾虚、气滞三个证型。

◎药用本草对症秘方◎

[白术散] 用于脾胃虚寒，痰饮内停，呕吐酸水，胸闷心悸。白术、茯苓、厚朴各60克，吴茱萸30克，橘皮45克，荜茇30克，槟榔75克，人参45克，大黄75克，上九味，捣筛为散。每次3克，空腹时煮生姜、大枣汤送下，每日2次。渐加至6克。觉热，服少量饮食压之。

◎食用本草对症秘方◎

[山药黄芪鲫鱼汤] 用于脾虚型妊娠水肿，面目四肢水肿，脘腹胀满，气短懒言，便溏尿短：取黄芪15克、山药30克、鲫鱼300条，将鲫鱼去除鳞、内脏，清理干净，然后在鱼的两面各划一刀备用；将黄芪、山药、姜片、鲫鱼放入锅中，加水煮沸，转为文火熬煮大约30分钟，最后调味即可。

[陈皮砂仁扁豆粥] 用于气滞型妊娠水肿，始于两足，渐至两腿，皮色不变，按则起，头晕胀痛，胸胁胀闷：取陈皮10克、砂仁10克、白扁豆10克，大米80克，将陈皮、砂仁、白扁豆均洗净，与洗净的大米一起入锅煮粥食用。

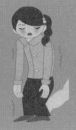

先兆流产

[病症概述] 妊娠早期出现的阴道少量出血，时下时止，并伴有轻微下腹痛和腰酸的疾病，即为先兆流产，多因孕妇体弱，或劳累、外伤所致。先兆流产可致流产，也可通过适当的治疗继续妊娠。中医称之为"胎漏下血"，主要是冲任不固，无法摄血养胎所致。

◎药用本草对症秘方◎

[黄芩生地白术饮] 治疗血热型先兆流产，胎动下坠，胎漏下血，色鲜红，心烦，手心烦热，咽燥口干，或有潮热，便秘尿黄：取黄芩 10 克、白术 15 克、生地黄 20 克，一起入锅，加水 600 毫升，大火煮沸后续煮 3 分钟即可。

[艾叶苏梗姜汤] 治疗虚寒型先兆流产，腰腹冷痛，胎动下坠，伴有少量阴道出血、颜色暗：取苏梗 50 克、艾叶 10 克、炮姜 6 克，煎水服用。

◎食用本草对症秘方◎

[莲子芡实猪肚汤] 治疗脾虚型先兆流产，阴道少量出血，色淡质稀，心悸：取莲子 30 克、芡实 50 克、猪肚 300 克，将猪肚用少量盐反复搓洗干净，氽水，切成小块；莲子、芡实均洗净，一起放入锅中，加水大火煮开，转小火炖煮 2 小时，加盐调味即可。

[杜仲菟丝子乌鸡] 治疗肾虚型先兆流产，腰酸腹坠，阴道少量出血：取杜仲、菟丝子各 15 克均洗净，乌鸡一只洗净氽水，剁块；一起入锅加水煮至乌鸡熟烂，调味即可。

习惯性流产

[病症概述] 习惯性流产是指流产 3 次或 3 次以上的自然流产，多出现在怀孕 3 个月以内。中医叫作"滑胎"，认为习惯性流产多因脾肾亏虚、冲任失调、气血不足所致，其临床常见有肾虚、脾肾虚弱、气血两虚、血瘀和血热。

◎药用本草对症秘方◎

[菟丝子杜仲汤] 用于屡孕屡堕，头晕耳鸣，腰腿酸软，畏寒肢冷，便溏，夜尿频多，面色晦暗。菟丝子、覆盆子、杜仲、川断、桑寄生、熟地、白芍各 15 克，阿胶（烊化）、党参、陈皮各 12 克，甘草 6 克，水煎服。

◎食用本草对症秘方◎

[黄连阿胶蛋汤] 治疗血热型习惯性流产，孕后阴道出血，色深红、质稠，面赤唇红，腰酸腹痛，咽燥口干，便结尿黄：取黄连 10 克、阿胶粉 30 克、鸭蛋 1 个；先黄连入锅煎煮 10 分钟，捞去药渣，打入鸭蛋，放入阿胶粉，搅拌均匀即可。

[党参白术猪蹄汤] 治疗气血两虚型习惯性流产，屡孕屡堕，晕眩，神倦体乏，面色苍白，心悸气短：取党参 20 克、白术 15 克、猪蹄一只、陈皮 3 克，猪蹄洗净、剁块，氽水；与党参、白术、陈皮一起入锅，加水适量，大火煮开，转小火续炖 2 小时，加盐调味即可。

产后腹痛

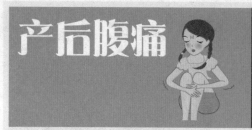

[病症概述] 分娩后下腹疼痛，称作"产后腹痛"。有的人腹部疼痛剧烈，而且拒绝触按，按之有结块，恶露不下，此是瘀血堵在子宫所致；有的人疼痛中夹冷感，得热后痛感可减轻、恶露量少、色紫、有块，此是寒气入宫、气血阻塞所致。

◎药用本草对症秘方◎

[肉桂甘草汤] 用于产后腹痛。肉桂、甘草各3克，人参6克，麦冬、阿胶各9克，山药、当归、熟地黄、续断各15克，水煎服，每日1剂，1日2次。

[泽兰饮] 用于产后瘀滞腹痛。取泽兰30克，煎水服用或泡茶饮用，空腹饮用。

◎食用本草对症秘方◎

[当归生姜羊肉汤] 用于产后腹痛。当归90克，生姜150克，羊肉500克，食盐、酱油、大蒜各适量。煮汤食用。

[山楂红糖饮] 用于产后腹痛。炒麦芽10克，炒山楂片3克，红糖适量。取炒麦芽、炒山楂放入锅中，加一碗水。煎煮15分钟后加入红糖稍煮。过滤，取汁即可。

[桃仁红米粥] 具有活血化瘀、通经止痛的功效，用于产后腹痛症见痛痛绵绵常为胀痛或针刺样疼痛，或阴道有少量出血者。桃仁20克，红米80克，枸杞子少许，红糖少量。煮粥食用。

产后恶露不绝

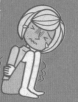

[病症概述] 产后（一般指顺产）血性恶露持续3周以上，仍淋漓不止者，称之为"产后恶露不绝"，又称为"恶露不尽"，相当于西医的孕晚期产后出血、产后子宫复旧不全。中医学认为，此病多因冲任失和，气血运行不畅所致，临床以气虚、血热、血瘀为多见。

◎药用本草对症秘方◎

[益母草白术汤] 用于恶露过期不止，量多色淡质稀，无臭，面色苍白，气短懒言，神倦体乏，小腹空坠。艾叶、阿胶、益母草、黄芪、人参（党参）、炙甘草各15克，柴胡12克，白术、当归各10克，陈皮、升麻各6克、生姜9片、大枣6枚，水煎服。

◎食用本草对症秘方◎

[丹参三七炖鸡] 治疗血瘀型恶露不绝，症见恶露量时少时多，色黯有块，小腹疼痛：取丹参15克、三七12克、鸡肉300克，一起入锅炖汤食用。

[苋菜莲藕墨鱼汤] 治疗血热型恶露不绝，面色潮红：取苋菜200克、莲藕300克、干墨鱼2只，将墨鱼泡发后洗净、切丝；莲藕去皮切块；一起放入锅中煮沸后转小火续煮1小时，出锅前加入洗净切好的苋菜，加盐调味即可。

[桃仁红花黑米粥] 治疗血瘀型恶露不绝：取桃仁15克、红花8克、黑米80克，先将桃仁、黑米一起洗净，入锅煮熟后，再加入红花，待粥稠即可。

第六章

男性常见病的
本草养生秘方

男人"以肾为本，以精为用"，因此很多特殊病症均会发生在生殖系统。又由于种种原因，男性往往对自身生殖系统疾病缺乏认识，对自我保健知识知之甚少，加上自尊心强的原因，男性看医生的频度比女性低很多，这些都为男科疾病的发生埋下了隐患。本章针对男性常见病，如阳痿、早泄、遗精、前列腺炎、睾丸炎等，分析了不同的病症所对应的本草秘方，助男性早日摆脱难言之隐。愿男性患者能在本章中，找到对症的本草和食用秘方，希望各位患者早日摆脱疾病的困扰，恢复健康。

阳痿

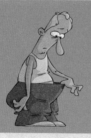

[病症概述] 阳痿又称勃起功能障碍，是指在有性欲要求时，阴茎不能勃起或勃起不坚，或者虽然有勃起且有一定程度的硬度，但不能保持性交的足够时间，因而妨碍性交或不能完成性交。中医学认为，阳痿由于肾气虚、肾阳虚及阴阳两虚所致。

◎药用本草对症秘方◎

[人参肉苁蓉汤] 用于阳痿阴冷：人参30克，仙灵脾30克，肉苁蓉30克，枸杞子30克。上药研细末，炼蜜为丸，每粒2克，用温开水服用。

◎食用本草对症秘方◎

[炖虫草鸡] 用于肾虚之阳痿、遗精及腰痛：取母鸡1只处理干净，斩件；把鸡肉和5枚冬虫夏草放入锅内加水，用大火煮沸，再用小火炖1个半小时，待鸡肉熟烂时下盐和味精少许。

[苁蓉粥] 用于肾阳虚衰所致的阳痿：将羊肉洗净，切块汆水；把肉苁蓉15克，煎水取汁；再将粳米100克洗净，放进锅中，加入羊肉和药汁，洗净的葱白段2根，生姜3片，共煮成粥，加盐即可。

早泄

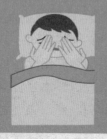

[病症概述] 射精发生在阴茎进入阴道之前，或进入阴道中时间较短，在女性尚未达到性高潮时提早射精而出现的性交不和谐障碍。中医认为早泄是由于纵欲过度，或因犯手淫，致损伤精气，命门大衰；或思虑忧郁，损伤心脾；或恐惧过度，损伤肾气所致。

◎药用本草对症秘方◎

[龙胆草泽泻汤] 清泻肝经湿热，适用于肝经湿热所致的早泄：龙胆草15克，黄芩10克，栀子9克，泽泻12克，木通10克，车前子9克，当归10克，生地黄、甘草各9克。水煎服，日1剂，分2次服。

[茯苓泽泻汤] 用于早泄：茯苓、泽泻各15克，猪苓12克，桂枝6克，细辛2克，水煎服。

[知母黄柏汤] 用于早泄：知母、黄柏、芡实、莲须、酸枣仁、柴胡各10克，龙骨30克，牡蛎30克，珍珠母50克，各药材洗净，水煎服。

◎食用本草对症秘方◎

[淮山桂圆炖甲鱼] 用于补肾益精：将甲鱼500克除杂、洗净切块；山药20克、桂圆肉20克洗净；再将所有材料一起放进炖盅内，加适量水，隔水炖熟即可。

[杞子炖鹌鹑] 用于心脾两虚型早泄：将2只鹌鹑，除杂，洗净切块；与洗净的枸杞子20克一起放进锅中，加黄酒、葱、姜，隔水清炖半小时即可。

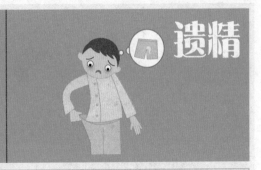

[**病症概述**] 在非性交的情况下精液自泄，称之为遗精。发育成熟的男子，未经过性交，每月偶有1～2次梦中醒来有精液自行外泄，且无任何不适者，属正常生理现象，但若遗精频繁，每周达2次以上，严重影响到日常生活时，应视作是性功能方面的一种病态。

◎药用本草对症秘方◎

[**人参山药粉**] 用于少食畏寒而梦遗者：人参30克，山药30克，龙骨100克，茯苓50克，朱砂5克。各药材洗净，晒干，上药共研末，每次服5克。

[**蛤蜊散**] 用于遗精：蛤蜊300克，五味子100克，山萸肉50克。将各材料洗净，晒干；再煅蛤蜊，然后将其他药共研细末，每次服10克。

◎食用本草对症秘方◎

[**核桃烧酒**] 用于腰痛、遗精：先将60克核桃仁切细，与适量红糖同放碗内调匀，然后将烫热的白酒倒入盛有核桃仁的碗中，趁热喝完即可。

[**白果莲子粥**] 用于肾阳亏损、肝肾精力不足所致的遗精：将50克莲子去心，洗净；10枚白果洗净；再将100克粳米洗净，加入莲子和白果，一起放进锅中，加适量水，先用大火煮沸，再用小火共煮至成粥，待粥成时，加白糖调味即可。

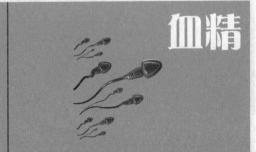

[**病症概述**] 血精是男性生殖系统疾病之一，其主要症状是性交时射出红色精液，多见于现代医学的精囊炎，临床较为少见。中医学认为，血精多由于患者肾阴不足，相火偏旺，迫血妄行；或因房事过多，血络受损，血随精流；或因湿热下注，熏蒸精室，血热妄行所致。

◎药用本草对症秘方◎

[**左归饮**] 治疗肝肾亏虚型血精症：黄芪24克、生地15克、丹皮12克、泽泻12克、知母12克、山萸肉10克、茯苓18克、女贞子15克、仙鹤草18克、旱莲草12克、淮山15克、乌梅9克，煎水服用。

[**龙胆泻肝汤**] 治疗湿热下注型血精症：车前子15克、赤芍10克、丹皮10克、苦参10克、黄柏5克、通草8克、泽泻10克、甘草3克，将以上药材煎水服用。每日1剂，分早晚两次服用。

◎食用本草对症秘方◎

[**马齿苋荠菜汁**] 取鲜马齿苋、鲜荠菜各300克，均洗净，在温开水中浸泡30分钟，取出后连根切碎，放到榨汁机中，榨成汁。

[**绿豆苋菜枸杞粥**] 取大米、绿豆各40克，苋菜30克，枸杞子5克，煮粥食用。

[**银耳雪梨莲子饮**] 梨子1个，白糖120克，罐头银耳300克，莲子30克，煮成甜汤食用。

少精无精症

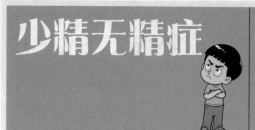

[病症概述] 少精，是指精液中精子的数量低于正常健康有生育能力男子。无精指的是连续3次以上精液离心沉淀检查，均发现没有精子。中医称为"精冷""精少""精稀"等范畴，多因先天不足，肾精亏损，或房事不节，虚火内生，灼伤肾精所致。

◎药用本草对症秘方◎

[填精种子汤] 适用于少精、无精症：取蛇床子、五味子、石菖蒲、路路通、白芍各15克，穿山甲、王不留行、薏苡仁各30克，莪术、柴胡各12克，车前子、酸枣仁粉各10克。水煎服，每日1剂，睡前顿服，15天为1个疗程。

[六味地黄汤] 用于肾阴亏虚、五心烦热、腰膝酸软的少精无精症：取熟地黄25克、山药20克、山茱萸20克，茯苓、泽泻、丹皮各10克，各药材洗净，水煎服，每日1剂，睡前顿服，15天为1个疗程。

◎食用本草对症秘方◎

[山萸羊肉汤] 肾阳亏虚型少精、无精：取羊肉（肥瘦）600克，山茱萸、肉苁蓉、桂圆肉各20克，姜、精盐少许。药材洗净备用，羊肉切成小块放入滚水中煮5分钟，捞起。加水煮开，放入全部材料，大火煮沸，用中火煮约3小时后加调料食用。

[鹌鹑笋菇汤] 用于肾精亏虚引起的少精、无精：取鹌鹑1只，冬笋20克，水发香菇、金华火腿各10克，炖汤食用。

不射精症

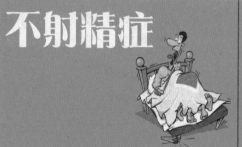

[病症概述] 不射精症又称射精不能，是指具有正常的性欲，阴茎勃起正常，能在阴道内维持勃起及性交一段时间，甚至很长时间，但无性高潮出现，且不能射精。中医学认为此病是淫欲过度，房事不节，导致肾阴亏损。也有因思虑过度，劳伤心脾，情志不遂所致。

◎药用本草对症秘方◎

[荷叶车前枸杞茶] 用于湿热下注型前列腺炎所致不射精：取干荷叶、车前子、枸杞子各5克分别洗净，一起放入锅中，加水煮沸后熄火，加盖闷泡10～15分钟，滤出茶渣后调入蜂蜜即可饮用，能清热解暑、利尿消肿。

[丹参槐花酒] 用于血瘀型前列腺炎所致不射精：将丹参、槐花切碎，倒入适量的米酒浸泡15天，装入瓶中即可。每次10ml，每日3次，饭前将酒温热服用。

◎食用本草对症秘方◎

[牡蛎党参桂圆汤] 用于气血亏虚型前列腺炎所致不射精：取牡蛎肉200克、党参30克、桂圆肉25克一同放入炖锅内，加入适量的冰糖末，注入300毫升清水，以大火烧沸，转小火继续炖30分钟，每日1次。

[竹叶地黄粥] 用于湿热下注型前列腺炎所致不射精：取竹叶、生地黄各适量，枸杞子10克，洗净，煎水取汁；大米100克，加适量水和药汁，用大火煮沸，再用小火煮粥食用。

[病症概述] 小便赤涩多因胞内有热，入于膀胱，导致水液不利，故见小便赤涩。暑天见汗多而小便赤涩，以盛暑外发为汗，津液不通，小便涩闭，则水不运下。又有虚劳汗多而赤涩者，因五内枯燥，不能生津，枯溺涩而赤。

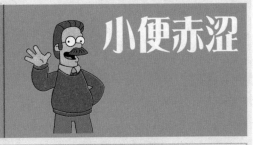

小便赤涩

◎药用本草对症秘方◎

[淡竹叶茶] 用于小便赤涩淋痛：取适量淡竹叶，洗净，沏茶饮用。

[白花蛇舌草饮] 用于小便赤涩：每次用25克白花蛇舌草，洗净，加清水2500毫升，水煎30分钟后，去渣，分3次服，每日1剂。

[瞿麦车前子末] 用于小便赤涩：取瞿麦、车前子、滑石、山栀仁、炙甘草、木通、大黄各30克，各材料洗净，晒干，上药共为粗末，每服6克，用温开水服用，或是水煎去渣取汁。

◎食用本草对症秘方◎

[莲子甘草汤] 用于小便赤涩：将莲子50克去蕊，生甘草10克，把两者放入锅中，加入清水500克，小火煎煮至莲子软熟时，稍加冰糖即可。

[病症概述] 前列腺炎是指前列腺特异性和非特异性感染所致的急慢性炎症，从而引起排尿不适，后尿道、会阴、肛门处坠胀不适，下腰痛，性欲减退，射精痛，射精过早等症状，甚至可合并神经衰弱症等。排尿时有烧灼感、尿急、尿频、尿痛，可伴有排尿终末血尿或尿道脓性分泌物。

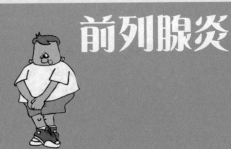

前列腺炎

◎药用本草对症秘方◎

[双根赤豆饮] 用于湿热型前列腺炎：白茅根、芦根各50克，赤小豆30克。各药材洗净，放进锅中，加适量水，煎煮，可加适量白糖调味。

[清热化湿汤] 用于前列腺炎：木通9克，车前子15克，萹蓄12克，滑石12克，瞿麦9克，山栀9克，蒲公英30克，甘草6克。各材料水煎服。

◎食用本草对症秘方◎

[白菜薏米粥] 用于前列腺炎：将大米50克、薏米50克洗净泡发；适量芹菜、白菜洗净，切碎；在锅中加入大米、薏米，煮至米粒开花，再加芹菜、白菜煮至粥成，加盐调味，待温即可食用。

[冬瓜红豆汤] 用于前列腺炎：将冬瓜200克洗净，切块；红豆100克洗净，泡发；再将冬瓜与红豆一起放进锅中，加适量水，用大火煮沸，再用中火煮至红豆绽开，可加适量白糖调味。

前列腺增生

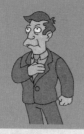

[病症概述] 前列腺增生是老年男性常见疾病，是由于前列腺的逐渐增大对尿道及膀胱出口产生压迫，导致泌尿系统异常的病症，主要症状有尿频、尿急、夜尿增多、急迫性尿失禁、排尿费力、尿线变细、尿滴沥等。

◎药用本草对症秘方◎

[荷叶车前枸杞饮] 清热利尿，改善前列腺增生症状：取干荷叶、车前子、枸杞子各5克分别洗净，一起放入锅中，加水煮沸后熄火，加盖闷泡10~15分钟，滤出茶渣后调入蜂蜜即可饮用。

[丹参茯苓玉米须汤] 清热利尿，活血化瘀，用于前列腺增生症：取丹参10克、茯苓15克、玉米须20克，入锅煎水服用，每日1剂。

◎食用本草对症秘方◎

[鲜贝烩西红柿] 补充锌元素，防治前列腺增生：取鲜贝200克，小西红柿150克，将鲜贝、小西红柿洗净，切成两半。炒锅入油，将鲜贝、西红柿入锅，炒食。

[赤小豆薏米绿豆汤] 清热利尿，防治前列腺炎、前列腺增生症：取赤小豆60克、薏米60克、绿豆50克，将以上材料均洗净，放进锅中，熬成粥，加红糖调味。

[马蹄西瓜饮] 清热利尿，防治前列腺增生：取300克马蹄洗净、去皮，300克西瓜，去皮，一起放入榨汁机中，榨汁饮用。

睾丸炎

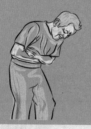

[病症概述] 成人感染多由于附睾炎直接蔓延至睾丸或经血行感染所致。病原主要是大肠杆菌、葡萄球菌和链球菌，表现为高热、寒战，睾丸疼痛并向腹股沟处放射，常伴恶心、呕吐；阴囊皮肤红肿、睾丸肿大，常伴有鞘膜积液。

◎药用本草对症秘方◎

[生姜外敷] 用于治疗急性睾丸炎：将姜洗净后，切片，每次用8~10片外敷于患侧阴囊，以纱布将阴囊裹起，每日更换1次。

[橘核大枣散] 用于睾丸肿痛：橘核、大枣（去核）适量。每一大枣内包6个橘核，放在炉边焙干为末。每次服9克，早晚空腹黄酒送下。

◎食用本草对症秘方◎

[菊花茄子羹] 用于睾丸炎：将40克菊花加水煮沸30分钟左右，去渣取汁。将适量茄子洗净，切成斜片，放入烧热的素油锅内翻炒至快熟时，调入葱、姜、淀粉和菊花汁，翻炒片刻，滴入麻油即可。

[鱼腥草拌萝卜] 用于睾丸炎：将适量鱼腥草、萝卜洗净，切段；适量大蒜、葱白洗净，切粒；生姜洗净，切丝；将鱼腥草、萝卜放入盘中，纳入姜丝、蒜粒、香油、食醋、酱油、鸡精适量拌匀即成。

|第七章|

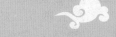

常见皮肤科病症
的本草秘方

　　人从小到大或多或少会出现一些皮肤问题，如痱子、荨麻疹、湿疹、斑秃等，不仅影响美观，而且还使患者受到瘙痒难耐的痛苦。本章介绍了皮肤病几种常见的病症类型，如荨麻疹、湿疹、少白头、牛皮癣等，分析了不同的病症所对应的本草秘方，使患者一目了然，选择适合患者的秘方。皮肤科的疾病会让患者痛苦难堪，但本章会给患者一个正确的方法解决皮肤科疾病。希望正确而健康的饮食配方可以带给患者轻松又舒服的生活，早日驱赶疾病。

痱子

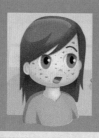

[**病症概述**] 痱子多发于炎夏，初起时为针尖大小红色斑疹，接着出现成群红色小丘疹或小水疱，有瘙痒或烧灼感，在天气转凉后数天内很快消退。好发于颈、胸、背、腹、女性乳房下及小儿头面部、臀部，消退后有轻度脱屑。

◎药用本草对症秘方◎

[**鱼腥草汤**]用于治痱子瘙痒难耐：取120克鱼腥草，洗净，水煎，待温，给患儿洗澡。

[**花椒水**]用于治疗痱子：将30克花椒洗净，放进锅中，加3000毫升水，煎煮，待温后洗患处。

[**滑石粉冰片**]用于治疗痱子：滑石粉35克，冰片10克，天花粉30克。共同和匀，沐浴后敷用。

◎食用本草对症秘方◎

[**马齿苋汤**]用于治疗痱子：取150克新鲜马齿苋，洗净，切碎，放进锅中，加水200毫升，煎水取汁，晾凉后外涂。

[**苦瓜汁**]用于治疗痱子瘙痒难耐：将1个苦瓜洗净，去瓤，切丝，装在碗中，加盐0.5克，搅拌均匀，腌制几分钟，揉汁涂抹患处。

[**丝瓜叶汁**]用于治疗痱子：将适量丝瓜叶洗净，切碎，捣成泥状，用干净的纱布绞挤汁液。以汁液涂搽患处。

湿疹

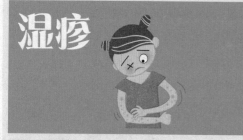

[**病症概述**]湿疹是一种常见的皮肤炎性皮肤病，有急性、亚急性、慢性三种，但基本都具有以下几个特点：持续性瘙痒；形态多样，原发疹中有丘疹、水疱等，继发疹中有糜烂、渗出等；反复发作，且可从一处迁延到另一处。

◎药用本草对症秘方◎

[**银花茶**]用于治疗湿疹：将15克银花洗净，水煎服，加适量汤饮用。

[**三叶汤**]用于治疗湿疹：将100克核桃树叶，80克麻柳树叶，50克麻叶，洗净，剪碎，放入砂锅内，加水500毫升，煎煮半小时，待凉涂抹患处。

[**车前草汤**]用于治疗急性肛门湿疹：车前草15克，龙胆草9克，羊蹄9克，乌蔹莓9克，黄柏6克，地肤子12克，明矾6克，野菊花9克。共碎成粗末，水煎洗患处。

◎食用本草对症秘方◎

[**萝卜藕汁饮**]用于血虚风燥型湿疹：将100克鲜藕和白萝卜，洗净去皮，切块，放进榨汁机榨汁，过滤后在汁中调入蜂蜜即可饮用。

[**金花菜饮**]用于治疗湿疹：金花菜鲜根30克，洗净，切断，水煎去渣饮服。

[**冬瓜粥**]用于治疗湿疹：将适量冬瓜洗净，去皮切块；再把30克粳米洗净，放进锅中，加入冬瓜，熬煮成粥即可。

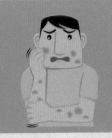

荨麻疹

[病症概述] 荨麻疹是一种临床常见的皮肤黏膜过敏性疾病，中医称为"瘾疹"。而中医学认为是风夹热或夹寒邪客于肌肤、不得疏泄；或胃肠湿热内生，阻于皮肤；或反复发作，迁延日久，往往是卫气虚不能固表，或因血虚生风所致。

◎药用本草对症秘方◎

[菊花冬瓜皮汤] 用于风热型的荨麻疹：将冬瓜皮 50 克洗净，切块；菊花 15 克洗净放进锅中，加入冬瓜皮和适量水，煎煮 15 分钟即可。

[当归生地赤芍饮] 用于治疗血虚风燥型荨麻疹：当归 10 克、生地黄 15 克、赤芍 15 克，洗净，水煎服。

[金银花苍术汤] 用于湿热型荨麻疹：金银花 10 克、苍术各 10 克，白鲜皮 15 克，水煎服。

◎食用本草对症秘方◎

[黑木耳炒竹笋] 用于荨麻疹：将黑木耳 20 克洗净，浸泡；竹笋 40 克洗净，切段；在油锅中下食油，加上黑木耳和竹笋，加盐炒熟即可。

[绿豆猪蹄汤] 用于荨麻疹：将绿豆 30 克和赤小豆洗净，浸泡；1 个猪蹄洗净，切块汆水；再把所有材料一起放进锅中，用中火煮 2 小时，加盐即可。

[芥菜炒甘蓝] 用于荨麻疹：将适量芥菜和甘蓝洗净，切段，放入油锅中煸炒，加盐即可。

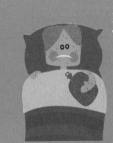

手足癣

[病症概述] 手足癣是手癣和足癣的总称。手癣是指发生在手掌和指间的皮肤癣菌感染。足癣是指发生于足跖部及趾间的皮肤癣菌感染。足癣是皮肤癣菌病中最常见的疾病，多见于成人，全世界流行。在足癣发病中，缺乏皮脂腺和穿着封闭性鞋子造成的湿润环境是最重要的因素。

◎药用本草对症秘方◎

[野菊花汤] 用于治疗手足癣：将适量野菊花根茎叶用清水洗净，再加水煎服。

[地骨皮白矾方] 用于治疗手足癣：将地骨皮 30 克、白矾 15 克同时放入盆中，加沸水 2000 毫升，加盖闷 10 分钟，盛出待温即可，浸泡患处。

[葛根汤] 用于手足癣：葛根 70 克、白帆、千里光，烘干研为细末，密封包装每袋 40 克。患者每晚取药粉 1 袋倒入盆中，加温水约 3000 毫升混匀，浸泡患足 20 分钟。

◎食用本草对症秘方◎

[黄豆水] 用于治疗手足癣：将黄豆 150 克砸成碎粒，加水煎煮，浸泡患处。

[白萝卜水] 用于治疗手足癣：将 1 个大白萝卜洗净，切片加水煮，待温浸泡患处。

[白头翁汤] 用于治疗手足癣：将头翁 60 克，煎水取汁，待温浸泡患处。

银屑病

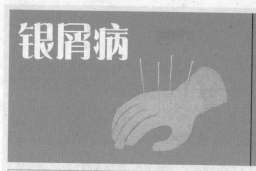

[病症概述] 牛皮癣也称银屑病，是一种常见的原因不明，并易复发的红斑、丘疹、鳞屑性慢性皮肤病，在红色丘疹或斑片上覆有银白色多层鳞屑，以四肢伸侧、头皮和背部较多。银屑病与遗传、细菌或病毒感染、精神紧张、内分泌失调、外伤、自身免疫、受潮等因素有关。

◎药用本草对症秘方◎

[槐花茅根汤] 用于牛皮癣：生槐花、白茅根、大生地、鸡血藤各 30 克，紫草根、赤芍、丹参各 15 克。水煎服。

[生地玄参饮] 用于牛皮癣：生地黄、元参、丹参各 30 克，麻子仁、山豆根各 10 克。水煎服。

[当归苦参汤] 用于牛皮癣：当归 12 克，苦参、苍术、白芍、胡麻仁、栀子、牛蒡子、荆芥、防风各 10 克，木通、甘草各 5 克。水煎服。

◎食用本草对症秘方◎

[金针炖蚌肉] 用于牛皮癣：将蚌肉 30 克洗净；金针菜 15 克和丝瓜络 10 克洗净，放进锅中，加适量水，共煮成汤。

[红枣炖鸽肉] 用于牛皮癣：将 1 只鸽子除杂，洗净切块；红枣 15 克和发菜 10 克洗净放进锅中加上鸽子，加水炖至鸽肉酥烂，调味即可。

[银花粳米粥] 用于牛皮癣：将粳米 60 克洗净，浸泡；金银花 9 克、知母 15 克、生石膏 30 克，各洗净，煎水取汁；再将粳米与药汁，熬煮成粥。

汗斑

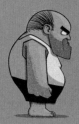

[病症概述] 汗斑即中医的紫白癜风，相当于西医的花斑癣。其是由一种嗜脂酵母圆形或卵圆形糠秕孢子菌所致的皮肤浅表慢性真菌感染，其皮损特征为点状或小片状淡褐色或灰白色鳞屑性斑疹、夏季发病，冬季隐匿，好发于胸背、腋下、面颈等汗腺丰富部位。

◎药用本草对症秘方◎

[石榴皮花椒汤] 用于汗斑：石榴皮、花椒、苦参、百部、蛇床子各 40 克。各药材洗净，放进锅中，加适量水，煎水取汁，外洗患处。

[蛇床子汤] 用于汗斑：取蛇床子 100 克，用纱布袋包装，加水 2000 ~ 3000 毫升，烧沸后再小火煮 30 分钟，倒出药液于浴盆中，待温时即可沐浴。

[夏枯草汤] 用于汗斑：适量夏枯草，煎水取汁，待温时涂擦患处。

◎食用本草对症秘方◎

[樱桃汤] 用于汗斑：樱桃肉 40 克，洗净沥干水分，捣烂，盛于玻璃瓶中，取其外涂患处。

[苦瓜陈醋汁] 用于汗斑：苦瓜 200 克（不用去籽）榨汁，加入陈醋 60 毫升，涂擦患处。

[陈醋姜汁] 用于汗斑：鲜山姜 20 克，洗净捣碎，放玻璃瓶中，加入米醋 100 毫升，浸泡 12 小时后备用，再用药液涂敷患处。

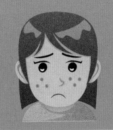

[病症概述] 痤疮俗称青春痘、粉刺、暗疮，是皮肤科常见病，多发病。痤疮常自青春期开始发生，好发于面、胸、肩胛间等皮脂腺发达部位。表现为黑头粉刺、炎性丘疹、继发性脓疱或结节、囊肿等。痤疮是一个容易复发的疾病，且本身病情轻重波动不定。

◎药用本草对症秘方◎

[鱼腥草山楂汤] 用于痤疮、小便黄短：将15克鱼腥草洗净沥干水，与山楂15克，地骨皮9克和枇杷叶共入锅，加水适量，中火煎20分钟，弃渣饮汁。

[金银花绿茶] 用于青春痘皮损，发红伴疼痛：金银花5克，绿茶5克，洗净，用沸水冲泡，代茶饮。

[桃仁山楂饮] 用于青春痘颜面皮肤油腻：将桃仁9克捣成泥状，与山楂9克一起用水煎，过滤取汁。

◎食用本草对症秘方◎

[柴胡粥] 用于女性青春痘，伴有痛经或月经不调：将柴胡15克，粳米100克洗净，放进锅中，煮成粥即可。

[香蕉荷叶山楂饮] 用于痤疮：将1张荷叶剪块，洗净；山楂30克洗净；香蕉2只去皮，切段；再将所有材料放进锅中，加水煎汤。

[薏仁绿豆粥] 用于痤疮：将薏苡仁100克和绿豆25克洗净，放进锅中，加适量水，用文火煮成粥，调入白糖即可。

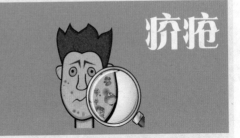

[病症概述] 疥疮是由于疥虫（或称疥螨）感染皮肤引起的皮肤病。疥虫寄生于皮肤中，挖掘"隧道"中产生机械刺激，其分泌物和排泄物引起过敏反应，导致感染者皮肤剧烈刺痒。本病多发生于冬季，病程长短不一，有的可迁延数月。

◎药用本草对症秘方◎

[夜交藤汤] 用于疥疮：取夜交藤200克，加水1000毫升浓煎，每日分2次外洗。

[苦参花椒汤] 用于疥疮：苍术500克，苦参250克。各药材洗净后，晒干，共研为末，炼蜜为6克左右的蜜丸。每次服1丸。

[苦参槟榔散] 用于疥疮：苦参、槟榔各50克。各材料洗净，晒干，研末油调搽患处。

◎食用本草对症秘方◎

[韭菜大蒜汁] 用于疥疮：将韭菜100克和大蒜3瓣捣烂，敷于患处。

[香椿汁] 用于疥疮：将适量香椿洗净，用捣蒜器捣碎后，用纱布包紧，外敷。

[冬瓜薏米瘦肉汤] 用于疥疮：将冬瓜200克洗净，切块；瘦肉200克洗净，切片；薏米15克和茯苓5克洗净；再将所有材料一起放进锅中，加水，用大火煮沸，再用小火煮成汤，放入调味品，即可食用。

皮肤龟裂

[病症概述] 皲裂常发生在手掌、足底、唇部、口角等处，皲裂最常见于足部，有时候和皮肤的纹理一致，短的不到1厘米，长的可以超过2厘米，深的裂口可以引起轻度出血，产生疼痛，一般在寒冷的季节，或从事露天作业以及接触脂溶性和吸水性物质的人群中多见。

◎药用本草对症秘方◎

[双白粉] 能润泽肌肤、止血，对治疗皲裂有疗效。取白蔹、白及、制大黄、冰片各20克，打粉外敷。

[生地玉竹汤] 能养阴润燥、清热凉血，能预防和治疗皲裂。取生地黄10克，玉竹15克，水煎服。

◎食用本草对症秘方◎

[香菇炖带鱼] 能润肤养血、补虚损，对防治皲裂效果佳。取香菇20克，洗净；带鱼1条除杂，洗净切块；再把两种材料一起放进锅中，加适量水，大火煮沸，用小火煮熟，加盐食用。

[桑葚燕窝蜂蜜饮] 能润肤生肌、补血滋阴、改善循环，对防治皲裂效果佳。取桑葚15克，燕窝10克，蜂蜜适量。桑葚、燕窝放进锅中，加水煎煮，20分钟后起锅，待温冷却后加蜂蜜调味即可。

[牛奶黑芝麻饮] 能保护皮肤，防止干燥，对预防皲裂有疗效。取牛奶100克，黑芝麻20克，将黑芝麻炒香，放进锅中，加上牛奶，煮开食用。

黄褐斑

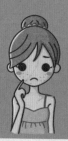

[病症概述] 黄褐斑俗称蝴蝶斑、肝斑、妊娠斑，为边界不清楚的褐色或黑色的斑片，多为对称性。黄褐斑多数与内分泌有关，尤其是和女性的雌激素水平有关，月经不调、妊娠、服避孕药或肝功能不好以及慢性肾病都可能出现黄褐斑。此外日晒和精神因素也会加重本病。

◎药用本草对症秘方◎

[桃仁红花饮] 能活血通经、破血化瘀，促进血液循环，对黄褐斑有治疗效果。取桃仁25克，红花15克，放进锅中，加适量水，煎服。

[当归桃仁饮] 能补血活血、化瘀、润燥，促进循环，对黄褐斑有疗效。取当归10克，桃仁20克，赤芍15克，洗净，水煎服。

◎食用本草对症秘方◎

[西红柿樱桃汁] 能凉血平肝、养血益气，富含维生素C对黄褐斑有疗效。取西红柿1个，樱桃10只，放进榨汁机榨汁饮用。

[猪肾薏米粥] 熬粥服用，能补肾益肤、养颜，对色斑、黄褐斑等有食疗效果。取猪肾半只，薏米30克，粳米80克，煮粥食用。

[三豆汤] 能凉血利尿、解毒，加速代谢，对黄褐斑有疗效。取黄豆、绿豆、赤小豆各30克，捣碎后，放进锅中，加适量水，煮汤服用。

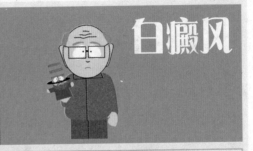

白癜风

[病症概述] 白癜风是一种常见的后天性色素减退性皮肤病，是由于皮肤和毛囊黑色素细胞内的酪氨酸酶系统的功能减退、丧失而引起的黑色素生成障碍，从而产生皮肤色素脱失斑。脱色斑从几毫米到数厘米大小不等，在进展期，皮损可以逐渐扩大，并不断有新的脱色斑出现。

◎药用本草对症秘方◎

[防风羌活汤] 具有解表、止痒的作用，对白癜风患者有一定的食疗作用。取防风20克，羌活15克，放进锅中，加适量水，用大火煮开，再用小火煎煮，待温即可服用。

[乌梢蛇防风汤] 具有祛风止痒的功效，对白癜风患者有一定的食疗作用。取乌鞘蛇20克，防风15克，水煎服。

[赤芍桃仁饮] 具有行气活血、化瘀消斑的作用，赤芍5克，桃仁8克，药材洗净，放进锅中，加适量水，用大火煮沸，再用中火煮，待温即可饮用。

◎食用本草对症秘方◎

[丝瓜炒木耳] 具有解毒的作用，适用于白癜风患者食用。取丝瓜100克，黑木耳50克，加盐清炒食用。

[木耳炒猪肝] 具有解毒、补血作用，适用于白癜风患者食用。取黑木耳80克，洗净泡发；猪肝100克，洗净，切块；将油锅置于火上，注油，待油热时，放下材料，炒至熟，加盐即可。

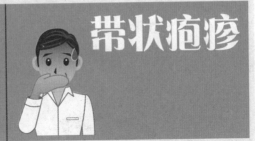

带状疱疹

[病症概述] 带状疱疹是由水痘－带状疱疹病毒所引起的，以沿单侧周围神经分布的簇集性小水疱为特征，发病前阶段，常有低热、乏力症状，发疹部位有疼痛、烧灼感，三叉神经带状疱疹可出现牙痛。带状疱疹常伴有神经痛，但多在皮肤黏膜病损完全消退后1个月内消失。

◎药用本草对症秘方◎

[龙胆草丹参汤] 能治疗带状疱疹。取龙胆草20克，丹参10克，川芎10克，大黄15克，水煎服。

[三黄栀子汤] 可泻火解毒，治疗带状疱疹有疗效。黄连10克，黄芩10克，黄柏10克，栀子15克，水煎服。

[当归栀子汤] 对带状疱疹有一定的疗效。当归5克，栀子10克，黄芩10克，甘草8克，水煎服。

◎食用本草对症秘方◎

[炒双菜] 能清热解毒、利水、消炎，对带状疱疹有食疗效果。取马齿苋80克，荠菜50克，加入油、盐炒食。

[马齿苋薏米粥] 能清热解毒、健脾化湿，对湿热所致病症有食疗效果。取马齿苋50克洗净，切段；薏米70克，洗净，浸泡，放进锅中，加适量水，待粥煮至米粒开花时，放入马齿苋，即可食用。

[茉莉花红糖饮] 能理气活血、解郁止痛，对该症状有缓解的作用。取茉莉花20克，洗净，放进锅中，加适量水，煮沸，加红糖50克，搅拌均匀即可饮用。

脱发

[病症概述] 脱发是指头发脱落的现象。病理性脱发是指头发异常或过度的脱落。脱发的主要症状是头发油腻，如同擦了油一样，亦有焦枯发蓬，缺乏光泽，有淡黄色鳞屑固着难脱，或灰白色鳞屑飞扬，自觉瘙痒等症状。中医学认为，脱发多由肾虚，血虚，不能上荣于毛发所致。

◎药用本草对症秘方◎

[黄柏苦参方] 用于脂溢性脱发：黄柏60克，苦参60克，川芎60克，枯矾30克，百部30克，川椒30克，煎水取汁，取药液涂擦于患处。

[侧柏叶方] 用于妇女脱发：将适量侧柏叶，洗净，水煎，取汁洗头。

[当归首乌方] 用于脂溢性脱发：当归、何首乌、白鲜皮、王不留行、白芷各50克。上药经过粉碎、笼蒸消毒后密封保存包装，每包10克。每晚用该药撒于头发根处，次日清晨梳去。

◎食用本草对症秘方◎

[菟丝子烩鳝鱼] 用于肝肾亏虚引起的脱发：将鳝鱼250克洗净除杂、切片，加水、淀粉、蛋清、盐煨好放在碗中；把菟丝子12克和干地黄洗净，煎水取汁；再将鳝鱼、药汁放入油锅中，待鱼片泛起即捞起。

[何首乌黑芝麻茶] 用于脱发：将已制过的何首乌洗净，煎水取汁，加入黑芝麻粉10克调匀即可。

少白头

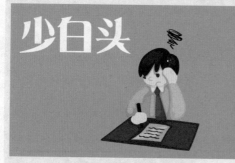

[病症概述] 有的人20多岁头发就白了，医学上称少年白发，俗称"少白头"。少白头是指青少年时期头发过早变白，满头头发呈花白状。中医学认为，血热、肾气虚弱、气血衰弱是造成白发的原因。头发的营养来源于血，如果头发变白或易于脱落，多半是肝血不足、肾气虚弱所致。

◎药用本草对症秘方◎

[梧桐子首乌汤] 用于少白头：梧桐子15克，何首乌25克，黑芝麻15克，熟地黄25克。水煎服。

[生地桑葚散] 用于少白头：将生地黄30克、桑葚30克共捣末。用水冲服。

[桑葚膏] 用于少白头：用纱布将适量桑葚挤汁过滤，装于陶瓷器皿中，文火熬成膏，加适量蜂蜜调匀即可。

◎食用本草对症秘方◎

[补肾黑发汤] 用于少白头：将黑芝麻粉150克与何首乌粉10克，加糖适量，煮成浆状，开水冲服。

[何首乌红枣粥] 用于须发早白和头发枯黄：何首乌50克洗净，煎取汁液；粳米100克洗净，红枣10克，将药汁放入粳米中，加入红枣，加水煮成粥，加入红糖调味即成。

[双黑粥] 用于少白头：黑芝麻、黑豆子、枸杞子、何首乌各30克，红枣6枚，粳米50克，洗净，一起放入砂锅中，加适量水，煎煮成粥，加入红糖适量拌匀，即可服用。

| 第八章 |

常见五官科病症的本草秘方

　　大多数人会患有五官科的疾病，如红眼病、鼻炎、耳聋等棘手的疾病，虽不会危及性命，但在生活中也会给患者带来诸多不便，常常会使患者措手不及。本章共介绍了10种五官科常见疾病，如沙眼、青光眼、红眼病、鼻窦炎等，分别详细介绍了有关的病症类型以及对症的本草秘方，患者可以根据不同的病症选择更适合的本草秘方。五官科疾病并不可怕，可怕的是没有及时进行治疗和预防，衷心希望这些药用本草和食用本草配方能给患者带来健康。

沙眼

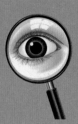

[病症概述]因病眼睑结膜粗糙不平，形似沙粒，故名沙眼。沙眼早期症状不明显，部分病人会觉眼刺痒、干涩、见风流泪，晨起时眼角有少量的分泌物，常觉眼睛疲劳不适，睁不开眼等。本病常因外感风热毒邪，或湿热内蕴与毒邪相合，眼部不洁等所致。

◎药用本草对症秘方◎

[大黄生地汤]用于湿热所致沙眼：大黄、红花、白芷、防风各10克，当归、栀子仁、黄芩、赤芍、生地黄、连翘各12克，生甘草6克。水煎服，每日1剂。

[连翘桔梗汤]用于热毒所致沙眼：金银花、连翘各15克，桔梗12克，薄荷6克（后煎），淡竹叶10克，甘草6克，防风10克，天花粉12克，牛蒡子10克，芦根10克。水煎服，每日1剂。

[秦皮汤]用于治疗沙眼：秦皮15克，煎水，去渣，用汁涂洗眼部，每日2次。

◎食用本草对症秘方◎

[盐水]用于消毒杀菌：取1茶匙盐，溶于650毫升水中，用盐水洗涂眼部。

[猪肝萝卜汤]用于儿童沙眼：猪肝50克，处理干净，胡萝卜150克，洗净后切碎，共入锅，加水一碗，少加些油、盐，用大火煮沸，再用小火煮烂，一次吃完，每日3次，连用1周。

青光眼

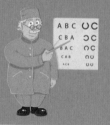

[病症概述]青光眼是常见的老年病之一，表现有严重的头痛、眼痛、恶心、呕吐、虹视，严重时眼部充血，眼睑水肿，角膜混浊，失去光泽，瞳孔扩大。中医学认为，青光眼是由风、火、痰、郁及阴阳失调，引起肝气郁结，肝肾阴虚，气血失和，珠内气血津液不行等所致。

◎药用本草对症秘方◎

[当归川芎汤]用于气血不行所致青光眼：当归10克，川芎5克，熟地黄5克，白芍6克。水煎服，每日1剂。

[龙胆草方]用于肝郁气结型青光眼：龙胆草、山栀子、赤芍、菊花各12克，黄芩18克，夏枯草、茺蔚子各30克，生地黄、石决明、大黄各15克，荆芥穗、半夏、甘草各9克。水煎服，每日1剂。

[茯苓桂枝汤]用于肝郁气结型青光眼：茯苓15克，桂枝9克，生石决明15克，夏枯草9克。水煎服，每日1剂。

◎食用本草对症秘方◎

[桂圆红枣汤]用于气血津液不行青光眼：将桂圆肉20克，红枣20枚，加水熬成汤。

[鲤鱼赤豆汤]用于青光眼导致的水肿：将鲤鱼处置干净，加赤小豆40克（纱布包），入锅同煮，至鱼熟汤浓，加葱花、料酒、精盐调味，去赤小豆即可。

[甲鱼汤]用于阴阳失调所致青光眼：甲鱼1只，处理干净，杜仲9克入纱布包，以料酒、精盐调味，隔水蒸，去纱布包即可。

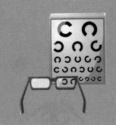

白内障

[病症概述] 白内障是老年常见病之一，以晶状体混浊而致视力减退甚至失明为特点，本病初起，自觉视物微昏糊，犹如眼睛遮晴，擦之视糊不减，然后视力逐渐减退，最终只见手动，或存光感。本病多因年老体弱、肝肾两亏，或脾失健运、精不上荣所致。

◎药用本草对症秘方◎

[熟地泽泻汤] 用于肝肾亏虚型白内障：熟地20克，泽泻、山茱萸各8克，丹皮、枸杞子、菊花各10克，桑葚、茯苓、山药、菟丝子、当归、枳实各12克，黄精20克。水煎服，每日1剂，分3次服用。

[车前子汤] 用于肝火郁热型白内障：车前子20克，用纱布包煎（不要包得过紧）半小时，水以没过药包为度。1剂药煎2次，第一次药液内服，第二次清洗眼睛。每日3次。

◎食用本草对症秘方◎

[芥蓝柠檬汁] 用于预防老年性白内障：芥蓝菜150克，柠檬汁15毫升。芥蓝菜洗净切小段焯过后，加少许温水打成汁，再加入新鲜柠檬汁搅匀即可。

[雪里蕻] 用于预防老年性白内障：雪里蕻150克，洗净，放进油锅中，炒菜食用。

[淫羊藿母鸡汤] 用于肝肾亏虚型白内障：淫羊藿30克，淡豆豉15克，母鸡肉250克。将淫羊藿捣为末，放入纱布袋内，与鸡肉及调料置于砂锅中，炖至快熟时加入豆豉炖至烂熟即可。

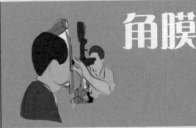

角膜炎

[病症概述] 角膜炎分溃疡性角膜炎和非溃疡性角膜炎，由内外不同因素引起，多因角膜外伤、细菌及病毒侵入角膜引起的炎症。患眼有异物感，刺痛甚至烧灼感。球结膜表面混合性充血，伴有怕光、流泪、视力障碍和分泌物增加等症状。

◎药用本草对症秘方◎

[板蓝根银花汤] 用于病毒性角膜炎：板蓝根、大青叶、金银花各15克，羌活、黄连、黄芩、黄柏、栀子、野菊花、决明子各10克，荆芥、防风、生甘草各6克。水煎服，每日1剂，分2次服用。

[黄芩汤] 用于病毒性角膜炎：鱼腥草、黄芩各50克。煎取2道汁，第一道汁口服，第二道清洗眼睛，每日1剂。

[防风荆芥汤] 用于单纯疱疹病毒性角膜炎：板蓝根15克，金银花10克，黄芩10克，连翘10克，薄荷6克，荆芥10克，防风10克，柴胡6克，蒲公英10克，桔梗10克，甘草3克。水煎服，每日1剂，分2次服用。

◎食用本草对症秘方◎

[葡萄汁] 用于眼痛、角膜炎：葡萄适量，去皮及核，榨汁，每次150毫升，每日1次。

[花菜] 用于肝火郁热型角膜炎：花菜适量，清炒即可。

[桑叶粥] 用于角膜炎：20克桑叶煎汁，去渣留汁，与粳米100克煮成粥。

流行性出血性结膜炎

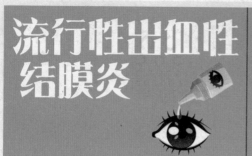

[病症概述] 结膜炎俗称"红眼病"，季节性传染病，传染性极强。患病早期，患者感到双眼发烫、烧灼、眼红，紧接着眼皮红肿、怕光、流泪。结膜炎最常见的病因是微生物感染，包括细菌、病毒、衣原体、真菌等感染或免疫性病变以及全身性疾病都可引起结膜炎。

◎药用本草对症秘方◎

[车前子薄荷汤] 用于肝火郁热型结膜炎：车前子 20 克，薄荷 15 克。放进锅中，加适量水，水煎或泡茶饮用。每日 1 剂。

[密蒙花菊花汤] 用于肝火郁热型结膜炎：密蒙花 10 克，木贼 10 克，石决明 8 克，菊花 15 克。各药材洗净，放进锅中，加适量水，煎服，每日 1 剂。

[蒲公英茶] 用于病毒感染所致结膜炎：蒲公英 10 克，桑叶 10 克。泡茶饮用，每日 1 剂。

◎食用本草对症秘方◎

[花菜西红柿] 用于结膜炎：花菜 150 克，西红柿 3 个，洗净，炒菜食用。

[马齿苋汤] 用于细菌感染所致结膜炎：黄花菜 100 克，马齿苋 150 克，苍术 15 克，炖汤食用。

[丝瓜猪肝汤] 用于肝火郁热型结膜炎：丝瓜 1 条，猪肝 150 克，苍术 15 克。各材料洗净，放进锅中，加适量水，炖汤，加盐即可食用。

耳鸣

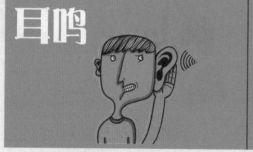

[病症概述] 耳鸣是一种常见的临床症状，它并不是一种疾病。饮食不节，饮酒厚味肥甘，郁久化火，或情志抑郁，肝气失于疏泄，郁而化火，清窍被蒙，则发生耳鸣之症。对于多数原因不明的耳鸣患者，可以接受一些耳鸣的治疗，以减轻耳鸣对患者的影响。

◎药用本草对症秘方◎

[枸杞子] 用于肾虚所致耳鸣：枸杞子 10 克，洗净泡茶，喝茶吃枸杞子，每晚临睡前 1 次。

[黄芪羌活汤] 用于肾气虚弱所致耳鸣：黄芪 20 克，白蒺藜、羌活各 9 克，制附子 (先煎)3 克，羊肾 (焙干)2 个，葱白 2 根。水煎服，每日 1 剂，分 3 次服用。

[白芷川芎粉] 用于肝气失泄所致耳鸣：白芷、石菖蒲、苍术、陈皮、细辛、厚朴、半夏、桂枝、通草、苏叶、川芎、甘草各取 45 克。将上药研为粉末，每次取 15 克，与生姜 5 片，葱白 2 根，加水同煎，睡前服用，每日 1 剂。

◎食用本草对症秘方◎

[猪皮煲] 用于辅助治疗耳鸣：猪皮 60 克，香葱 60 克。将猪皮、香葱洗净同剁烂，稍加食盐，蒸熟调味即可。

[芹菜槐花汤] 用于肝火郁结型耳鸣：芹菜 100 克，槐花 20 克，车前子 20 克。将芹菜洗净切段，槐花、车前子分别用纱布包扎紧，放进锅中，加适量水，炖汤，去槐花及车前子，炖好后调味即可。

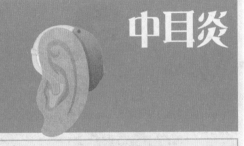

中耳炎

[病症概述] 中耳炎是中耳鼓室黏膜的炎症，是一种常见性疾病，分为急性与慢性中耳炎。急性中耳炎是由于中耳内发生了细菌感染，故医学上称为"急性化脓性中耳炎"。中耳炎主要表现为耳流脓、耳聋，急性中耳炎有耳痛。多由细菌感染引起。

◎药用本草对症秘方◎

[核桃枸杞] 用于肾虚所致中耳炎：核桃仁2个，五味子7粒，枸杞子20粒，睡前细嚼，蜂蜜水送服，每晚1次。

[蒲公英汁] 用于细菌感染所致中耳炎：鲜蒲公英适量，揭碎去渣留汁，用汁滴耳，每次5滴，每日3次。

[黄柏汁] 用于化脓性中耳炎：黄柏50克，煎取浓汁，用汁滴耳，每次6滴，每日3次。

◎食用本草对症秘方◎

[丝瓜海带汤] 用于肝胆湿热所致中耳炎：丝瓜1条，海带100克，鸡蛋2个。丝瓜洗净切条，海带泡软洗净切块，炖汤食用。

[绿豆红豆汤] 用于肝胆湿热所致中耳炎：绿豆50克，红豆50克。食材泡发好并洗净，放进锅中，加适量水，用大火煮沸，再用中火煮至豆熟，即可食用。

[素炒双苋] 用于细菌感染所致中耳炎：马齿苋、苋菜各适量，洗净，切段，将锅置于火上，注油，待油热时，加入材料。炒熟后加盐即可。

耳聋

[病症概述] 听觉系统中传音、感音及其听觉传导通路中的听神经和各级中枢发生病变，引起听觉功能障碍，产生不同程度的听力减退，统称为耳聋。耳聋的原因很多，如药物使用不当，对耳蜗神经造成损害；血管痉挛、过度疲劳、内分泌失调等。

◎药用本草对症秘方◎

[骨碎补汤] 用于老年性肾虚耳聋：骨碎补15克，补骨脂10克，牛膝10克，桑寄生10克。水煎服，每日1剂。

[熟地黄柏汤] 用于阴虚火旺所致耳聋：熟地黄50克，黄柏10克，石菖蒲10克。水煎服，每日1剂。

[路路通] 用于治疗耳聋：路路通15克，先用冷水浸泡1小时，水煎取汁，频饮。每日1剂。

◎食用本草对症秘方◎

[黑芝麻牛奶] 用于肝肾亏虚所致耳聋：先将黑芝麻30克洗净晒干，入锅用小火炒熟出香，趁热研成细末。将鲜牛奶200毫升倒入锅中，加入黑芝麻细末、白糖，用小火煨煮至沸腾即可。

[猪肾黑豆煲] 用于肾虚所致耳聋：猪肾2个，黑豆60克。共煲烂熟，调味佐膳服食。

[人参鹌鹑蛋汤] 用于肾气虚弱所致耳聋：人参10克，黄精10克，鹌鹑蛋10个。洗净，共放进锅中，加上适量水，炖汤食用。

鼻炎

[病症概述] 鼻炎指的是鼻腔黏膜和黏膜下组织的炎症。本病主要症状为鼻流浊涕、通气受碍、嗅觉失灵、头胀头痛等，发病大多与伤风感冒相关。中医学认为，鼻炎是由于脾肺虚弱，肺气不足，卫外不固，不能抗御外邪，易感受风热、风寒之邪所致。

◎药用本草对症秘方◎

[辛夷桃仁汤] 用于气滞血瘀型鼻炎：赤芍、川芎、红花、辛荑花、当归尾、丹参各10克，郁金、桃仁各15克，细辛3克。水煎服，每日1剂，分2次服用。

[辛夷党参汤] 用于肺气虚弱所致鼻炎：党参、黄隶、五味子、荆芥、桔梗、诃子、苍耳子、辛荑花各10克，炙甘草8克，细辛3克。水煎服，每日1剂，分2次服用。

[银花连翘汤] 用于风热感冒所致鼻炎：金银花10克，连翘10克，菊花10克，竹叶10克，牛蒡子6克，桔梗10克，薄荷3克，生甘草6克。水煎服，每日1剂，分2次服用。

◎食用本草对症秘方◎

[辛夷鸡蛋汤] 用于缓解鼻炎的症状：辛夷花15克，放入砂锅内，加清水2碗，煎取1碗；鸡蛋2个，煮熟去壳，刺小孔数个；砂锅中倒入药汁煮沸，放入鸡蛋同煮片刻，饮汤吃蛋。

[桃仁粳米粥] 用于气滞血瘀型鼻炎：桃仁10克，粳米50克，煮粥食用。

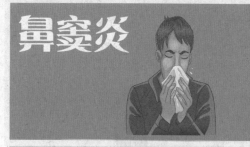

鼻窦炎

[病症概述] 鼻窦炎是一种常见病，以鼻塞、多脓涕、头痛及嗅觉障碍为主要特征。中医学认为本病多因外感风寒、肺经风热、胆腑郁热、脾经湿热、肺脾气虚等所致。一般可有头昏、易倦、精神抑郁、萎靡不振、纳差、失眠、记忆力减退、注意力不集中、工作效率降低等症状。

◎药用本草对症秘方◎

[土茯苓] 用于鼻窦炎：土茯苓30克。水煎服，每日1剂，分2次服用。

[连翘葛根汤] 用于肺热所致鼻窦炎：连翘10克，葛根15克，荆芥10克，薄荷10克，苍耳子10克，辛夷花10克，黄芩10克，栀子10克，菊花10克，白芷10克。水煎，每日1剂，分3次服用。

[人参荆芥汤] 用于肺气虚寒型鼻窦炎：细辛3克，荆芥10克，人参10克，辛夷花10克，苍耳子10克，白芷10克，黄芪15克，防风10克，川芎6克。水煎服，每日1剂，分3次服用。

◎食用本草对症秘方◎

[黄花鱼头汤] 用于鼻窦炎：取胖鱼头100克，洗净后用热油两面稍煎待用。将大枣15克去核洗净，黄芪30克，白术15克，苍耳子10克，白芷10克，生姜3片同放砂锅内与鱼头一起煎汤，待熟后，吃肉饮汁。

[丝瓜花茶] 肺气不宣所致鼻窦炎：取丝瓜花5克，开水冲泡。

下篇
常见本草
调养宜忌

　　"生"即"生命""生存""生长"之意；"养"即"保养""调养""补养"之意；而"养生"，简单来说就是就通过各种方法来颐养生命、增强体质、预防疾病、延年益寿的一种活动。随着生活水平的不断提高，人们的养生意识也在逐步地增强，养生不再只是老年人的事情，年轻人也慢慢地被卷进了这个风潮。但并不是所有的人都适合用同一套养生方法，也就是说不同的人群，其养生方法不一样，所需要的食物也不尽相同。这里针对女性、男性、孕产妇、儿童、中老年人五类人群，收集整理了相应的本草养生秘方，方便读者速查。

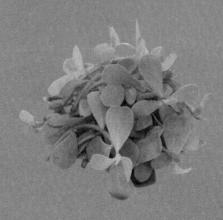

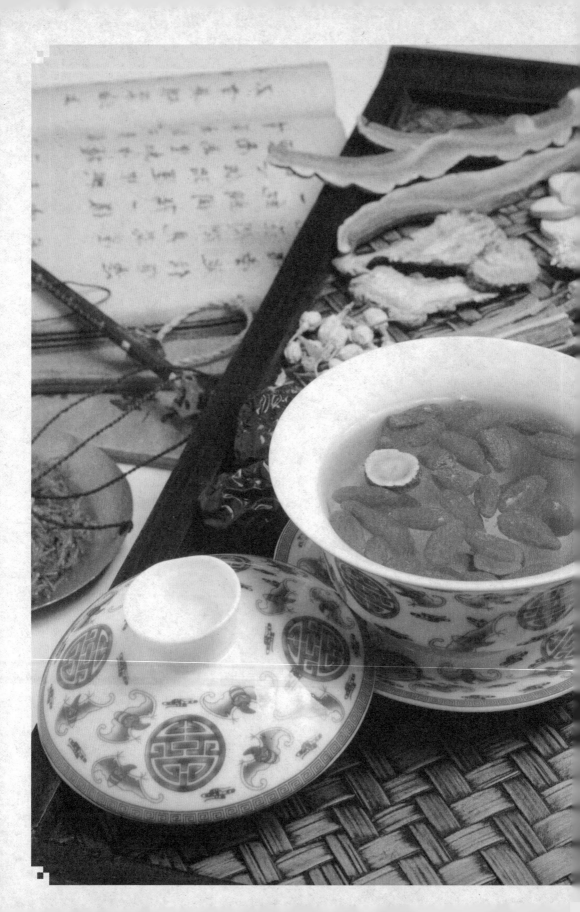

第一章

本草应用指南

　　《本草纲目》讲述药材具有四性五味、升降浮沉等药性，并能按照中医药理论指导应用于临床。不少人已经领悟到了它们的种种好处，常用中药材单煎或者配合食物煮成药膳来为自己和家人滋补身体，这是一种非常健康的生活方式。但是中药材和人们日常食用的各种食物又有所不同，于是人们在滋补身体的同时，心中难免会存有疑问：怎样选择中药材才能吃得安心、吃得放心呢？那首先得了解药材的四性五味、配伍方法以及用药禁忌。

第 1 条｜四性——寒、凉、温、热

中医讲究辨证施治，无论是养生还是治病，都需要根据每个人不同的体质和症状加以施药。中药养生是利用药材之偏性来矫正脏腑机能之偏，使体质恢复正常平和。中医将药材分成四性、五味，"四性"即寒、热、温、凉四种不同的性质，也是指人体食用后的身体反应。如食后能减轻体内热毒的药材属寒凉之性，吃完之后能减轻或消除寒证的药材属温热性。

1 寒凉性中药材——清热、泻火、解暑、解毒

寒凉性质的中药材有清热、泻火、解暑、解毒的功效，能解除或减轻热证，适合体质偏热，如易口渴、喜冷饮、怕热、小便黄、易便秘的人，或一般人在夏季食用。寒与凉只在程度上有差异，凉次于寒。

代表药材：石膏、知母、金银花、黄连、栀子、菊花、板蓝根、鱼腥草、马齿苋等。

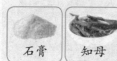

石膏　　知母　　金银花　　菊花

2 温热性中药材——抵御寒冷、温中补虚、暖胃

温热性质的中药材有抵御寒冷、温中补虚、暖胃的功效，可以消除或减轻寒证，适合体质偏寒，如怕冷、手脚冰冷、喜欢热饮的人食用。

黄芪　　当归　　补骨脂　　锁阳

代表药材：黄芪、当归、桂圆肉、鹿茸、肉苁蓉、淫羊藿、锁阳、肉桂、补骨脂等。

3 平性中药材——开胃健脾、强壮补虚

平性的药材介于寒凉和温热性药食材之间，具有开胃健脾、强壮补虚的功效并容易消化。各种体质的人都适合食用。

代表药材：党参、太子参、灵芝、蜂蜜、莲子、甘草、银耳、黑芝麻、玉竹、麦芽等。

党参　　太子参　　灵芝　　蜂蜜

第 2 条｜五味——酸、苦、甘、辛、咸

"五味"为酸、苦、甘、辛、咸五种味道，分别对应人体五脏，酸对应肝、苦对应心、甘对应脾、辛对应肺、咸对应肾。

1 酸味中药材——"能收，能涩"

酸味药材对应于肝脏，大体都有收敛固涩的作用，可以增强肝脏的功能，常用于盗汗自汗、泄泻、遗尿、遗精等虚症，如五味子，可止汗止泻、缩尿固精。食用酸味还可开胃健脾、增进食欲、消食化积，如山楂。

酸性食物还能杀死肠道致病菌，但不能食用过多，否则会引起消化功能紊乱，引起胃痛等症状。

代表药材：五味子、浮小麦、吴茱萸、马齿

苋、佛手、石榴皮、五倍子等。

五味子　　浮小麦　　吴茱萸　　佛手

2 苦味中药材——"能泻能燥能坚"

苦味药材有清热、泻火、除燥湿和利尿的作用，与心对应，可增强心的功能，多用于治疗热证、湿证等病证，但食用过量，也会导致消化不良。

代表药材：绞股蓝、白芍、骨碎补、赤芍、栀子、槐米、决明子、柴胡等。

绞股蓝　　白芍　　栀子　　赤芍

3 甘味中药材——"能补能和能缓"

甘味药材有补益、和中、缓急的作用，可以补充气血、缓解肌肉紧张和疲劳，也能中和毒性，有解毒的作用。多用于滋补强壮、缓和因风寒引起的痉挛、抽搐、疼痛，适用于虚证、痛症。甘味对应脾，可以增强脾的功能。但食用过多会引起血糖升高，导致糖尿病等。

代表药材：丹参、锁阳、沙参、黑芝麻、银耳、桑葚、黄精、百合、地黄等。

丹参　　沙参　　黑芝麻　　银耳

4 辛味中药材——"能散能行"

辛味药材有宣发、发散、行血气、通血脉的作用，可以促进肠胃蠕动，促进血液循环，适用于表证、气血阻滞或风寒湿邪等病症。但痔疮、便秘的老年人要少吃。

代表药材：红花、川芎、紫苏、藿香、生姜、益智仁、肉桂等。

红花　　紫苏　　生姜　　益智仁

5 咸味中药材——"能下能软"

咸味药材有通便补肾、补益阴血、软化体内酸性肿块的作用，常用于治疗热结便秘等症。当发生呕吐、腹泻不止时，适当补充些淡盐水可有效防止发生虚脱。但心脏病、肾脏病、高血压的老年人不能多吃。

代表药材：蛤蚧、鹿茸、龟甲、乌贼骨等。

蛤蚧　　鹿茸　　龟甲　　乌贼骨

第 3 条 | 归经——药物作用侧重部位

归经是药物作用的定位概念，即表示药物作用部位，反映了药物在机体效应的部位各有侧重。例如，心主神志，当出现精神、思维、意识异常的症候表现，如昏迷、癫狂、呆痴、健忘等，可以推断为心的病变。能缓解或消除上述病变的药物，如开窍醒神的麝香、镇静安神的朱砂、补气益智的人参皆入心经。因此，人们平时在用药的时候，对于归经理论还是需要有一定的了解。只有在认清药物的性味、归经等基本要素的基础上，才能更加科学、安全的用药。

第 4 条｜十六类药材，各显其能

中药材大致可分为16大类，它们分别为补虚药、解表药、清热药、祛风湿药、芳香化湿药、利水渗湿药、温里药、理气药、消食药、活血化瘀药、止血药、化痰止咳平喘药、安神药、平肝息风药、收涩药以及泻下药。每类中药材都有其独特的功效，以下一一为您介绍。

1 补虚药

凡是能补充人体气血阴阳的不足，改善脏腑功能、增强体质，以提高抗病能力，用来治疗虚证的药物，都称为补虚药或补益药。本类药物根据其功效和主治的不同，常分为补气药、补血药、补阴药、补阳药四类，分别针对气虚证、血虚证、阴虚证、阳虚证的治疗。

补虚药大多甘甜滋腻，中医讲"滋腻碍脾"，服用后易引起腹胀，因此服用时适当配伍健脾消食药，以促进脾胃运化，使补虚药充分发挥作用。

2 解表药

凡能解表、发汗，用以发散表邪、解除表证的药物，称为解表药或发表药，根据解表药的药性和主治差异，一般将其分为发散风寒药和发散风热药两类，又称辛温解表药与辛凉解表药。发散风寒药多属辛温，适用于风寒表证。发散风热药多属辛凉，用于风热表证。

解表药多属辛散轻扬之品，不宜久煎，以免有效成分挥发而降低疗效，对解表药发汗力较强的药物应控制用量，中病即止，以免发汗太过而耗伤津液，导致亡阳或亡阴。

3 清热药

清热药是以清解里热为主要作用的药物，分为清热泻火药、清热燥湿药、清

热解毒药、清热凉血药、清退虚热药5大类。此类药药性大多寒凉，少数平而偏凉，味多苦，或甘，或辛，或咸，主要用于治疗热病高热、痢疾、痈肿疮毒，以及目赤肿痛、咽喉肿痛等呈现各种里热证候。清热泻火药主治气分实热证以及脏腑火热证，清热燥湿药主治湿热证，清热凉血药主治血热证，清热解毒药主治热毒证，清虚热药主治虚热证。

本类药物药性寒凉，易伤脾胃，久服能损伤阳气，故阳气不足、脾胃气虚、食少便溏者慎用；苦寒药物又易化燥伤阴，阴虚者亦当慎用。

4 祛风湿药

凡以祛除风寒湿邪，治疗风湿痹证为主的药物，称为祛风湿药。此类药物辛散祛风，苦燥除湿，有祛风除湿、通利关节、宣痹止痛等作用，主要用于关节疼痛、肌肉麻木等痹证。

此类药多为辛温燥散之品，容易伤阴耗血，故阴虚血亏者当慎用，若病程较长，经久不愈者，可制成酒剂、丸剂或散剂服用。

5 芳香化湿药

凡气味芳香，能化湿运脾，以治疗湿困脾胃为主要作用的药物，称为芳香化湿药。主要用于湿浊内阻，脾胃湿困，运化失常所致的腹部胀满、呕吐泛酸、大便溏薄、食少体倦、舌苔白腻等症。

本类药多辛温燥热，易耗气伤阴，故阴虚血燥及气虚者宜慎用。

6 利水渗湿药

凡能通利水道，渗湿利水，以治疗水湿内停为主要作用的药物，称为利水渗湿药。本类药味多甘淡，性寒凉或平，多入膀胱、脾及小肠经，具有利水消肿、利尿通淋、利胆退黄等作用，主要用于小便不利、水肿、泄泻、痰饮、淋证、黄疸、湿疮、带下等水湿所致的各种病证。

本类药物渗利，易耗伤津液，因此阴虚津亏者应慎用。

7 温里药

凡以温里散寒，以治疗里寒证为主的药物，称为温里药，本类药多味辛性温热，主入脾、胃、肾、心经，兼入肝、肺经，主要有温里散寒、温经止痛、补火助阳的作用，兼能化痰、杀虫、止呃，主要用于脘腹冷痛、呕吐泄泻、胸痹疼痛、冷汗自出、四肢厥逆、脉微欲绝等里寒证。

本类药材多辛热燥烈，易耗阴助火，凡实热证、阴虚证及孕妇忌用，天气炎热时以及素体火旺者应减少用量。

8 理气药

以疏理气机为主要作用，治疗气滞或气逆证为主的药物，称为理气药，又名行气药。理气药味多辛苦芳香，能调气健脾、疏肝解郁、理气宽胸、行气止痛、破血散结，兼能消积、燥湿。主要用来治疗气滞腹胀、乳房胀痛、抑郁不乐、疝气疼痛、胁肋疼痛、月经不调及食积腹胀等症。

本类药多辛温香燥，易耗气伤阴，故气阴不足者慎用。

9 消食药

凡以消食化积、除腹胀为主要功效，治疗体内饮食积滞证的药物，称为消食药。消食药，味多甘、平，少数偏温，主归脾、胃经，功能消化食积，增进食欲，主要用治饮食不消、宿食停留所致之脘腹胀闷、不思饮食、嗳腐吞酸、恶心呕吐、大便失常，以及脾胃虚弱、纳谷不佳、消化不良等症。

此类药作用较缓和，但仍有耗伤正气之弊，所以气虚无积滞者慎用。

10 活血化瘀药

凡以通利血脉、促进血行、消散瘀血为主要功效，用于治疗瘀血病证的药物，称为活血化瘀药，此类药性味多辛、苦、温，入心、肝经。主要治疗内科胸、腹、头痛，中风不遂，肢体麻木，跌仆损伤，疮痈肿痛，闭经，产后腹痛等症。

临床使用本类药时，为提高活血化瘀之效，常配伍理气药同用。在治疗疾病时，须辨证论证，如寒凝血瘀者配温里散寒药；热性血瘀者常配伍清热凉血药同用；痰瘀阻滞者配化痰除湿药同用；风湿痹阻、经脉不通者，当与祛风湿药同用。但使用时应注意，本类药物易耗血动血，月经过多、出血无瘀者忌用，孕妇慎用或忌用。

11 止血药

凡抑制体内外出血，治疗各种出血病证为主的药物，称为止血药。本类药药性有寒、温、敛、散之异，功效有凉血止血、温经止血、化瘀止血、收敛止血之别，可随证应用于咳血、吐血、便血、尿血、鼻出血、崩漏、紫癜以及外伤出血等各种出血症。

"止血不留瘀"，使用这类药时，须注意有无瘀血，若瘀血未尽，应酌情加活血化瘀药。

12 化痰止咳平喘药

凡以祛痰或消痰为主要作用的药物，称为化痰药；抑制或减轻咳嗽和喘息的药物，称为止咳平喘药，常统称为化痰止咳平喘药。这类药主要具有祛痰、镇咳、平喘、抑菌、抗病毒、消炎的作用，咳嗽每多夹痰，故化痰止咳平喘三者常同用。

在治疗疾病时，要辨证应用，若有表证者，当配伍解表药同用。若有里寒者，配干姜、肉桂等温里散寒药同用。若虚劳咳嗽者常配五味子、冬虫夏草、蛤蚧等补虚敛肺药同用。此外，"脾为生痰之源"，故常配健脾燥湿药同用，如白术、莱菔子、白扁豆等。"气滞则痰凝、气行则痰消"，所以也常配伍理气药同用，可加强化痰之功。

13 安神药

安神药具有安神定志、镇静催眠的作用，对于心烦失眠、心律失常、心肌缺血、血压高，以及多梦等多种睡眠质量不高的病证均有良好的疗效。

安神药主要以种子类、根茎类为主，常与补血药、滋阴药、补益心脾药配伍同用，治疗心神不宁、血虚阴亏证。若因火热所致的失眠，也可配伍清泻心火药，如知母、栀子、芦根等，若阴虚血少者，应配伍养阴补血药，如阿胶、熟地黄、何首乌等。

14 平肝息风药

凡以平肝潜阳、息风止痉为主要作用，主治肝阳上亢或肝风内动病证的药物称为平肝息风药。平肝息风药皆入肝经，多为介类、昆虫等药物，现代常用来治疗高血压、高血脂、中风、癫痫、帕金森病、小儿惊风、破伤风等病证。

使用平肝息风药时应注意，脾虚者不宜用寒凉之品，阴虚者忌温燥之品。

15 收涩药

凡具有收敛固涩的作用，以治疗各种滑脱病证为主的药物统称为收涩药，又称为固涩药。此类药大多性酸涩，分别具有固表止汗、敛肺止咳、涩肠止泻、收敛止血、固精缩尿、收敛止血、燥湿止带等作用，主要用于治疗自汗盗汗、虚喘久咳、久泻久痢、遗精滑泻、遗尿或尿频、带下过多、下血崩漏等滑脱不禁之证。

应用收涩药治疗以上病证，属于治标，所以应配合补虚药同用，标本兼治，纠正体虚症状。使用收涩药时应注意，凡表邪未去，湿热泻痢、血热出血，内热未清者，皆不宜使用。

16 泻下药

能引起腹泻，具有润肠通便作用的药物，称为泻下药。根据泻下程度的不同，一般可分攻下药、润下药和峻下逐水药三类。主要用于大便秘结，胃肠积滞，湿热内结及水肿停饮等里实证。

攻下药的作用较猛，峻下逐水药（临床上极少用）尤为峻烈，这两类药物奏效迅速，但易伤正气与脾胃，年老体衰、体质偏弱者当慎用；奏效后立即停药，慎勿过量，以免损伤胃气；妇女胎前产后及经期应忌用。润下药多为植物的种仁或果仁，富含油脂，具有润滑作用。

第 5 条｜中药配伍方法——"七情"

　　"配伍"是指按病情需要和药性的特点，有选择地将两味以上的药物配合使用。但不是所有的中药都可配伍使用，中药的配伍也存在相宜相忌。历代医家将中药材的配伍关系概括为七种，称为"七情"。

　　（1）单行——用单味药治病。如独参汤，单用人参补气救脱。

　　（2）相使——将性能功效有共性的药配伍，一药为主，一药为辅，辅药能增强主药的疗效。如黄芪与茯苓配伍，茯苓能助黄芪补气利水。

　　（3）相须——将药性功效相似的药物配伍，可增强疗效。如桑叶和菊花配伍，可增强清肝明目的功效。

　　（4）相畏——即一种药物的毒性作用能被另一种药物减轻或消除。如附子配伍干姜，附子的毒性能被干姜减轻或消除，所以说附子畏干姜。

　　（5）相杀——即一种药物能减轻或消除另一种药物的毒性或副作用。如干姜能减轻或消除附子的毒副作用，因此说干姜杀附子之毒。由此而知，相杀、相畏实际上是同一配伍关系的两种说法。

　　（6）相恶——即两药物合用，一种药物能降低甚至去除另一种药物的某些功效。如莱菔子能降低人参的补气功效，所以说人参恶莱菔子。

　　（7）相反——即两种药物合用，能产生或增加其原有的毒副作用。如配伍禁忌中的"十八反""十九畏"中的药物。

第 6 条｜用药禁忌——"十八反""十九畏"

　　目前，中医学界共同认可的配伍禁忌为"十八反"和"十九畏"。"十八反"即甘草反甘遂、大戟、海藻、芫花，乌头反贝母、瓜蒌、半夏、白蔹、白及，藜芦反人参、沙参、丹参、玄参、苦参、细辛、芍药。"十九畏"即硫黄畏朴硝，水银畏砒霜，狼毒畏密陀僧，巴豆畏牵牛，丁香畏郁金，川乌、草乌畏犀角，牙硝畏三棱，官桂畏石脂，人参畏五灵脂。

　　此外，妇女在妊娠期也要注意用药禁忌，将妊娠禁忌药物分为"禁用药"和"慎用药"两大类。禁用的药物多属剧毒药或药性峻猛的药，以及堕胎作用较强的药；慎用药主要是大辛大热药、破血活血药、破气行气药、攻下滑利药以及温里药中的部分药。禁用药：水银、砒霜、雄黄、轻粉、甘遂、大戟、芫花、牵牛子、商陆、马钱子、蟾蜍、川乌、草乌、藜芦、胆矾、瓜蒂、巴豆、麝香、干漆、水蛭、三棱、莪术、斑蝥。慎用药：桃仁、红花、牛膝、川芎、姜黄、大黄、番泻叶、牡丹皮、枳实、芦荟、附子肉桂、芒硝等。

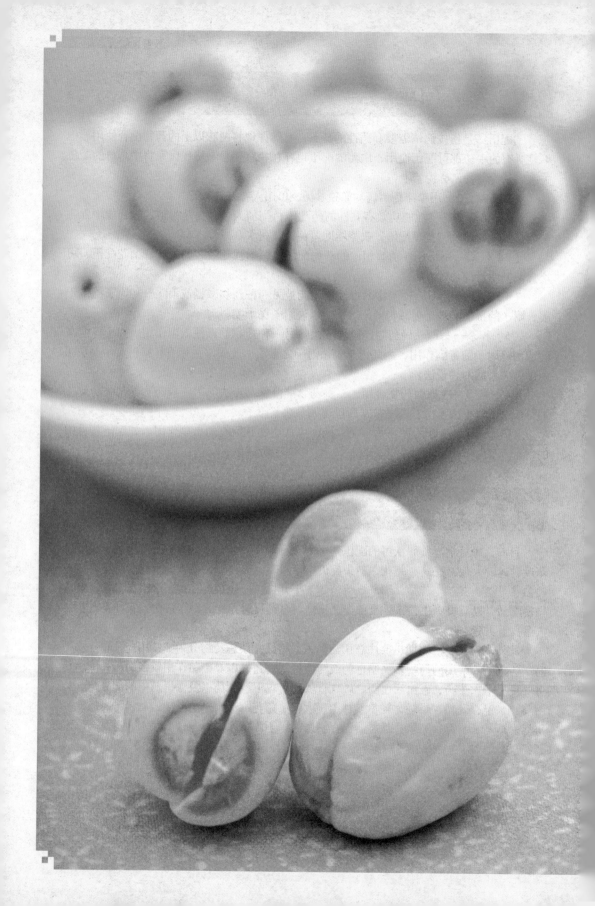

第二章

常见本草养生的宜忌

　　《本草纲目》是我国药学史上一部巨著，收药丰富，被誉为"东方药物巨典"，对人类近代医学产生了重大影响。

　　本章针对日常保健常用的药材，从《本草纲目》中挑出了近300味中药材，并按药材功效的不同进行了详细分类，共分为26类，即补气药、补血药、补阴药、发散风寒药、发散风热药、清热泻火药、清热解毒药、清热燥湿药等。每味药材都在《本草纲目》原有的基础上进行总结和扩充，取其精华，方便指导大家用于家庭日常保健。

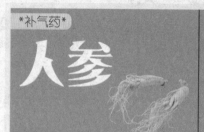

补气药

人参

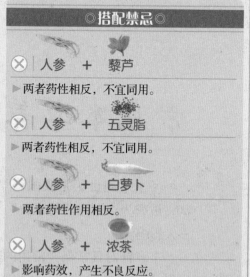

[人群宜忌]

[宜] 气虚、阳虚型体质者；糖尿病、心力衰竭、心源性休克、心悸失眠、肺气肿、肺结核、哮喘、内脏下垂、阳痿精冷、宫寒不孕、久病体虚等患者。

[忌] 阴虚火旺者；感冒未痊愈的患者；内有实火者；各种皮肤病患者；高血压、高血脂患者。

[别名] 棒锤、山参、园参、神草、地精。

[选购保存] 宜选购圆长、皮老黄、纹细密、体形美、鞭条须、珍珠节多的上等人参；保存宜放在塑料袋或玻璃罐中密封，置阴凉处保存。

[用量用法] 一次用量5~10克；用于急重证时，剂量宜酌增为15~30克。与其他药材煎煮时，宜用文火另外煎煮，取汁与其他药汁兑匀服用；可直接与食材炖汤食用。

[性味归经] 性温，味甘、苦。归心、肺、脾经。

[功效主治] 具有大补元气、补脾益肺、安神益智、生津止渴之功效。主治气虚欲脱、脉微欲绝的危重证候（如大出血、大汗、大泻等引起的休克，大病、久病气息奄奄，心力衰竭）；久咳肺虚气喘；自汗、气阴两虚型消渴病；心悸失眠等症。

◎搭配禁忌◎

⊗ 人参 ＋ 藜芦

▶ 两者药性相反，不宜同用。

⊗ 人参 ＋ 五灵脂

▶ 两者药性相反，不宜同用。

⊗ 人参 ＋ 白萝卜

▶ 两者药性作用相反。

⊗ 人参 ＋ 浓茶

▶ 影响药效，产生不良反应。

◎相宜搭配◎

✓ 人参30克 ＋ 制附子（久煎）15克

· 久煎服用，大补元气、回阳固脱，可治疗心源性休克（症见四肢厥冷、大汗淋漓、脉象微弱）。

✓ 人参6克 ＋ 五味子10克 ＋ 沙参15克

· 煎水服用，益气补虚、养阴消渴，可辅助治疗气阴两虚型消渴病（2型糖尿病）。

✓ 人参10克 ＋ 黄芪15克 ＋ 猪肚1个

· 炖汤服用，补中益气、升提内脏，可辅助治疗胃下垂、子宫脱垂、脱肛。

✓ 人参10克 ＋ 羊肉30克 ＋ 巴戟天10克

· 煎水服用，补肾壮阳，可辅助治疗肾虚阳痿、四肢冰冷、精冷不育、夜尿频多、遗精滑泄症状。

[人群宜忌]

[宜] 中气不足，体虚倦怠，四肢乏力，面色萎黄、病后产后体虚者，脾胃气虚、食少便溏者；肺气不足、咳嗽气促、易于感冒者；气虚血亏、慢性肾炎蛋白尿者，慢性贫血、白血病、血小板减少性紫癜以及佝偻病患者。

[忌] 气滞、肝火盛者禁用。结膜炎、传染性肝炎、肺气肿的感染期均是感外邪所致，不宜服用。

补气药

党参

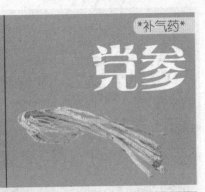

◎搭配禁忌◎

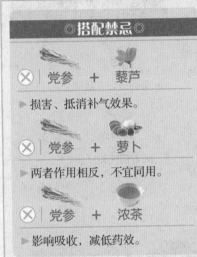

✗ | 党参 ＋ 藜芦

▶ 损害、抵消补气效果。

✗ | 党参 ＋ 萝卜

▶ 两者作用相反，不宜同用。

✗ | 党参 ＋ 浓茶

▶ 影响吸收，减低药效。

[别名] 黄参、狮头参、中灵草、东党参、汶元参。

[选购保存] 党参中以野生台参为最优。西党以根条肥大、粗实、皮紧、横纹多、味甜者为佳；东党以根条肥大、外皮黄色、皮紧肉实、皱纹多者为佳；党参含糖分较多，保存时宜干燥、密封、防霉、防虫，置通风处储存。

[用量用法] 内服，一次用量10~20克，煎煮时间不宜过长，防止药性丢失。

[性味归经] 性平，味甘。归脾、肺经。

[功效主治] 党参具有补中益气、健脾益肺、生津止渴的功效。用于治疗脾肺虚弱、气短心悸、四肢乏力、食少便溏、虚喘咳嗽、内热消渴，气血两虚（面色苍白或萎黄，乏力，头晕等），气津两伤（气短、口渴）等症；中气下陷所致的内脏下垂（胃下垂、子宫脱垂、脱肛等）。

◎相宜搭配◎

✓ | 党参15克 ＋ 蛏肉500克

· 炖汤服用，能健脾益气、补虚催乳，对脾胃虚弱以及产后缺乳的患者均有食疗效果。

✓ | 党参20克 ＋ 大米100克

· 两者煮粥食用，可作为放疗或化疗后白细胞减少症的食疗方。

✓ | 党参10克 ＋ 鳝鱼300克

· 炖汤服用，能补益气血，可改善产后、病后体虚。

✓ | 党参15克 ＋ 黄芪20克 ＋ 乌鸡500克

· 炖汤服用，能补益气血。可用于气血亏虚所致的恶露不绝、产后身痛、腹痛者。

✓ | 党参15克 ＋ 白术20克 ＋ 干姜6克

· 煎水服用，可补虚散寒，治脾胃虚寒、脘腹冷痛症状。

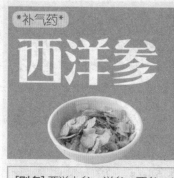

补气药
西洋参

[人群宜忌]

[宜] 肺热燥咳、四肢倦怠者，热病后伤阴津液亏损者，还适宜治疗肺结核、伤寒、慢性肝炎、慢性肾炎、红斑性狼疮、再生障碍性贫血、白血病、肠热便血者。

[忌] 体质虚寒、畏寒、肢冷、腹泻、胃有寒湿、脾阳虚弱等阳虚体质者，风寒咳嗽、消化不良者不宜服用西洋参。流行性感冒、发烧未退者也不宜用。

[别名] 西洋人参、洋参、西参、花旗参、广东人参。

[选购保存] 以条粗、完整、皮细、横纹多、质地坚实者为佳。置于阴凉干燥处，密封、防蛀。

[用量用法] 西洋参以内服居多，可煮成药汤服用，一般用量为3~10克。或使用制成丸、胶囊的药剂，每次约1克即可。煲汤适用3~10克。

[性味归经] 性凉，味甘、微苦。入心、肺、肾三经。

[功效主治] 西洋参具有益肺阴、清虚火、生津止渴的功效。西洋参含有多种人参皂苷，具有显著地抗疲劳、抗缺氧功效，对大脑也有镇静作用，对心脏更有中度兴奋的作用。主治肺虚久嗽、失血、咽干口渴、虚热烦倦，胃火牙痛，还可以治疗肺结核、慢性肝炎、慢性肾炎、红斑性狼疮、再生障碍性贫血、白血病、肠热便血等症。

◎搭配禁忌◎

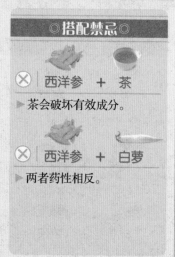

⊗ | 西洋参 ＋ 茶

▶ 茶会破坏有效成分。

⊗ | 西洋参 ＋ 白萝

▶ 两者药性相反。

◎相宜搭配◎

✅ | 西洋参10克 ＋ 银耳20克 ＋ 枸杞子10克

· 炖汤服用，滋阴益胃，美容润肤。

✅ | 西洋参10克 ＋ 甲鱼1只 ＋ 无花果20克

· 炖汤服用，润肺止咳，防癌抗癌。

✅ | 西洋参10克 ＋ 野鸭500克 ＋ 冬瓜300克

· 炖汤服用，滋阴补虚，清热利尿。

✅ | 西洋参5克 ＋ 百合10克 ＋ 麦冬15克

· 煎水服用，滋阴益气，生津止渴。

✅ | 西洋参10克 ＋ 乌鸡1只

· 炖汤服用，健脾益肺，养血柔肝。

✅ | 西洋参10克 ＋ 燕窝10克 ＋ 玉竹20克

· 炖汤服用，养阴润燥，清火益气。

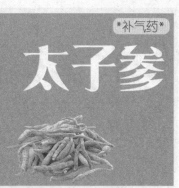

补气药

太子参

[人群宜忌]

[宜] 脾气虚弱、胃阴不足、食少倦怠者；肺虚久咳气喘、神疲乏力、食欲减退、腹泻者；癌症、慢性消耗性疾病、贫血患者；自汗盗汗、产后病后体虚、神经衰弱者；更年期综合征患者；暑热咽干口燥、汗出较多、乏力体虚者；心悸失眠者；阴虚干咳咯血者；糖尿病患者。

[忌] 风寒感冒未愈者，内火旺盛者。

◎搭配禁忌◎

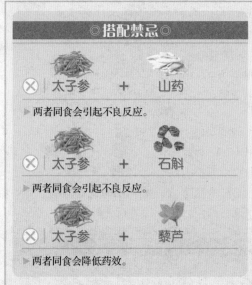

⊗ 太子参　＋　山药

▶ 两者同食会引起不良反应。

⊗ 太子参　＋　石斛

▶ 两者同食会引起不良反应。

⊗ 太子参　＋　藜芦

▶ 两者同食会降低药效。

[别名] 孩儿参、童参、双批七、米参。

[选购保存] 太子参以肥润，表面黄白色，半透明，有细皱纹，无须根者为佳。置通风干燥处，防潮、防蛀保存。

[用量用法] 太子参一般煎服，煎煮时的用量可为15~30克，因其效力较低，故用量宜稍大，煮时不需另炖。

[性味归经] 性平，味甘、微苦。归脾、肺经。

[功效主治] 太子参具有补肺、健脾的功效。太子参也有抗衰老的作用，还对淋巴细胞有明显的刺激作用。主治肺虚咳嗽、脾虚食少、心悸自汗、精神疲乏、益气健脾、生津润肺等症。用于脾虚体弱、病后虚弱、气阴不足、自汗口渴、肺燥干咳等症。

◎相宜搭配◎

✓ 太子参15克 + 猪瘦肉200克 + 无花果20克

・炖汤食用，益气健脾，润肺止咳。

✓ 太子参10克 + 桂圆肉20克 + 猪心半个

・炖汤食用，益气补血，养心安神。

✓ 太子参5克 + 新鲜百合30克 + 红枣5颗

・炖汤服用，益气养阴，生津润燥。

✓ 太子参30克 + 浮小麦30克 + 玉竹20克

・泡茶服用，益气补虚，敛阴止汗。

✓ 太子参10克 + 黄芪20克 + 青豆250克

・炖汤食用，有益气、健脾的功效。

补气药

黄芪

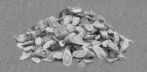

[人群宜忌]

[宜] 气血不足、气短乏力、体虚自汗盗汗者；病后、产后体虚者，血虚头晕、食欲不振者；乏力困倦、面色无华、食少便溏者；内脏下垂（胃下垂、久泻脱肛、子宫脱垂）者；营养不良、贫血、低血压患者。

[忌] 实证及阴虚阳盛者，尤其是高热、大渴、便秘等患者忌服，急性病、热毒疮疡、高血压、高血脂患者均忌服。

[别名] 北芪、绵黄芪、口芪、西黄芪等。

[选购保存] 黄芪以条粗长、皱纹少、质坚而绵、断面黄白色、粉性足、味甜者为佳；应放在通风干燥处保存，以防潮湿、防虫蛀。

[用量用法] 黄芪一般煎煮内服，煎服时的用量为10~30克，久服黄芪嫌太热时，可酌加知母、玄参清解之。

[性味归经] 性微温，味甘。归肺、脾、肝、肾经。

[功效主治] 黄芪补气固表、化气利尿、托毒排脓、敛疮生肌。用于慢性衰弱、中气下陷所致的脱肛、子宫脱垂、胃下垂、崩漏带下等病症；表虚自汗及消渴（糖尿病）；气虚乏力，食少便溏，久泻久痢，便血崩漏；痈疽难溃，久溃不敛。此外，黄芪可以增强免疫力，调节机体代谢，有保护肝脏、调节血糖的作用。

◎搭配禁忌◎

⊗ 黄芪 ＋ 白鲜皮

▶ 两者搭配能降低药效。

⊗ 黄芪 ＋ 龟甲

▶ 两者搭配能降低药效。

◎相宜搭配◎

✓ 黄芪20克  ＋猪肝半个

· 炖汤服用，可补气、养肝、通乳。

✓ 黄芪20克  ＋银耳250克

· 炖汤服用，可作为白细胞减少症者的食疗法。

✓ 黄芪20克  ＋鸡肉500克

· 炖汤服用，可补中益气、养精血。

✓ 黄芪20克 ＋鲤鱼1条

· 炖汤服用，可补气固表。

✓ 黄芪10克 ＋牛肉400克 ＋枸杞子10克

· 炖汤服用，可益气补虚、强身健体。

✓ 黄芪10克  ＋猪肚300克 ＋枸杞子10克

· 炖汤服用，可健脾益胃、升举内脏。

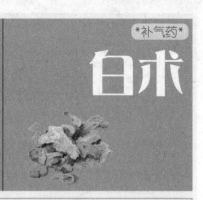

补气药

白术

[人群宜忌]

[宜] 自汗易汗、小儿流涎、倦怠无力者；气虚胎动不安者、内脏下垂者、产后病后体虚者、营养不良者、小儿疳积患者、慢性腹泻者、贫血患者妊娠水肿者；脾虚腹泻者；肾炎水肿、小便不利者；肥胖者；高血压患者。

[忌] 高热、阴虚火盛、口干舌燥、烦渴、小便短赤、湿热下痢、肺热咳嗽、胃胀腹胀者不宜用。

◎搭配禁忌◎

✗ | 白术 ＋ 桃

▶ 降低药性，引发心绞痛。

✗ | 白术 ＋ 李子

▶ 降低药性，产生不良反应。

✗ | 白术 ＋ 土茯苓

▶ 两者同食能降低药性。

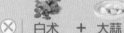

✗ | 白术 ＋ 大蒜

▶ 使白术药性更加燥烈。

[别名] 山蓟、山芥、天蓟、山姜、冬白术、山精、山连等。

[选购保存] 白术选购以体大、表面灰黄色、断面黄白色、有云头、香气浓、质坚实者为佳；应置于阴凉、干燥处，防蛀、防霉保存。

[用量用法] 白术可煎水服或煲汤或研成粉末冲服，用量10~15克为宜。

[性味归经] 性温，味苦、甘。归脾、胃经。

[功效主治] 白术健脾益气、燥湿利水、止汗安胎。常用于治疗脾胃气弱、食少疲乏、虚胀腹泻、水肿、黄疸、小便不利、胸腹胀满、气虚自汗、胎气不安等病症。白术可促进肠胃运动，帮助消化，还对呕吐、腹泻有一定的作用。此外，白术还有抗氧化、延缓衰老、利尿、降血糖、抗菌、保肝、抗肿瘤等药理作用。

◎相宜搭配◎

✓ | 白术10克  ＋ 羊肚250克 ＋ 柴胡15克

· 炖汤服用，可补气健脾、升举内脏，适合中气不足，内脏下垂的患者食用。

✓ | 白术12克 ＋ 乌鸡100克 ＋ 薏仁30克

· 炖汤服用，可健脾止泻、利水消肿。

✓ | 白术10克 ＋ 桑葚20克 ＋ 龙眼肉10克

· 泡茶服用，可健脾养血，适合气血亏虚者食用。

✓ | 白术15克 ＋ 芡实20克 ＋ 肉豆蔻15克

· 煎水服用，可健脾益肾、涩肠止泻，适合虚寒性久泻久痢，症见下痢清谷，气味酸臭，伴小便清长。

补气药

山药

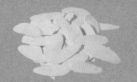

[人群宜忌]

[宜] 气虚体质者；头晕耳鸣、胸闷心烦者；食欲不振、营养不良、面色萎黄者；胃阴亏虚所致的胃痛者；脾胃虚寒所致的胃脘冷痛、便稀腹泻、白带清稀过多者，消化性溃疡、贫血、心悸失眠者；术后伤口未愈者、产后病后体虚患者。

[忌] 感冒患者、内热者，疔疮疖肿者，皮肤瘙痒者、肠胃积滞者、阴虚燥热者。

[别名] 怀山药、淮山药、山芋、山薯、山蓣。

[选购保存] 以条粗、质坚实、粉性足、色洁白者、煮之不散、口嚼不黏牙为最佳，经烘干的山药要存放在通风干燥处，防潮、防蛀。

[用量用法] 山药药性和缓，一般宜煎服或研磨冲服，用量可稍大，一般为10~60克。

[性味归经] 性平，味甘。归脾、肺、肾经。

[功效主治] 山药补脾养胃、生津益肺、补肾涩精。主治脾虚食少、久泻不止、肺虚喘咳、肾虚遗精、带下、尿频、虚热消渴等常见病症。也有滋养润肺、益气、调节呼吸系统的功效。还能滋润血脉，防止脂肪积聚在心血管上，健脾补胃，促进肠胃蠕动，帮助消化以及治疗食欲不振、便秘等。

◎搭配禁忌◎

⊗ 山药 + 碱性药物
▶ 两者搭配会发生副反应。

⊗ 山药 + 鲫鱼
▶ 不利于营养物质的吸收。

⊗ 山药 + 黄瓜
▶ 会降低营养价值。

◎相宜搭配◎

✅ 山药20克 + 鸡肉400克 + 枸杞子10克
· 炖汤服用，可益气补虚、滋阴润燥，对久病体虚、产后体虚者有很好的食疗作用。

✅ 山药200克 + 羊肉350克 + 红枣5颗
· 炖汤服用，可温胃散寒、益气补血。

✅ 山药150克 + 老鸭350克 + 丹皮6克
· 炖汤服用，可益气补虚，滋阴清热。

✅ 山药20克 + 生鱼300克 + 桂圆肉20克
· 炖汤服用，可益气养血、养心安神。

✅ 山药30克 + 莲子20克 + 薏米30克
· 做成羹食用，可健脾止泻，治疗小儿脾虚久泻。

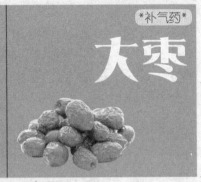

补气药

大枣

[人群宜忌]

[宜] 皮肤干燥暗黄、贫血、体虚容易感冒、骨质疏松、胃虚食少、咽干口燥者；老年人、更年期女性、阴虚内热者、小便黄赤不利者；高血压、冠心病、高血脂、营养不良、癌症患者，以及血热出血患者、产后乳汁不下者、低血压者、脾虚食欲不振者。

[忌] 腹部胀满、便秘、消化不良、咳嗽痰多、糖尿病等患者。

[别名] 干枣、美枣、良枣、红枣。

[选购保存] 以光滑、油润、肉厚、味甜、无霉蛀、表皮不裂、不烂，皱纹少，痕迹浅；皮色深红，略带光泽；捏下去时滑糯不松泡，核小、松脆者为佳。红枣在夏天时容易生虫，因此购买红枣后，可以放在干燥处保存，以防虫蛀。

[用量用法] 生食或煎服。用量10~30克（干重）。

[性味归经] 性温、味甘。归脾、胃经。

[功效主治] 大枣补脾和胃、益气生津、调营卫、解药毒。主治胃虚食少、脾弱便溏、气血津液不足、营卫不和、养心安神、心悸怔忡的功效。此外，红枣对抗癌、预防高血压和高血脂也有一定效用。主治胃虚食少、脾弱便溏、气血津液不足、营卫不和、心悸怔忡等症，是一种药效缓和的强壮剂。

◎搭配禁忌◎

⊗ 大枣 ＋ 海蜇

▶ 性味相反，不宜同食。

⊗ 大枣 ＋ 菠菜

▶ 影响吸收，降低药效。

⊗ 大枣 ＋ 大蒜

▶ 易引起中毒现象等。

◎相宜搭配◎

✓ 红枣10克 ＋ 兔肉500克 ＋ 马蹄50克

· 炖汤服用，可清热凉血、降压降脂，对高血压、贫血者均有疗效。

✓ 红枣20克 ＋ 猪蹄300克 ＋ 白萝卜300克

· 炖汤服用，可健脾益气、养血下乳，对产后缺乳者有一定疗效。

✓ 红枣5颗 ＋ 猪肝250克 ＋ 枸杞20克

· 炖汤服用，可补血养肝、明目抗衰，对肝肾亏虚引起的两目干涩、头晕眼花等症有良好的改善作用。

✓ 红枣5颗 ＋ 阿胶30克 ＋ 艾叶10克

· 红枣、艾叶煎水去渣，加入阿胶烊化，可补血安胎，对血虚宫寒引起的先兆流产者有较好的疗效。

补气药

蜂蜜

[人群宜忌]

[宜] 营养不良者、气血不足者、食欲不振者、年老体虚者、肺燥咳嗽者、咽喉干燥者、皮肤粗糙者、肠燥便秘、痔疮患者、癌症患者、低血糖患者；轻度烧伤、烫伤者；皮肤干燥开裂者。

[忌] 糖尿病患者、对花粉蜜过敏体质者不宜食用蜂蜜、痰湿内蕴、中满痞胀及大便不实者慎食。

[别名] 白蜜、生蜂蜜、炼蜜。

[选购保存] 以含水分少，有油性、稠和凝脂，用木棒挑起时蜜丝不断且下落之处成叠状，味甜而纯正，无异臭及杂质的蜂蜜为佳。蜂蜜宜放在玻璃瓶、无毒塑料瓶中低温避光处保存。

[用量用法] 冲服或入丸剂、膏剂。每次一茶匙约15~30克。

[性味归经] 性平，味甘。归肺、脾、大肠经。

[功效主治] 蜂蜜具有补虚、润燥、解毒、保护肝脏、营养心肌、降血压、防止动脉硬化、美容养颜等功效，对中气亏虚、肺燥咳嗽、风疹、胃痛、口疮、水火烫伤、高血压、便秘等病症有食疗作用。蜂蜜还有润肺补中，润肠通便，止咳，缓急止痛的作用。蜂蜜外用，可治疗轻度烧伤、烫伤；手足龟裂。

◎搭配禁忌◎

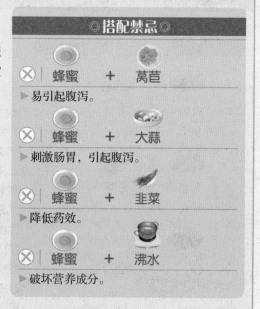

❌ 蜂蜜 + 莴苣
▶ 易引起腹泻。

❌ 蜂蜜 + 大蒜
▶ 刺激肠胃，引起腹泻。

❌ 蜂蜜 + 韭菜
▶ 降低药效。

❌ 蜂蜜 + 沸水
▶ 破坏营养成分。

◎相宜搭配◎

✓ 蜂蜜20克 + 牛奶200克 + 香蕉半根
· 香蕉去皮，取半根切小块入榨汁机与牛奶、蜂蜜打汁服用，可养颜润肤、排毒通便。

✓ 蜂蜜20克 + 西红柿400克
· 西红柿洗净切块，取蜂蜜适量蘸着服用，可养血滋阴、利水降压。

✓ 蜂蜜30克 + 沉香6克
· 沉香煎汁去渣，加入蜂蜜搅拌均匀服用，可有效治疗肠梗阻。

✓ 蜂蜜1大匙 + 罗汉果半个
· 泡水饮用，可生津润喉、润肠通便，治咽喉干燥、肠燥便秘。

补气药

绞股蓝

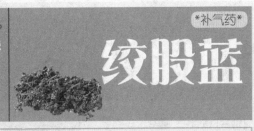

[人群宜忌]

[宜] 气虚体质者、湿热体质者、高血压患者、高血脂患者、失眠者、咳嗽咳痰者、肝炎患者等。

[忌] 脾胃虚寒腹泻者。

◎相宜搭配◎

 绞股蓝5克 ＋ 玉米须5克 ＋ 荷叶3克

· 煎水服用，可清热利尿、降压降脂。

 绞股蓝10克 ＋ 益母草8克 ＋ 乌鸡1只

· 炖汤食用，可益气养血、调经止痛。

 绞股蓝10克 ＋ 川贝母10克 ＋ 百合8克

· 煎水服用，可清热润肺、止咳化痰。

[别名] 七叶胆。

[用量用法] 煎水或泡水服用，一次用量3~10克。

[性味归经] 性寒，味苦。归肺、脾、肾经。

[功效主治] 绞股蓝具有益气养血、消炎解毒、止咳祛痰、安神助眠、降血脂、调血压等作用，用于气虚体弱、少气乏力、心烦失眠、高血压、高血脂、头昏目眩、病毒性肝炎、消化道肿瘤、慢性支气管炎等病症。

补气药

红景天

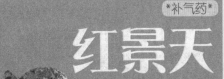

[人群宜忌]

[宜] 老年患者，高血压，神经衰弱，更年期综合征，心血管疾病，糖尿病，长期面对电脑工作的人群，红景天能防辐射，提高个人的机体免疫能力。

[忌] 孕妇，感冒发烧咳嗽者，体内有炎症者禁用。

[别名] 对叶红景天、云南红景天、雪域红景天。

[选购保存] 选购以色泽鲜艳者为佳，置通风干燥处，防霉，防蛀。

[用量用法] 煎服或泡茶，一次用量3~6克。

[性味归经] 性平，味甘、苦。归肺、心经。

[功效主治] 有益气活血、通脉平喘、改善睡眠、生血活血、抗脑缺氧、抗疲劳、活血止血、清肺止咳、化淤消肿、解热退烧、滋补元气等功效；主治气虚血瘀，胸痹心痛，中风偏瘫，卷怠气喘。外用于治疗跌打损伤和烧烫伤。

◎相宜搭配◎

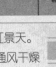 红景天6克 ＋ 粳米50克

· 去渣煮粥服用，可养生、抗老防衰。

 红景天5克 ＋ 玫瑰花5克

· 煎水服用，可活血调经、降压降脂。

补气药

白扁豆

[人群宜忌]
[宜] 一般人群均可食用。尤其适宜糖尿病患者、皮肤瘙痒、急性肠炎者。
[忌] 患寒热病者，不可食白扁豆。

[别名] 峨眉豆、藤豆、羊眼豆、肉豆、扁豆。

[选购保存] 以有光泽，鲜艳，粒大者为佳。置于通风干燥处，防霉，防蛀。

[用量用法] 煎服或蒸煮服用，用量5~15克。

[性味归经] 性平，味辛。归脾、胃经。

[功效主治] 白扁豆具有健脾化湿、和中消暑等功效。常用于脾胃虚弱、食欲不振、大便溏泻、暑湿吐泻、胸闷腹胀等肠胃不适症以及白带过多等常见病症的治疗。

◎相宜搭配◎

 白扁豆25克 + 大米50克

· 煮粥服用，可健脾养胃、解暑化湿。

 白扁豆20克 + 老鸭半只

· 煮汤食用，可滋阴补虚、养胃益胃。

 白扁豆20克 + 鸡半只

· 煮汤食用，可添精补髓、益气健脾。

补气药

饴糖

[人群宜忌]
[宜] 一般人群均可食用。
[忌] 脾胃湿热、中满呕哕者不宜，糖尿病患者不宜。秘结、牙露、赤目、疳病者不宜。

[别名] 饧、胶饴、麦芽糖。

[用量用法] 内服或入膏剂、丸剂，用量20~30克。

[性味归经] 性味甘，温。归脾、肺、胃经。

[功效主治] 有缓中，补虚，生津，润燥的功效。主治治劳倦伤脾，里急腹痛，肺燥咳嗽，吐血，口渴，咽痛，便秘，益气力，消痰止嗽，并润五脏治中焦营气暴伤，眩晕，消渴，消中，怔忡烦乱。

◎相宜搭配◎

 饴糖18克 + 干姜5克 + 人参9克

· 煎汤取汁，再煎溶化后服。本方以饴糖补中缓急为主，以人参益气补中，干姜温中散寒、止呕。用于脾胃阳虚，阴寒内盛，腹痛，呕吐，不欲食。

 饴糖15~30克 + 萝卜500克

· 萝卜捣烂，绞取汁液，盛碗中，加入饴糖，蒸化，乘热徐徐饮用。本方取萝卜清热化痰，饴糖润肺止咳。用于痰热咳嗽，咽干口渴。

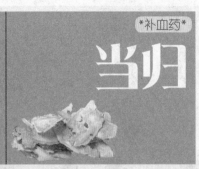

补血药

当归

[人群宜忌]

[宜] 腹胀疼痛、月经不调、气血不足者；血虚便秘者；血虚头晕、老年痴呆、动脉硬化、产后病后体虚者；记忆力衰退者；须发早白、脱发者均可适用。

[忌] 慢性腹泻、湿阻中满者以及热盛出血者不宜食用当归。此外，崩漏经多的妇女慎用当归。当归有活血的作用，故孕妇应慎用。

[别名] 干归、西归、干白、云当归、秦归、川当归。

[选购保存] 以体长腿少、油润、肉质饱满、外皮色黄棕、断面色黄白、气味浓郁的当归为佳。置阴凉干燥处，防潮，防蛀。

[用量用法] 煎服或入丸、散剂或浸酒或敷膏。煲汤用量10~20克，入药可达30~60克。

[性味归经] 性温，味甘、辛。归肝、心、脾经。

[功效主治] 当归具有补血活血、调经止痛、润燥滑肠的功效，为调经止痛的理血圣药。主治月经不调、经闭腹痛、盆腔包块、崩漏、血虚头痛、眩晕、痿痹、跌打损伤等症。有兴奋和抑制子宫平滑肌双向性的作用，还能增强心肌血液供应。当归中的阿魏酸钠能抗血小板凝聚、抑制血栓形成、抗贫血、促进血红蛋白及红细胞生成。

◎相宜搭配◎

✅ 当归20克 + 乌鸡150克  + 三七8克

· 乌鸡治净，当归与三七洗净与乌鸡一起炖汤服用，可活血化瘀、调经止痛。

✅ 当归15克 + 瘦肉500克 + 核桃仁15克

· 瘦肉洗净切块，当归洗净，与核桃仁三者一起炖汤服用，可益气补血、润肠通便。

✅ 当归20克 + 山楂10克 + 乳鸽1只

· 乳鸽治净斩件，当归、山楂洗净炖汤服用，可补血活血、美白养颜。

✅ 当归20克 + 川芎10克 + 黄鳝200克

· 黄鳝治净切成条状，当归、川芎洗净与黄鳝一起炖汤服用，可祛风除湿、活血通络。

✅ 当归20克 + 酸枣仁10克 + 茯神10克

· 当归、酸枣仁、茯神均洗净煎水服用，可补血养心、安神助眠。

✅ 当归100克 + 柏子仁100克

· 打成粉，制成药丸，每次9克，每日三次，治疗血虚之脱发。

补血药
熟地黄

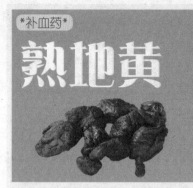

[人群宜忌]

[宜] 血虚阴亏、肝肾不足引起的两目昏花、头晕耳鸣、潮热盗汗、烦躁易怒、腰膝酸软患者；贫血患者；青光眼、白内障患者；更年期综合征患者；肿瘤、癌症患者；性欲减退、阳痿早泄、不孕不育等症患者；阴虚燥热引起咽干口燥、喜冷饮、大便干结等症患者；干燥综合征患者；糖尿病、高血压患者。

[忌] 外感未清、消化不良、大便泄泻者。

[别名] 大熟地。

[选购保存] 选购时，以体重肥大、质地柔软、断面乌黑油亮、味甜、黏性大者为佳。置于通风干燥处密封保存，防霉、防蛀。

[用量用法] 煎服或泡茶，一次用量10~30克。

[性味归经] 性微温，味甘。归肝、肾经。

[功效主治] 有补血、益精填髓的功效，是治疗糖尿病、慢性肾炎、高血压、神经衰弱等疾病的常用药材。主治血崩不止、肝肾阴亏、潮热盗汗、遗精阳痿、不育不孕、月经不调、腰膝酸软、耳鸣耳聋、头目昏花、须发早白、消渴、便秘、肾虚喘促等症。临床用于治糖尿病、高血压、慢性肾炎及神经衰弱，均颇有疗效。

◎搭配禁忌◎

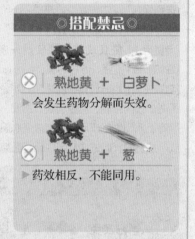

✗ 熟地黄 ＋ 白萝卜
▶ 会发生药物分解而失效。

✗ 熟地黄 ＋ 葱
▶ 药效相反，不能同用。

◎相宜搭配◎

✓ 熟地黄25克 ＋ 鸡腿150克 ＋ 山药20克

· 炖汤服用，可滋阴补肾、固精填髓。

✓ 熟地黄15克 ＋ 生地10克 ＋ 玉竹6克

· 去渣留汁饮用，可滋阴清热、生津止渴，阴虚口渴者以及糖尿病患者可经常服用。

✓ 熟地黄30克 ＋ 首乌15克 ＋ 黑豆10克

· 煮汤食用，可补肾滋阴、乌发明目，对肾虚须发早白、两眼昏花有较好的食疗效果。

✓ 熟地黄20克 ＋ 当归25克 ＋ 白芍10克

· 煎水服用，可补血调经，适合贫血、月经不调、闭经的患者食用。

✓ 熟地黄20克 ＋ 柏子仁10克 ＋ 百合10克

· 煎水服用，可滋补肝肾、养心安神，适合更年期综合征患者食用。

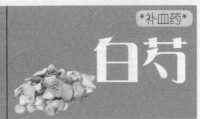

补血药

白芍

[人群宜忌]

[宜] 泻痢腹痛、自汗、盗汗者；胁肋疼痛者、肝炎者、抑郁症患者、胃痛患者、消化性溃疡患者、月经不调者、产后血虚血瘀腹痛者。

[忌] 小儿麻疹、泄泻者。

[别名] 金芍药、杭勺、芍药。

[选购保存] 以根粗长、匀直、质坚实、皮色整洁、无白心或裂隙的白芍为佳，置于通风干燥处，防蛀。

[用量用法] 水煎服，每次10~30克。

[性味归经] 性凉，味苦、酸。归肝、脾经。

[功效主治] 白芍是常见的补血良药，具有养血柔肝、缓中止痛、敛阴收汗的功效。多用于治疗胸腹疼痛、泻痢腹痛、自汗盗汗、阴虚发热、月经不调、崩漏、带下、风湿性关节炎等常见病症。

◎搭配宜忌◎

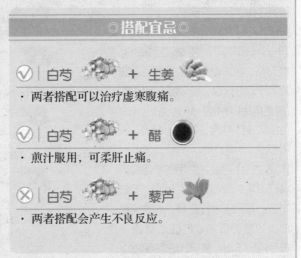

✓ | 白芍 + 生姜
· 两者搭配可以治疗虚寒腹痛。

✓ | 白芍 + 醋
· 煎汁服用，可柔肝止痛。

✗ | 白芍 + 藜芦
· 两者搭配会产生不良反应。

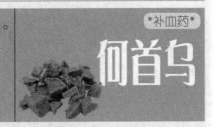

补血药

何首乌

[人群宜忌]

[宜] 血虚头晕、神经衰弱、慢性肝炎者；头发早白、脱发者；头晕耳鸣、腰膝酸软、潮热盗汗、失眠者；高血压患者。

[忌] 脾湿中阻者、风寒感冒未愈者。

[别名] 地精、何首乌、陈知白、马肝石、小独根。

[用量用法] 煎服或入膏，丸剂，每次用量10~40克。

[性味归经] 性微温，味苦、甘、涩。归肝、肾经。

[功效主治] 何首乌是抗老护发的滋补佳品，有补肝益肾、养血祛风的功效。治肝肾阴亏、发须早白、血虚头晕、腰膝软弱、筋骨酸痛、遗精、崩漏、带下、久疟久痢、慢性肝炎、痈肿、瘰疬、肠风、痔疾。

◎搭配宜忌◎

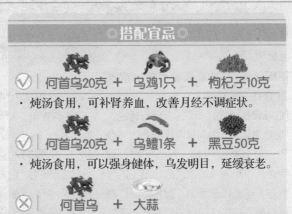

✓ | 何首乌20克 + 乌鸡1只 + 枸杞子10克
· 炖汤食用，可补肾养血，改善月经不调症状。

✓ | 何首乌20克 + 乌鳢1条 + 黑豆50克
· 炖汤食用，可以强身健体，乌发明目，延缓衰老。

✗ | 何首乌 + 大蒜
· 会导致腹泻。

补血药

阿胶

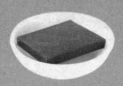

[人群宜忌]

[宜] 适宜血虚萎黄、眩晕心悸者；气血亏虚引起的胎动不安者；低血压患者，月经不调、崩漏出血者，失眠多梦、心律失常者。

[忌] 脾湿中阻者、外感未清者。

[别名] 傅致胶、驴皮胶。

[选购保存] 优质阿胶胶片大小、厚薄均一，块形方正、平整，胶块表面平整光亮、色泽均匀，呈棕褐色。置于通风干燥处保存，防潮湿、防虫蛀。

[用量用法] 烊化，3~15克。

[性味归经] 性平，味甘。归肺、肝、肾经。

[功效主治] 阿胶是常用的补血良药，具有滋阴润燥、补血、止血、安胎的功效。可用于治疗眩晕、心悸失眠、血虚、虚劳咳嗽、吐血、衄血、便血、月经不调、崩中、胎漏等病。

◎相宜搭配◎

 阿胶10克 ＋ 鸡蛋2个

· 做成蛋花汤食用，可滋阴补血、强身健体。

 阿胶10克 ＋ 糯米80克 ＋ 大枣5颗

· 煮粥食用，可以养血益气、安胎。

 阿胶15克 ＋ 枸杞子10克 ＋ 砂仁6克

· 煎水服用，有养胎、安胎的功效，治疗妊娠胎动不安。

补血药

龙眼肉

[人群宜忌]

[宜] 产后病后体虚者；慢性消耗性疾病患者；血虚头晕、心悸失眠、面色苍白或萎黄者；产后乳汁不下者；青春期乳房发育不良者。

[忌] 痰多火盛、肠胃燥热便秘者。

[别名] 蜜脾、龙眼干、福肉、桂圆、桂圆肉。

[用量用法] 煎煮或直接食用。煎煮用量15~30克。

[性味归经] 性温，味甘。归心、脾经。

[功效主治] 龙眼肉是传统的补血补益药，具有补益心脾、养血宁神、健脾止泻、利尿消肿等功效。用于治疗气血不足、体虚乏力、营养不良、神经衰弱、健忘、记忆力衰退、头晕失眠、心悸等症状。

◎相宜搭配◎

 龙眼肉20克 ＋ 当归15克 ＋ 鸡肉300克

· 炖汤服用，对产后体虚乏力有一定的治疗作用。

龙眼肉20克 ＋ 枸杞子10克 ＋ 百合10克

· 炖汤服用，能养心安神。

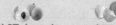 龙眼肉30克 ＋ 鸡蛋2个

· 可治血虚引起的头痛。

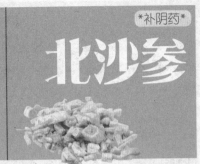

补阴药

北沙参

[人群宜忌]

[宜] 北沙参适宜热病津伤者、体质虚弱者、食欲不振者、肺虚咳嗽气喘者、阴虚咳嗽咯血者、糖尿病患者、高血压患者、冠心病患者、自汗盗汗者、慢性咽炎者、癌症患者。

[忌] 风寒作嗽及肺胃虚寒者、痰湿中阻、食积腹胀者忌服。

[别名] 海沙参、银条参、莱阳参、辽沙参、野香菜根。

[选购保存] 以根条细长、均匀、色白、质坚实者为佳，以山东产的较为出名。置通风干燥处，防蛀保存。

[用量用法] 多为内服，煎煮成药汤或泡茶来服用，一般用量为5~10克。

[性味归经] 性凉，味甘、苦。归胃、肺经。

[功效主治] 有养阴清肺、祛痰止咳、益脾健胃、养肝补肾、生津祛痰的功效。适用于肺热、阴虚引起的肺热咳嗽、痨嗽咯血，及热病伤津引起的食欲不振、口渴舌干、大便秘结等。此外，北沙参多糖对免疫功能有抑制作用，可用于治疗体内免疫功能异常亢进的疾病。

◎搭配禁忌◎

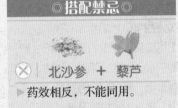

❌ 北沙参 ＋ 藜芦

▶ 药效相反，不能同用。

◎相宜搭配◎

✅ 北沙参10克 ＋ 白果15克 ＋ 蛤蚧1对

· 煮汤食用，可补肺定喘，治疗哮喘。

✅ 北沙参10克 ＋ 淡玉竹10克 ＋ 猪肺1副

· 煮汤食用，可润燥止咳、补肺养阴，特别适合秋燥干咳、皮肤干燥等症状。

✅ 北沙参10克 ＋ 淡竹叶10克 ＋ 大米100克

· 煮粥食用，此粥具有滋阴润肺、清心火、利小便、除烦热的功效。

✅ 北沙参30克 ＋ 百合30克 ＋ 鸭肉150克

· 一起煮汤，鸭肉熟后饮汤食肉。对阴虚咳血、肺结核咳血有疗效。

✅ 北沙参20克 ＋ 鸡蛋1~2个 ＋ 冰糖适量

· 加清水共煮，10多分钟后蛋熟去壳再煮，20~30分钟后，取汤温服。对肺胃阴虚引起的咳嗽咯血、咽痛口渴有疗效。

补阴药

麦冬

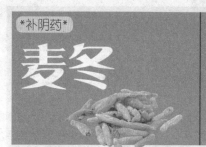

[人群宜忌]

[宜] 阴虚内热者；更年期女性（如阴虚盗汗、神疲乏力、性欲冷淡、腰膝酸软、烦躁易怒者）；产后病后体虚者；卵巢早衰患者；贫血者；血虚失眠、头晕耳鸣者。

[忌] 脾胃虚寒泄泻、胃有痰饮湿浊及外感风寒咳嗽者均忌服。痰湿中阻、大便稀薄、食积腹胀者禁服。

[别名] 寸冬、川麦冬、浙麦冬、麦门冬。

[选购保存] 以身干、体肥大、色黄白、半透明、质柔、有香气、嚼之发黏的为佳。置阴凉干燥处，防潮，本品易虫蛀，可用硫磺熏后，密封储存。

[用量用法] 内服：煎汤，10~20克；或6~12克入丸、散。清养肺胃之阴多去心用，滋阴清心多连心一起用。

[性味归经] 味甘、微苦，性微寒。归心、肺、胃经。

[功效主治] 养阴生津、润肺清心。常用于治疗肺燥干咳、虚痨咳嗽、津伤口渴、心烦失眠、内热消渴、肠燥便秘、咽白喉、吐血、咯血、肺痿、肺痈、消渴（糖尿病）、热病津伤、咽干口燥等病症。麦冬对心肌缺血有明显保护作用，能抗心律失常及改善心肌收缩力；有改善左心室功能与抗休克作用。

◎搭配禁忌◎

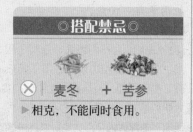

❌ 麦冬 ＋ 苦参

▶ 相克，不能同时食用。

◎相宜搭配◎

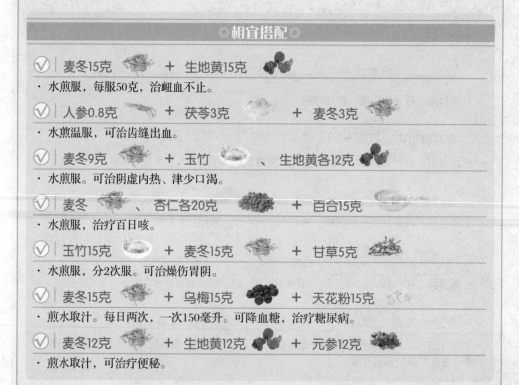

✅ 麦冬15克 ＋ 生地黄15克
· 水煎服，每服50克，治衄血不止。

✅ 人参0.8克 ＋ 茯苓3克 ＋ 麦冬3克
· 水煎温服，可治齿缝出血。

✅ 麦冬9克 ＋ 玉竹 、生地黄各12克
· 水煎服。可治阴虚内热、津少口渴。

✅ 麦冬 、杏仁各20克 ＋ 百合15克
· 水煎服，治疗百日咳。

✅ 玉竹15克 ＋ 麦冬15克 ＋ 甘草5克
· 水煎服，分2次服。可治燥伤胃阴。

✅ 麦冬15克 ＋ 乌梅15克 ＋ 天花粉15克
· 煎水取汁。每日两次，一次150毫升。可降血糖，治疗糖尿病。

✅ 麦冬12克 ＋ 生地黄12克 ＋ 元参12克
· 煎水取汁，可治疗便秘。

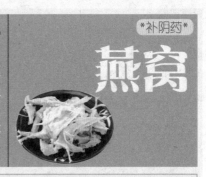

[人群宜忌]

[宜] 体虚者、阴虚火旺者；皮肤粗糙者；癌症患者；肺虚咳嗽；阴虚咯血者；胃阴亏虚所致的反胃、干呕者；咽喉干燥者；孕产妇、儿童、病后康复者及吸烟者。

[忌] 脾虚湿盛、口中黏腻、大便溏稀、舌苔厚腻者不宜食用燕窝。

补阴药

燕窝

[别名] 燕窝菜、燕蔬菜。

[选购保存] 色泽通透带微黄、有光泽、细毛少、燕窝两端头脚细、干爽含水分少且有淡淡的蛋白腥味的为上品。置干燥玻璃罐中，放阴凉干燥处，防霉、防蛀。

[用量用法] 煎药汤或煲汤服用。一次用量以6~10克为宜。

[性味归经] 性平，味甘。归脾、肺经。

[功效主治] 燕窝可以养肺、化痰止咳、补中益气、治虚损劳，可用来整肠健脾、调理呼吸道及强化肺部功能等。此外，燕窝中含有促进细胞分裂的激素和表皮生长因子，能促进细胞再生，增强免疫力，恢复元气以及增加身体对X线及其他放射线损害的抵御能力。

◎相宜搭配

 燕窝10克 + 人参片10克 + 百合20克

· 煮汤食用，可益气滋阴，治疗久咳肺虚症（如肺结核、肺癌）。

 燕窝10克 + 西瓜300克 + 雪梨1个

· 做成甜汤食用，可清热解暑、滋阴益气，适合夏季食用，可改善夏季咽干口燥症状。

 燕窝10克 + 草莓200克 + 果冻肉100克

· 做成甜品食用，可美容养颜、滋阴解渴，常食可使面色红润、皮肤光滑细腻。

 燕窝10克 + 玉竹10克 + 枸杞子10克

· 煮汤食用，可滋阴益气、生津止渴，辅助治疗消渴病（糖尿病）。

燕窝10克 + 胡萝卜200克

· 煮汤食用，可降低血压、血脂，对高血压、高脂血症以及动脉硬化、中风后遗症患者均有食疗效果。

 燕窝10克 + 蛤蟆10克 + 枸杞子10克

· 煮汤食用，可补肾滋阴、保养卵巢。

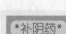

＊补阴药＊

百合

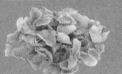

[人群宜忌]

[宜] 心烦易怒、血虚心悸、失眠多梦者；更年期女性；神经衰弱者；贫血者；营养不良者；更年期综合征所见的阴虚发热、五心潮热、心悸失眠者；肺结核患者。

[忌] 风寒咳嗽、脾虚便溏者；痰湿中阻、食积腹胀、舌苔厚腻者不宜食用。

[别名] 白百合、蒜脑薯、玉手炉、倒仙。

[选购保存] 以瓣匀肉厚、色黄白、质坚、筋少者为佳。置通风干燥处，防潮、防虫蛀保存。

[用量用法] 百合多为内服、煎煮或药汤服用，一般用量9~15克，大剂量可用到30克。

[性味归经] 性平，味甘、微苦。入肺、脾、心三经。

[功效主治] 百合药食两用，入药以野生白百合为佳，作食以家种者为好。具有润肺止咳、清心安神的功效。主治肺热久嗽、咳唾痰血、阴虚干咳；热病后余热未清、虚烦惊悸、神志恍惚、烦躁易怒、失眠健忘、脚气浮肿、更年期综合征等症。

◎搭配禁忌◎

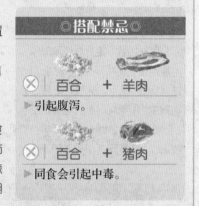

❌ 百合 ＋ 羊肉

▶ 引起腹泻。

❌ 百合 ＋ 猪肉

▶ 同食会引起中毒。

◎相宜搭配◎

✅ 瘦肉300克 ＋ 莲子 、百合各少许

· 煮汤食用，可养心安神、滋阴润燥。

✅ 鲜百合15克 ＋ 南杏仁15克 ＋ 粳米90克

· 煮粥食用，可补肺滋阴、止咳化痰。

✅ 干百合5朵 ＋ 西洋参1克 ＋ 淡竹叶5克

· 将原料混合后以沸水冲泡10分钟即可。可清热润肺、养心安神、养颜抗衰。

✅ 百合60克 ＋ 冰糖60克 ＋ 款冬花15克

· 炖汤食用。此菜具有润燥清火、清心养肺的功效，适用于肺燥干咳，心烦口渴等症。

✅ 百合25克 ＋ 菖蒲6克 ＋ 酸枣仁12克

· 水煎日服1剂，治神经衰弱、心烦失眠。

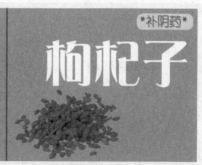

＊补阴药＊

枸杞子

[人群宜忌]

[宜] 阴虚体质者；慢性肝炎者；贫血者；肝肾亏虚所致的两目干涩、视物昏花者；白内障、青光眼、夜盲症等眼科疾病患者；肝病患者；高血压、糖尿病、高血脂、脂肪肝、肿瘤患者均能食用。

[忌] 感冒发热患者，外邪实热，阴虚精骨，脾虚有湿及泄泻者不宜食用枸杞。

[别名] 杞子、红青椒、枸杞果、枸杞豆、血杞子。

[选购保存] 以粒大、肉厚、子小、色红、质柔、味甜的枸杞为佳。置阴凉干燥处，防闷热、防潮、防蛀。如果枸杞子的红色太过鲜亮，可能曾被硫磺熏过，吃起来会有酸味，不宜选购。

[用量用法] 煎煮、煲汤或泡茶服用。一般用量为10~30克。

[性味归经] 性平，味甘。归肝、肾经。

[功效主治] 枸杞子是滋肾、润肺的高级补品，除此以外，还有补肝、明目的功效。多用于治疗肝肾阴亏、腰膝酸软、头晕目眩、目昏多泪、虚劳咳嗽、消渴、遗精等病症。此外，枸杞还有抗衰老、抗突变、抗肿瘤、降血脂、保肝及抗脂肪肝、降血糖、降血压等作用。

◎相宜搭配◎

✓ 山药400克 ＋ 牛肝500克 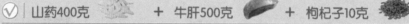 ＋ 枸杞子10克
· 煮汤食用，可滋阴补血、养肝明目。

✓ 淮山25克 ＋ 薏米50克 ＋ 枸杞子10克
· 煮汤食用，可益气健脾、止泻止带。

✓ 猪皮80克 ＋ 红枣15克 ＋ 枸杞子适量
· 煮汤食用，可益气补血、养容养颜。

✓ 枸杞子200克  ＋ 白酒1千克
· 泡酒饮用。可益气健胃、补肾强精、消除疲劳。适宜于神疲肢倦、失眠、胃寒、阳痿者。

✓ 枸杞子30克 ＋ 兔肉250克
· 加水适量，文火炖熟后加盐调味，取汤饮用。对糖尿病有疗效。

✓ 枸杞子10克 ＋ 菊花10克 ＋ 栀子5克
· 泡茶，频频饮用。对目赤肿痛者有疗效。

✓ 枸杞子20克 ＋ 龙眼肉20克 ＋ 银耳40克
· 煮成甜汤食用，可改善血虚所致的面色萎黄症状。

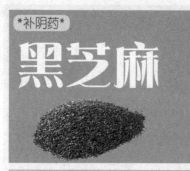

补阴药

黑芝麻

[人群宜忌]

[宜] 肝肾不足所致的眩晕眼花、腰酸腿软、耳鸣耳聋、发枯发落、头发早白者；妇女产后缺乳者；身体虚弱、贫血、糖尿病、高脂血症、高血压、老年哮喘、肺结核、习惯性便秘者；血小板减少性紫癜、慢性神经炎、末梢神经麻痹、痔疮以及出血性患者食用。

[忌] 患有慢性肠炎、便溏腹泻者。

[别名] 胡麻、油麻、脂麻。

[选购保存] 良质芝麻的色泽鲜亮、纯净；外观白色，大而饱满，皮薄，嘴尖而小。次质芝麻的色泽发暗；外观不饱满或萎缩，嘴尖过长，有虫蛀粒、破损粒。存放在干燥的罐子里，放在通风避光的地方。

[用量用法] 直接食用或烹调食用，9~15克。

[性味归经] 性平，味甘。归肝、肾、肺、脾经。

[功效主治] 芝麻具有润肠、通乳、补肝、益肾、养发、强身体、抗衰老等功效。芝麻对于肝肾不足所致的视物不清、腰酸腿软、耳鸣耳聋、发枯发落、眩晕、眼花、头发早白等症食疗效果显著。黑芝麻所含亚油酸可降低血中胆固醇含量，有防治动脉粥样硬化的作用。

◎相宜搭配◎

✓ 黑芝麻15克 + 何首乌25克 + 熟地25克

· 水煎服，代茶饮。可滋补肝肾、养血乌发，治须发早白、脱发。

✓ 黑芝麻15克 + 小米40克 + 芡实30克

· 打成糊食用，可补脑益智、补肾固精。

✓ 黑芝麻25克 + 香蕉500克

· 用香蕉蘸炒半生的黑芝麻嚼吃。每日分3次吃完，可治高血压。

✓ 黑芝麻50克 + 核桃仁100克

· 一齐捣碎，加适量大米和水煮成粥。此粥补肝肾，对继发性脑萎缩症有食疗作用。

✓ 黑芝麻50克 + 柏子仁15克 + 麻子仁15克

· 磨成粉，兑入蜂蜜水食用，可治疗习惯性便秘。

✓ 黑芝麻50克 + 莲子20克 + 白果30克

· 磨成粉，做成糊食用，可治疗男子遗精、女子带下过多症。

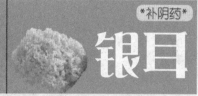

补阴药

银耳

[人群宜忌]

阴虚体质者；皮肤干燥暗黄无光泽者；肺阴亏虚者；胃阴虚咽干口燥；干咳咯血者；大便秘结者。

[忌] 外感风寒者、湿热惹痰者。

◎相宜搭配◎

 银耳10克 + 鸡肝200克 + 百合5克

· 煮汤食用，可滋补肝肾、养血润燥。

 银耳10克 + 莲子20克 + 枸杞子10克

· 煮汤食用，可益气补阴、降低血压。

 银耳10克 + 木瓜300克 + 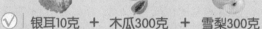 雪梨300克

· 煮成甜汤食用，可滋阴润肺、美容养颜。

[别名] 白木耳、雪耳、银耳子。

[选购保存] 颜色白净带微黄、略带特殊药性味、基地部小、朵大肉厚者为佳。密封储存，并放置在阴凉干燥处。

[用量用法] 煎药或煲汤服用。用量10~20克。

[性味归经] 性平，味甘。归肺、胃、肾经。

[功效主治] 银耳是一味滋补良药，特点是滋润而不腻滞，具有滋补生津、润肺养胃的功效。主要用于治疗虚劳、咳嗽、痰中带血、津少口渴、病后体虚、气短乏力等病症。

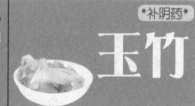

补阴药

玉竹

[人群宜忌]

脾胃虚弱者；胃阴亏虚者；糖尿病患者；高血脂、冠心病等心脑血管疾病患者；营养不良者。

[忌] 胃有痰湿气滞者忌服；感冒患者；消化不良者；湿浊中阻者忌服。

◎相宜搭配◎

 玉竹10克 + 鸡肉350克 + 红枣5颗

· 煮汤食用，可滋阴养血、益气补虚。

 玉竹10克 + 猪肺350克 + 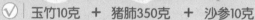 沙参10克

· 煮汤食用，可滋阴润燥、润肺止咳。

 玉竹20克 + 石斛8克 + 乌梅20克

· 煎汤服用，可滋阴益胃，治疗胃阴亏虚、干呕反胃症。

[别名] 委萎、山姜、连竹。

[选购保存] 以条长、肉肥、黄白色、光泽柔润者为佳。置通风干燥处，预防发霉与虫蛀。

[用量用法] 煎药或煲汤服用。用量10~12克。

[性味归经] 性平，味甘。归肺、胃经。

[功效主治] 玉竹是可比拟人参的补阴圣品，具有养阴润燥、除烦止渴的功效。常用于治疗燥咳、劳嗽、热病阴液耗伤之咽干口渴、内热消渴、阴虚外感、头昏眩晕等病。

补阴药 天冬

[人群宜忌]

[宜] 咳嗽吐血、肺痿、肺痈者；糖尿病患者、心烦失眠者、口腔溃疡者、肺燥干咳者、内热消渴者、阴虚发热者、肠燥便秘者。

[忌] 脾胃虚寒和便溏者。

[别名] 天门冬、大当门根、多儿母。

[用量用法] 煎药或泡茶服用。用量10~15克。

[性味归经] 性寒，味甘、苦。归肺、肾经。

[功效主治] 养阴生津、润肺清心。用于肺燥干咳、虚劳咳嗽、津伤口渴、心烦失眠、内热消渴、肠燥便秘、白喉。适用于老年慢性气管炎和肺结核患者，尤其有黏痰难以咯出，久咳而偏于热者。

◎相宜搭配◎

✅ 天冬20克 ＋ 大米100克 ＋ 麦冬10克

· 煮粥食用，可滋阴生津、降低血糖。

✅ 天冬15克 ＋ 麦冬15克 ＋ 百部根9克

· 将以上三味药材配伍瓜蒌仁6克、橘红6克，水煎两次，1~3岁每次分3顿服；4~6岁每次分2顿服；7~10岁1次服。治疗百日咳。

补阴药 石斛

[人群宜忌]

[宜] 虚而无热者；心律失常、失眠多梦者；肺结核患者；更年期女性；阴虚发热者；胃阴不足舌红少苔、口渴咽干、呕逆少食者；糖尿病患者；体质虚弱者。

[忌] 湿热病尚未化燥者、风寒感冒者；脾胃虚寒者。

◎相宜搭配◎

✅ 甲鱼1只 ＋ 灵芝15克 ＋ 石斛10克

· 煮汤食用，可滋阴补虚、散结抗癌。

✅ 瘦肉300克 ＋ 石斛10克 ＋ 百合10克

· 煮汤食用，可清热滋阴、养心安神。

[别名] 川石斛、黄草。

[选购保存] 以圆柱形、色黄绿、味微苦而回甜、嚼之有黏性为佳。保存置通风干燥处，防潮。

[用量用法] 煎药服用。用量15~30克。

[性味归经] 性微寒，味甘。归胃、肾经。

[功效主治] 石斛具有生津益胃、清热养阴的功效，可用于治疗热伤津液，低热烦渴，舌红少苔；胃阴不足，口渴咽干，呕逆少食，胃脘隐痛，舌光少苔；肾阴不足，视物昏花等病症。能促进胃液分泌，助消化；有增强新陈代谢、抗衰老等作用。

＊补阴药＊

黄精

[人群宜忌]

[宜] 肺痨咳血者、肾虚腰膝酸软、五心烦热、头晕耳鸣、阳痿早泄、遗精、夜尿频多者；糖尿病患者；产后病后体虚者。

[忌] 脾湿中阻者；虚寒泄泻、气滞者。

◎搭配宜忌◎

✓ | 黄精10克 ＋ 山药200克 ＋ 鸡腿2只
· 煮汤食用，可滋阴补虚、益气健脾。

✓ | 黄精10克 ＋ 乳鸽1只 ＋ 海参200克
· 煮汤食用，可补肾壮阳、抗衰防老。

✗ | 黄精 ＋ 梅肉
· 两者药效相反。

[别名] 黄之、鸡头参、龙街。

[选购保存] 以块大、肥润、色黄、断面透明的黄精为佳。置通风干燥处，防霉、防蛀。

[用量用法] 煎服或泡茶服用。用量9~15克。

[性味归经] 性平，味甘。归肺、脾、肾经。

[功效主治] 黄精具有补气养阴、健脾、润肺、益肾的功效。可用于治疗虚损寒热、脾胃虚弱、体倦乏力、口干食少、肺虚燥咳、精血不足、内热消渴以及病后体虚食少、筋骨软弱、风湿疼痛等症。

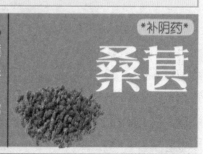

＊补阴药＊

桑葚

[人群宜忌]

[宜] 肝肾亏虚引起的两目干涩昏花、头晕耳鸣、骨质疏松等患者；胃阴亏虚、咽干口燥、烦渴喜饮者；头发早白者；贫血者。注：过量食用易发溶血性肠炎。

[忌] 少年儿童、脾虚便溏者；脾胃虚寒、便溏腹泻者；糖尿病患者。

[别名] 桑实、乌椹、黑椹、桑枣、桑果。

[选购保存] 以外型长圆、个大、肉厚、紫红色、糖分多者为佳。置通风干燥处，防霉、防蛀。

[用量用法] 煎药或煲汤服用。用量10~30克。

[性味归经] 性寒，味甘。归心、肝、肾经。

[功效主治] 补血滋阴，生津润燥。用于眩晕耳鸣，心悸失眠，须发早白，津伤口渴，内热消渴，血虚便秘。补肝，益肾，息风，滋液。治肝肾阴亏，消渴，便秘，目暗，耳鸣，瘰疬，关节不利。

◎相宜搭配◎

✓ | 牛排骨350克 ＋ 桑葚30克 ＋ 姜丝5克
· 煮汤食用，可滋补肝肾、壮骨明目。

✓ | 桑葚50克 ＋ 猕猴桃1个 ＋ 雪梨半个
· 榨汁饮用，可滋阴益胃、美白养颜。

补阴药
女贞子

[人群宜忌]

肝肾阴虚引起的腰膝酸软、五心烦热、盗汗、头晕耳鸣、阳痿早泄、遗精、夜尿频多者；须发早白者；更年期妇女；糖尿病患者。

[忌] 脾胃虚寒泄泻及阳虚者。

[别名] 女贞、女贞实、冬青子、白蜡树子。

[选购保存] 以粒大、饱满、色蓝黑、质坚实者为佳。置干燥处，防潮湿、防蛀、防霉。

[用量用法] 内服，煎煮成药汤服用。用量6~15克。

[性味归经] 性平，味苦、甘。归肝、肾经。

[功效主治] 女贞子具有补肝肾、强腰膝的作用。可用于治疗阴虚内热、头晕目花、耳鸣、腰膝酸软、须发早白、滋补肝肾、明目乌发。用于眩晕耳鸣、腰膝酸软、目暗不明等病症。此外，还可降低血脂、血压。

◎相宜搭配◎

✓ | 女贞子15克 + 大米100克 + 大枣20克

· 煮粥食用，可降脂降糖、抗老回春。

✓ | 女贞子15克 + 酸枣仁15克 + 龙骨4克

· 水煎服（龙骨研末），每日1剂，下午和晚上各服1次。连服5~7日，可治顽固性失眠。

补阴药
墨旱莲

[人群宜忌]

须发早白、眩晕耳鸣、牙齿松动、腰膝酸、阴虚血热以及吐血、血衄、尿血、血痢、崩漏下血、外伤出血等症患者。

[忌] 脾肾虚寒者忌服。

[别名] 旱莲草、猪牙草。

[选购保存] 以色黑绿、叶多者为佳。置通风干燥处。

[用量用法] 内服：煎汤，用量9~50克；熬膏、捣汁或入丸、散。外用：捣敷、研末撒或捣绒塞鼻。

[性味归经] 性寒，味甘、酸。归肾、肝经。

[功效主治] 滋补肝肾，凉血止血。用于牙齿松动、须发早白、眩晕耳鸣、腰膝酸、阴虚血热、吐血、血衄、尿血、血痢、崩漏下血、外伤出血。

◎相宜搭配◎

✓ | 墨旱莲15克 + 白芍15克 + 首乌15克

· 每日1剂，水煎2次，早晚分服。治肝肾阴虚型腰痛。

✓ | 墨旱莲10克 + 地榆炭15克 + 生地黄10克

· 煎水服，可凉血止血，对各种出血症均有疗效，如功能性子宫出血、便血、尿血等。

补阴药

龟甲

[人群宜忌]

[宜] 肾阴不足、骨蒸劳热、久咳、咽干口燥、遗精、崩漏带下、腰膝痿弱无力、久痢久疟等症患者。

[忌] 阴虚、食少、泄泻、脾胃虚寒的人与孕妇不宜服用。

[别名] 龟板、乌龟壳。

[选购保存] 以质干、板上有血斑、块大无腐肉者为佳。

[用量用法] 煎煮成药汤服用。用量10~25克。

[性味归经] 性寒，味甘。归肾、肝、心经。

[功效主治] 龟甲是指乌龟的腹甲及背甲，具有滋阴潜阳、清退虚热、益肾强骨、固经止血、养血补心等功效。主治阴虚潮热，骨蒸盗汗，头晕目眩，虚风内动，筋骨痿软，心虚健忘，月经不调以及更年期综合征等病症。

◎相宜搭配

 龟甲25克 + 远志15克 + 菖蒲3克

· 煎水服用，适用于阴血不足、心悸、失眠健忘者。

 龟甲20克 + 干姜6克 + 陈皮8克

· 煎水服用，适用于痿厥、筋骨软、气血俱虚甚者。

 龟甲20克 + 牡蛎400克 + 怀牛膝10克

· 炖汤食用，适用于肝肾阴亏、头晕目眩、目胀耳鸣者。

补阴药

鳖甲

[人群宜忌]

[宜] 阴虚内热者、夜间盗汗者、肿瘤癌症、乳腺增生、妇女闭经患者、中风患者。

[忌] 脾胃阳衰，食减便溏者及孕妇不宜服用。

[别名] 上甲、鳖壳、鳖盖子。

[选购保存] 以块大、甲厚、无残肉、洁净、无腐臭的鳖甲为佳。置干燥处，防蛀。

[用量用法] 水煎服或外用（研末撒或调敷）。用量10~25克。

[性味归经] 性平，味咸。归肝、肾经。

[功效主治] 养阴清热、平肝息风、软坚散结，主治劳热骨蒸、阴虚风动、癥瘕痃癖、经闭经漏、小儿惊痫等。现代医学证明，鳖甲具有抑制结缔组织增生、提高血浆蛋白、散结消肿的作用。

◎搭配宜忌

 鳖甲20克 +  乌鸡1只

· 煮汤食用，可补中止痛、滋补肝肾。

 鳖甲20克 + 马齿苋100克

· 煎水服用，可清热解毒、凉血止血、利湿消肿。

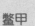 鳖甲 + 苋菜

· 发生化学反应，对人体健康有害。

补阳药

鹿茸

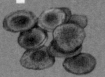

[别名] 斑龙珠、黄毛茸、马鹿茸、青毛茸。

[选购保存] 以表面土黄色、环纹较密、色黑而清晰、体轻、断面黄白色、气香、味浓的鹿茸为佳；置密闭容器中保存，防潮。

[用量用法] 内服，煎药或煲汤服用。用量3~10克。

[性味归经] 性温，味甘、咸。归肾、肝经。

[功效主治] 鹿茸有补肾壮阳、益精生血、强筋壮骨的功效。主治肾阳不足、精血亏虚所致的畏寒肢冷、阳痿早泄、宫冷不孕、尿频遗尿、腰膝酸软、筋骨无力等病症。

[人群宜忌]

[宜] 食欲不振、肾阳不足、精血虚亏引起的阳痿早泄、宫寒不孕、头晕耳鸣、腰膝酸软、四肢冰冷、神疲体倦、肝肾不足、筋骨痿软或小儿发育不良、囟门不合、行迟齿迟等症的患者。

[忌] 阴虚阳亢、血分有热、胃火炽盛、肺有痰热及外感热病均忌服。

◎搭配宜忌◎

 + +

✓ 鹿茸10克 + 乌鸡250克 + 熟地黄20克

· 煮汤食用，可补肾壮阳、益精生血。

 +

✗ 鹿茸 + 含维生素C的蔬果

· 鹿茸的有效成分会与蔬果中的鞣酸发生反应而被破坏。

补阳药

海参

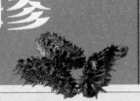

[别名] 刺参、海鼠。

[选购保存] 购买海参时，要看海参的肉质和含盐量。海参以参刺排列均匀为好；肉质肥厚，含盐量低的为上品。要将干海参置于通风干燥处或冰箱冷藏存放。

[用量用法] 鲜品炖汤食用；干品煎水或研末服用。用量10~30克。

[性味归经] 性温，味咸。归肾经。

[功效主治] 海参具有补肾、滋阴、养血、益精之功效，对肾虚腰膝酸软、头晕耳鸣、阳痿早泄、精神不振、夜尿频多、须发早白者均有较好的疗效。

[人群宜忌]

[宜] 气血不足、肾阳不足、肾虚阳痿遗精、糖尿病、夜尿频多者；卵巢早衰者；更年期女性；肝炎患者；高脂血症、冠心病、动脉硬化、中风后遗症患者；癌症患者。

[忌] 患感冒、咳痰、气喘、急性肠炎、菌痢及大便溏薄等病症者。

◎搭配宜忌◎

 +

✓ 海参100克 + 鸭半只

· 煮汤食用，可补五气、祛火热、滋养五脏。

 +

✗ 海参 + 柿子

· 引起腹痛、恶心。

[人群宜忌]

补阳药

冬虫夏草

[宜] 慢性支气管炎、肾气不足、腰膝酸痛者；肾虚腰痛、阳痿遗精、肾衰竭、性功能低下患者。

[忌] 感冒风寒引起的咳嗽者，肺热咳血者不宜用；儿用。

◎相宜搭配◎

✅ 冬虫夏草3枚 ＋ 鸭肝50克

· 煮汤食用，可改善更年期综合征。

✅ 冬虫夏草4枚 ＋ 鸭半只

· 煮汤食用，可用于虚劳咳喘、自汗盗汗等症。

[别名] 虫草、菌虫草。

[选购保存] 冬虫夏草以虫体粗，形态丰满，外表黄亮，子座短小，闻起来有一股清香的草菇气味者为佳。冷藏或采用除氧保险技术储存。

[用量用法] 煎药或炖汤服用，也可研成粉末吞服。用量3~10枚。

[性味归经] 性温，味甘。归肾、肺经。

[功效主治] 冬虫夏草具有补虚损、益精气、止咳化痰、补肺肾之功效。主治肺肾两虚、精气不足、阳痿遗精、咳嗽气短等。

[人群宜忌]

补阳药

核桃仁

[宜] 一般人群皆可食用，尤其适合脑力劳动者和青少年患者食用，以及肾虚腰酸腿痛者、肺虚咳嗽咳痰者、神经衰弱者。

[忌] 阴虚火旺者；痰热咳嗽者；便溏腹泻者；素有内热盛及痰湿重者。

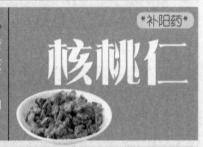

◎搭配宜忌◎

✅ 核桃仁9克 ＋ 黄芩9克 ＋ 生地黄15克

· 水煎服，治急性结膜炎，目赤涩痛。

❌ 核桃仁 ＋ 黄豆

· 引起消化不良。

[别名] 胡桃仁、核仁、胡桃肉。

[选购保存] 应选个大、外形圆整、干燥、壳薄、色泽白净、壳纹浅而少者。带壳核桃风干后较易保存，核桃仁要用有盖的容器密封装好，放在阴凉、干燥处存放，避免潮湿。

[用量用法] 水煎服或研成粉末服用，用量10~30克。

[性味归经] 性温，味甘。归肾、肺、大肠经。

[功效主治] 核桃具有温补肺肾、定喘止咳、润肠通便的作用。可用于治疗由于肝肾亏虚引起腰腿酸软、筋骨疼痛、牙齿松动等。

补阳药
巴戟天

[人群宜忌]

[宜] 身体虚弱、精力差、免疫力低下、易生病者；肾阳亏虚引起的阳痿早泄、遗精、性欲冷淡、腰膝酸软、畏寒肢冷者；风湿痹痛、筋骨挛急、半身不遂、四肢麻木者。

[忌] 火旺泄精、小便不利、口舌干燥者。

[别名] 巴戟，鸡肠风，兔子肠。

[选购保存] 以条粗壮、连珠状、肉厚、色紫、质软、内心细者为佳。置通风干燥处，防霉。

[用量用法] 煎药或煲汤服用。用量10~20克。

[性味归经] 性温，味辛、甘。归肝、肾经。

[功效主治] 巴戟天具有补肾阳、壮筋骨、祛风湿的功效；可以用于治疗阳痿遗精、小腹冷痛、小便不禁、宫冷不孕、月经不调、风寒湿痹、盘骨萎软、腰膝酸痛等常见症状。此外，本品还可增强记忆，改善老年痴呆。

◎相宜搭配◎

✓ 巴戟天15克 ＋ 胡椒15克 ＋ 黑豆100克

· 煎水服用，可补肾助阳、祛风除湿。

✓ 巴戟天15克 ＋ 附子10克

· 煎水服用，补肾散寒，可治疗肾阳虚衰、肢冷阳痿。

补阳药
仙茅

[人群宜忌]

[宜] 肾阳不足、腰膝冷痛及食欲不振者。

[忌] 阴虚火旺者忌服。阴虚发热、咳嗽、吐血、虚火上炎、口干咽痛等忌食。

[别名] 独茅根、独脚仙茅、风苔草、冷饭草、仙茅参。

[选购保存] 以条粗、色黑、气香及味微辛、苦者为佳。置通风干燥处。

[用量用法] 水煎服，5~10克。

[性味归经] 性温，味辛，有小毒。归肾、肝经。

[功效主治] 仙茅有温肾阳、壮筋骨的功效。治阳痿精冷、小便失禁、崩漏、心腹冷痛、腰脚冷痹、痈疽、瘰疬、阳虚冷泻筋骨痿痹等。临床上现较多用仙茅配淫羊藿治疗高血压。

◎搭配禁忌◎

 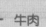

✗ 仙茅 ＋ 牛肉

▶ 两者搭配助长火热之性。

 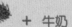

✗ 仙茅 ＋ 牛奶

▶ 仙茅辛热性猛，阳过盛则伤体。

 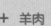

✗ 仙茅 ＋ 羊肉

▶ 两者搭配增温燥之性。

补骨脂

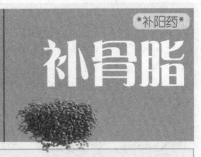

[人群宜忌]

[宜] 肾阳不足、下元虚冷、腰膝冷痛、银屑病等患者；阳痿遗精、尿频、遗尿；肾阳亏虚型胎动不安；脾肾两虚、大便久泻者。

[忌] 阴虚火旺、内热烦渴、眩晕气虚、二便结者禁用。

◎搭配禁忌◎

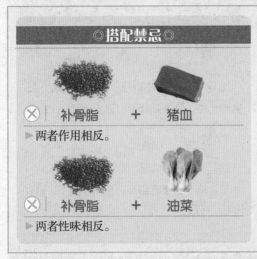

❌ 补骨脂 ＋ 猪血
▶ 两者作用相反。

❌ 补骨脂 ＋ 油菜
▶ 两者性味相反。

[别名] 胡韭子、婆固脂、破故纸、补骨鸱、吉固子、故子。

[选购保存] 以粒大、饱满、色黑者为佳。置干燥处。

[用量用法] 煎药或煲汤服用。用量5~10克。

[性味归经] 性温，味辛。归肾、心包、脾、胃、肺经。

[功效主治] 补骨脂有补肾助阳的功效。主要用于治疗肾阳不足、下元虚冷、腰膝冷痛、阳痿、尿频、遗尿、肾不纳气、虚喘不止、脾肾两虚、大便久泻、白癜风、斑秃、银屑病。

益智仁

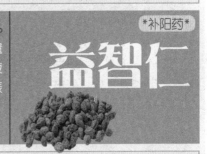

[人群宜忌]

[宜] 脾肾虚寒、腹痛腹泻或肾气虚寒小便频数、遗尿、遗精患者；脾胃虚寒所致的慢性泄泻及口中唾液分泌过旺者；记忆力衰退者；脾胃气虚、食欲不振者；营养不良者。

[忌] 阴虚火旺或因热而遗滑崩带者。

[别名] 益智子、摘子、益智、智仁。

[选购保存] 以颗粒大、均匀、饱满、色红棕、无杂质者为佳。置阴凉干燥处保存，防霉、防蛀。

[用量用法] 煎药或煲汤服用。用量8~15克。

[性味归经] 性温，味辛。归脾、肾经。

[功效主治] 益智仁有温脾暖肾、固气涩精等功效。常用来治疗腰腹冷痛、中寒吐泻、多唾遗精、小便余沥、夜尿频等常见病症。其煎剂具有健胃、减少唾液分泌的作用。益智仁含有挥发油、黄酮类、多糖等成分，可延缓衰老、健胃。

◎相宜搭配◎

✅ 益智仁10克 ＋ 山药30克 ＋ 鲫鱼1条
· 焖煮食，可温脾暖肾、益气止涎。

✅ 益智仁10克 ＋ 酸枣仁10克 ＋ 莲子20克
· 煮汤食用，可治疗遗精、梦遗。

补阳药 海马

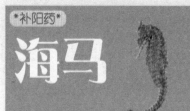

[人群宜忌]

[宜] 肾气亏虚阳痿不举、遗精早泄、精冷不育者；女子性欲低下、宫冷不孕患者；精神疲惫难产者；肺肾气虚咳喘者。

[忌] 阴虚火旺者；感冒未清者。

[别名] 马头鱼、水马、海蛆。

[选购保存] 以体大、坚实、头尾齐全的海马为佳。置干燥处保存。

[用量用法] 煎药、煲汤或泡酒服用。一般用量1对。

[性味归经] 味甘、咸，性温。归肾、肝经。

[功效主治] 海马具有强身健体、补肾壮阳、舒筋活络、消炎止痛、镇静安神、止咳平喘等药用功能。适用于肾虚阳痿、精少，宫寒不孕，腰膝酸软，尿频；肾气虚，喘息短气；跌打损伤，血瘀作痛等症。

◎ 相宜搭配 ◎

✓ 海马1对 ＋ 乳鸽1只 ＋ 党参20克

· 煮汤食用，可补肾壮阳、强身健体。

✓ 海马1对 ＋ 猪腰300克 ＋ 板栗50克

· 炖汤食用（猪腰要剔除白色的筋膜），可补肾壮阳、强腰壮骨。

补阳药 锁阳

[人群宜忌]

[宜] 肾虚阳痿、早泄、腰膝软弱无力的中老年人。

[忌] 泄泻及阳易举而精不固者忌之；大便溏薄者、性功能亢进者。

[别名] 琐阳，不老药，地毛球，羊锁不拉。

[选购保存] 以体重，质硬者为佳。置干燥处储存。

[用量用法] 煎药或泡酒服用。用量10~15克。

[性味归经] 性温，味甘。归脾、肾、大肠经。

[功效主治] 补肾润肠，主治阳痿早泄、气弱阴虚、大便燥结、小便频数、血尿、淋漓不尽；腰膝酸软、疲乏无力、畏寒、四肢疼痛；月经不调、宫冷带下；女子不孕、男子不育；失眠健忘等。

◎ 相宜搭配 ◎

✓ 锁阳10克 ＋ 大米50克

· 药汁熬粥，可补益肝肾、强壮腰膝。

✓ 锁阳30克 ＋ 白酒100克

· 泡药酒，可益精血、通便。

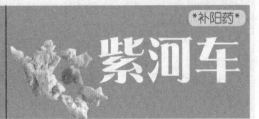

＊补阳药＊
紫河车

[人群宜忌]

[宜] 肾阳不足导致的阳痿遗精、腰酸耳鸣者；不孕、体形瘦弱者；免疫力低下者。

[忌] 胎盘性温，阴虚患者不宜单用：有实邪者忌用。

◎相宜搭配◎

 紫河车半具 ＋ 冬虫夏草10克

· 共炖食。适用于阳痿遗精，身体虚弱。

 紫河车30克 ＋ 大枣10枚 ＋ 枸杞子15克

· 水煎服，每日1剂。可治疗各种贫血。

 紫河车4份 ＋ 白及2份 ＋ 百部2份

· 研末，炼蜜为丸，每服20克，每日3次。可治疗肺结核。

[别名] 胞衣、混沌皮、混元丹、胎衣、混沌衣。

[选购保存] 以颜色深黄，有腥味者为佳。置干燥处保存。

[用量用法] 煎药服用。用量5～10克。

[性味归经] 性温，味甘、咸。归肺、心、肾经。

[功效主治] 紫河车具有补气养血、补肾益精的功效。常用于肾气不足，精血虚亏，阳痿遗精，腰酸耳鸣，或不孕；肺肾两虚，喘息短气；气血不足，消瘦少食，体倦乏力，或产后乳少。

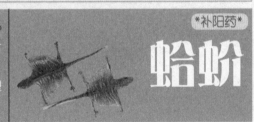

＊补阳药＊
蛤蚧

[人群宜忌]

[宜] 肺虚咳嗽，肾虚作喘者，肾阳亏虚者等。

[忌] 蛤蚧虽有定喘止嗽之功效，但湿热型咳嗽忌服。外感风寒、阴虚火旺者忌服。

◎相宜搭配◎

 蛤蚧1对 ＋ 补骨脂20克

· 配伍服用，可用于肾虚阳痿。

 蛤蚧1对 ＋ 白酒500毫升

· 泡酒服用，可用于肾虚腰痛、阳痿等症。

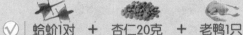 蛤蚧1对 ＋ 杏仁20克 ＋ 老鸭1只

· 炖汤服用，可纳气定喘，适合肺虚久咳气喘者食用。

[别名] 蛤蚧壳、蛤蚧干。

[选购保存] 以体大、肥壮、尾粗而长、无虫蛀者为佳。置通风干燥处，防虫蛀。

[用量用法] 煎药或泡酒服用。一般用量1对。

[性味归经] 性平，味咸。归肺、肾经。

[功效主治] 蛤蚧有补肺益肾、定喘止嗽、助阳益精的功效。常于贝母、紫苑、杏仁等同出，治虚劳咳嗽，还可用于治咯血、消渴、阳痿、肾不纳气的虚喘久咳症、精血亏虚等症。

补阳药

菟丝子

[人群宜忌]

[宜] 阳痿遗精者；肾虚遗精早泄、阳痿；尿频遗尿；腰膝酸软、性欲冷淡的患者。

[忌] 阴虚火旺、小便短赤、大便燥结者忌用。

[别名] 菟丝实、吐丝子。

[选购保存] 以粒大、棕色、质硬、气微、味淡者为佳。保存于通风干燥处，防蛀、防霉。

[用量用法] 煎药、泡酒或外敷使用。用量10~20克。

[性味归经] 性平，味辛、甘。归肾、肝、脾经。

[功效主治] 菟丝子具有滋补肝肾、固精缩尿、安胎、明目、止泻的功效。可用于腰膝酸软、目昏耳鸣、肾虚胎漏、胎动不安、脾肾虚泻、遗精、消渴、尿有余沥、目暗等症。外用可治白癜风。

◎相宜搭配◎

✓ 菟丝子15克 ＋ 红糖10克

· 药汁与糖冲饮，可用于早泄、精液量不足、腰膝酸软等症。

✓ 菟丝子10克 ＋ 粳米50克

· 去渣留汁熬粥使用，可补虚损、益脾胃、助肾阳。

✓ 菟丝子15克 ＋ 覆盆子10克 ＋ 五味子10克

· 煎水服用，可补肾固精，治疗肾阳亏虚、遗精早泄。

补阳药

杜仲

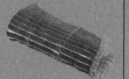

[人群宜忌]

[宜] 高血压患者，中老年人肾气不足者，腰脊疼痛者。

[忌] 阴虚火旺者慎服，少尿、尿黄者慎服。

[别名] 思仙、思仲、石思仙、丝楝树皮。

[选购保存] 皮厚、块大、去净粗皮，内表面暗紫色，断面丝多者为佳。存于通风干燥处。

[用量用法] 煎药或泡酒服用。用量10~20克，多者可达40克。

[性味归经] 性温，味甘、微辛。归肝、肾经。

[功效主治] 杜仲具有降血压、补肝肾、强筋骨、安胎气等功效。可用于治疗腰脊酸疼，足膝痿弱，小便余沥，阴下湿痒、筋骨无力、妊娠胎漏欲堕、胎动不安、高血压等。

◎搭配宜忌◎

✓ 杜仲20克 ＋ 兔肉100克

· 炖汤服用，可补肾益精、补血乌发。

✓ 杜仲20克 ＋ 乌鸡1只

· 炖汤服用，可补虚损、强筋骨、调经止带。

✗ 杜仲 ＋ 元参

· 不能搭配使用，药效相反。

[人群宜忌]

[宜] 腰背酸痛、肢节麻痹、足膝无力、胎漏崩漏、带下遗精、跌打创伤、损筋折骨、金疮痔漏、痈疽疮肿等病症患者。
[忌] 初痢勿用，怒气郁者禁用。

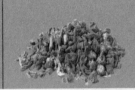

补阳药

续断

◎搭配宜忌◎

✓ 续断15克 + 杜仲15克 + 猪骨300克

· 炖汤食用，可防治老年人骨质疏松症。

✓ 续断15克 + 鹿茸10克 + 乳鸽1只

· 炖汤食用，可补肾壮阳，改善性功能。

✗ 续断 + 雷丸

· 两者不同时使用。

[别名] 龙豆、接骨、南草、接骨草、川断。

[用量用法] 煎药或泡酒服用。用量10~15克。

[性味归经] 性微温，味苦、辛。归肝、肾经。

[功效主治] 续断具有补肝肾、续筋骨、调血脉等功效。多用于治疗腰背酸痛、肢节麻痹、足膝无力、胎动不安、胎漏下血、崩漏、带下遗精、跌打创伤、损筋折骨、风湿痹痛、金疮痔漏、痈疽疮肿等病症。

[人群宜忌]

[宜] 阳痿、遗精、遗尿、腰膝酸软者、便秘患者。
[忌] 阴虚火旺者。

补阳药

韭菜籽

◎相宜搭配◎

✓ 韭菜籽15克 + 粳米80克

· 熬粥服用，可补肾暖腰、固精缩尿。

✓ 韭菜籽15克 + 白面粉100克

· 作面食服用，可温补肝肾、助阳固精。

✓ 韭菜籽15克 + 菟丝子10克 + 车前子10克

· 煎水服用，可改善肾功能，辅助治疗早泄、阳痿症状。

[别名] 韭籽、炒韭菜籽。

[选购保存] 呈扁卵形或半卵形，表面呈黑色，一面突起，粗糙，质硬，气特异，味微辛者为佳。置通风干燥处保存。

[用量用法] 一般煎药服用。用量10~15克。

[性味归经] 性温，味辛、甘。归肾、肝经。

[功效主治] 韭菜籽有蔬菜中的"伟哥"之称，具有补肝肾、暖腰膝、助阳固精等功效。多用于治疗阳痿、遗精、遗尿、小便频数、腰膝酸软或冷痛、白带过多等常见病症。

发散风寒药
麻黄

【人群宜忌】

[宜] 伤寒表实、发热恶寒无汗、头痛鼻塞、骨节疼痛、咳嗽气喘、浮肿、小便不利、风邪顽痹、风疹瘙痒等患者。

[忌] 凡素体虚弱而自汗盗汗、气喘者忌服。

[别名] 龙沙、卑相、卑盐、狗骨。

[选购保存] 以干燥、茎粗、淡绿色、内心充实、味苦涩者为佳。置通风干燥处，防潮、防晒、防变色，不宜久储。

[用量用法] 煎药、煲汤或入丸、散剂。用量5~10克。

[性味归经] 味辛、苦，性温。归肺、膀胱经。

[功效主治] 麻黄具有发汗、平喘、利水的功效。可治伤寒表实、发热恶寒无汗、头痛鼻塞、骨节疼痛、咳嗽气喘、风水浮肿、小便不利、风邪顽痹、皮肤不仁、风疹瘙痒等病症。

◎**相宜搭配**◎

 麻黄2克 + 大白萝卜1个 + 蜂蜜30克

· 将萝卜洗净，切片，放入碗内，倒入蜂蜜，麻黄等共蒸半小时趁热顿服，卧床见汗即愈；发汗散寒、咳化痰、治风寒咳嗽。

 麻黄10克 + 桂枝10克

· 两者配伍使用，发汗解表效果会更佳。

发散风寒药
桂枝

【人群宜忌】

[宜] 风寒感冒，脘腹冷痛，血寒经闭，关节痹痛，痰饮，水肿，心悸，奔豚等病症患者。

[忌] 有口渴、唇燥、咽喉肿痛等热证，血证不宜服用。孕妇忌服，月经过多时也不宜服用。

[别名] 柳枝、玉树。

[选购保存] 以幼嫩、棕红色、气香者为佳。置于阴凉干燥处。

[用量用法] 煎药或入丸、散剂。用量5~10克。

[性味归经] 性温，味辛、甘。归心、肺、膀胱经。

[功效主治] 桂枝具有发汗解肌、温通经脉、助阳化气、平冲降气的功效。常用于风寒感冒，脘腹冷痛，血寒经闭，关节痹痛，痰饮，水肿，心悸，奔豚等病症。治风寒表证、肩背肢节酸疼、胸痹痰饮、闭经癥瘕也有一定的效果。

◎**相宜搭配**◎

 桂枝20克 + 甘草10克

· 气虚者加黄芪，血虚者加当归，阴虚者加五味子、麦冬。煎水服，治疗原发性低血压。

 桂枝10克 + 麻黄10克

· 两者配伍使用，发汗解表效果会更佳。

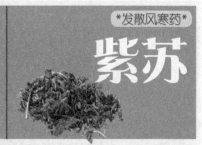

发散风寒药

紫苏

[人群宜忌]

[宜] 脾胃虚寒引起的呕吐、腹泻、食积腹胀等症；妊娠呕吐、妊娠胎动不安、妊娠水肿等妊娠病患者；虚寒性胃痛患者；风寒感冒、头痛无汗、畏寒的患者；寒湿引起的脘腹胀闷、呕恶腹泻等患者。

[忌] 风热感冒、高热者；阴虚火旺者。

◎ 搭配宜忌 ◎

✓ 大米100克 + 紫苏10克 + 生姜15克

· 熬粥服用，可温胃散寒、发汗解表。

✗ 紫苏 + 鲤鱼

· 不可同食，会发生毒性反应，生毒疮。

[别名] 苏叶、苏子叶、赤苏、香苏、皱紫苏、紫苏叶。

[用量用法] 煎药或煲汤，但不宜久煎。用量5~10克。

[性味归经] 性温，味辛。归脾、肺二经。

[功效主治] 紫苏叶有发表、散寒、理气、和营的功效。主治外感风寒，恶寒发热，头痛无汗，咳嗽气喘，脘腹胀闷，呕恶腹泻，咽中梗阻，妊娠恶阻，胎动不安，食鱼蟹中毒。此外紫苏还有促进胃液分泌，增强胃肠蠕动的功能，还能祛痰，减少支气管的分泌物，并有一定的利尿作用。

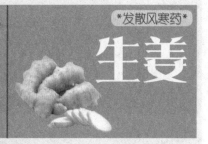

发散风寒药

生姜

[人群宜忌]

[宜] 脾胃虚寒呕吐者；畏寒怕冷者；冻疮患者；内脏下垂者；风寒湿痹（如肩周炎、风湿性关节炎、坐骨神经痛）等。

[忌] 阴虚，内有实热，或患痔疮者忌用。久服积热，损阴伤目。高血压患者慎食。

◎ 相宜搭配 ◎

✓ 生姜 10克 + 川乌5克 + 粳米50克

· 熬粥服用，可散寒除湿、痛经活络。

✓ 生姜10克 + 红糖8克

· 可发汗驱寒，预防感冒。

[别名] 姜根、因地辛、炎凉小子。

[选购保存] 以个体大、丰满、质嫩者为佳。置于通风干燥处保存。

[用量用法] 内服煎汤或捣汁，用量5~10克。

[性味归经] 性温，味辛。归肺、脾、胃经。

[功效主治] 生姜有发表、散寒、止呕、开痰的功效。常用于脾胃虚寒，食欲减退，恶心呕吐，或痰饮呕吐，胃气不和的呕吐；风寒或寒痰咳嗽；感冒风寒，恶风发热，鼻塞头痛等病症。治喘咳、胀满、泄泻，可解半夏、天南星及鱼蟹、鸟兽肉毒。

发散风寒药

荆芥

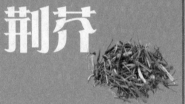

[人群宜忌]

[宜] 感冒发热、头痛、咽喉肿痛、中风口噤、吐血、衄血、便血、崩漏、产后血晕、痈肿、疮疥、瘰疬等病症患者。

[忌] 病人表虚有汗者、血虚寒热而不因于风湿风寒者忌用。

[别名] 姜苏、稳齿菜、四棱杆蒿。

[选购保存] 以浅紫色、茎细、穗多而密者为佳。放入干燥容器内，置于通风干燥处，密闭保存。

[用量用法] 煎服，不可久煎。用量10~30克。

[性味归经] 性温，味辛。归肺、肝经。

[功效主治] 荆芥具有发表、祛风、理血等功效。主治感冒发热、头痛、咽喉肿痛、吐血、衄血、便血、崩漏、产后血晕、痈肿、疮疥、瘰疬。荆芥穗效用相同，唯发散之力较强。

◎相宜搭配◎

✓ 荆芥100克 ＋ 槐花50克

·炒紫为末，每服15克，清茶送下。治疗大便下血。

✓ 荆芥穗30克 ＋ 石膏30克

·为末，每服10克，茶调下。治疗风热头痛。

发散风寒药

防风

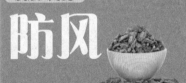

[人群宜忌]

[宜] 风寒湿痹、肢节疼痛、筋脉挛急者。

[忌] 血虚痉急或头痛不因风邪者不适宜使用含防风方剂；阴虚火旺、血虚发痉者。

[别名] 关防风、川防风、防丰、茴草、屏风。

[选购保存] 以条粗壮、皮细而紧、无毛头、断面有棕色环、中心色淡黄者为佳。置于阴凉干燥处保存，防潮、防蛀。

[用量用法] 煎服或煲汤或泡酒。用量5~15克。

[性味归经] 性温，味辛。归膀胱、肝、脾经。

[功效主治] 防风具有发表、祛风、胜湿、止痛等功效。常用于治疗外感风寒、头痛、目眩、项强、风寒湿痹、骨节酸痛、四肢挛急、破伤风角弓反张、牙关紧闭、抽搐症等。

◎搭配宜忌◎

✓ 防风10克 ＋ 薏米30克 ＋ 粳米50克

·两者配伍熬粥，可祛风除湿。

✗ 防风 ＋ 胡椒

·两者搭配，会使防风药性变得燥烈。

[人群宜忌]

[宜] 感冒风寒、头痛、鼻塞者；痤疮、粉刺、牛皮癣、皮肤暗黑等皮肤病患者；妇女白带异常者；脾虚腹泻者；眉棱骨痛的患者；鼻炎患者等。

[忌] 阴虚血热者；食积腹胀、少食者。

发散风寒药

白芷

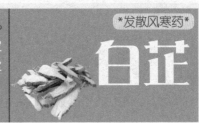

◎相宜搭配◎

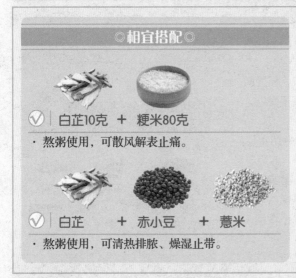

☑ 白芷10克 ＋ 粳米80克

· 熬粥使用，可散风解表止痛。

☑ 白芷 ＋ 赤小豆 ＋ 薏米

· 熬粥使用，可清热排脓、燥湿止带。

[别名] 川白芷、香白芷。

[选购保存] 以独枝、根条粗壮、质硬、体重、色白、粉性强、气香味浓者为佳。置于通风干燥处保存。

[用量用法] 煎服或入丸、散剂。用量5~10克。

[性味归经] 味辛，性温。归肺、胃经。

[功效主治] 白芷是芳香怡人的止痛良药，具有祛风、燥湿、消肿、止痛等功效，对头痛、眉棱骨痛、齿痛、鼻渊、寒湿腹痛、肠风痔漏、赤白带下、痈疽疮疡、皮肤燥痒、疥癣有显著疗效。白芷忌与牛肉同食，否则会降低药效。

[人群宜忌]

[宜] 风寒感冒引起的恶寒发热、头痛无汗、鼻塞流涕等症的患者；鼻炎、鼻窦炎患者。

[忌] 气虚多汗，血虚头痛，阴虚咳嗽忌服；风热感冒者；气虚多汗者；肾功能不全者忌服。

发散风寒药

细辛

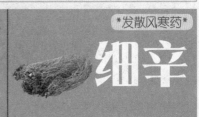

◎搭配宜忌◎

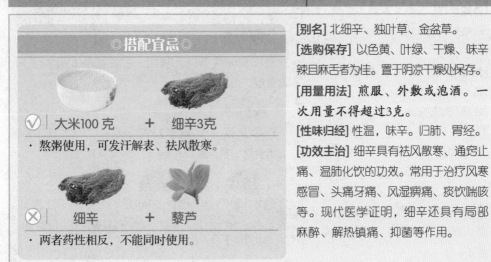

☑ 大米100克 ＋ 细辛3克

· 熬粥使用，可发汗解表、祛风散寒。

✗ 细辛 ＋ 藜芦

· 两者药性相反，不能同时使用。

[别名] 北细辛、独叶草、金盆草。

[选购保存] 以色黄、叶绿、干燥、味辛辣且麻舌者为佳。置于阴凉干燥处保存。

[用量用法] 煎服、外敷或泡酒。一次用量不得超过3克。

[性味归经] 性温，味辛。归肺、胃经。

[功效主治] 细辛具有祛风散寒、通窍止痛、温肺化饮的功效。常用于治疗风寒感冒、头痛牙痛、风湿痹痛、痰饮喘咳等。现代医学证明，细辛还具有局部麻醉、解热镇痛、抑菌等作用。

发散风寒药

羌活

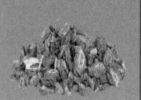

[人群宜忌]

[宜] 感冒风寒、头痛无汗、风寒湿痹、骨节酸疼、痈疽疮毒、阳痿遗精、遗尿尿频、肾虚、泄泻、白癜风、斑秃等病症患者。

[忌] 血虚痹痛者忌服。气虚多汗者慎服。

[别名] 羌青、护羌使者、胡王使者、羌滑、退风使者、黑药。

[选购保存] 以条粗壮、有隆起曲折环纹、断面质紧密、朱砂点多、香气浓郁者为佳。置干燥处，防蛀。

[用量用法] 煎服或入丸、散剂。用量5~10克。

[性味归经] 性温，味辛、苦。归膀胱、肝、肾经。

[功效主治] 散表寒、利关节、祛风胜湿、止痛。治感冒风寒、头痛无汗、风寒湿痹、项强筋急、骨节酸疼、痈疽疮毒、阳痿遗精、遗尿尿频、肾虚作喘、五更泄泻。外用治白癜风、斑秃。

◎相宜搭配◎

✓ 羌活20~25克 + 板蓝根50克

· 水煎，每日1剂，分2次服。治感冒发热，扁桃体炎。

✓ 羌活10克 + 附子10克 + 甘草6克

· 水煎服（附子先下，久煎），治疗脑痛连齿、手足厥冷、口鼻气冷之症。

发散风寒药

苍耳子

[人群宜忌]

[宜] 头痛偏于风热者；感冒者；疮毒者等。

[忌] 血虚之头痛、痹痛忌服。

[别名] 卷耳、苓耳、地葵、苍耳。

[选购保存] 以果实饱满、完整、干燥者为佳。置于通风干燥处保存。

[用量用法] 煎服、外用或入丸、散剂。用量5~15克。

[性味归经] 性温，味甘、苦。归肺经。

[功效主治] 祛风散热、解毒杀虫，可治感冒；头风；头晕；鼻渊、目赤、目翳、风温痹痛、拘挛麻木、风癞、疔疮、疥癣、皮肤瘙痒、痔疮、痢疾、祛风散热，湿痹拘挛等。

◎相宜搭配◎

✓ 苍耳子150克 + 天麻 、 白菊花各15克

· 水煎服，治诸风眩晕。

✓ 苍耳子5克 + 粳米25克

· 煮粥食之，治目翳、耳鸣。

✓ 苍术500克 + 苍耳子150克

· 各为末，米饭为丸，如梧子大。每日服3次，每次服6克。忌房事3个月。治大麻风。

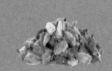

发散风寒药 辛夷

[人群宜忌]

[宜] 身体寒热、风头脑痛、面皯者。

[忌] 阴虚火旺者忌服。

[别名] 迎春、木笔花。

[选购保存] 以花蕾未开、身干、色绿、无枝梗者为佳。置于阴凉通风处保存。

[用量用法] 煎服、外用或入丸、散剂。用量5~10克。

[性味归经] 性温，味辛。归肺、胃经。

[功效主治] 辛夷具有祛风通窍的功效。可用于治疗头痛、鼻渊、鼻塞不通、齿痛等。现代医学证明，辛夷对鼻黏膜有收敛和保护作用，可促进分泌物吸收和炎症消退，局部应用，有抗炎、镇痛和降压的作用。

◎搭配宜忌◎

✓ | 辛夷8克 + 鸡蛋2个

· 炖汤或蒸煮，可治疗慢性鼻炎。

✓ | 辛夷10克 + 苍耳子10克  + 细辛3克

· 煎水服用，可治疗鼻窦炎、鼻炎。

✗ | 辛夷 + 黄连

· 两者同用会降低药效。

发散风寒药 葱白

[人群宜忌]

[宜] 风寒感冒、恶寒发热等症患者。

[忌] 表虚多汗者忌服、风热感冒者勿服。

[别名] 葱茎白、葱白头。

[选购保存] 选购新鲜者为佳。本品鲜用，可栽埋在泥土中，随用随取。

[用量用法] 煎服。用量2~9枚。

[性味归经] 性温，味辛。归肺、胃经。

[功效主治] 发汗解表、通阳解毒。治伤寒、寒热头痛、阴寒腹痛、虫积内阻、二便不通、痢疾、痈肿。本品性温、不燥热，发汗不峻猛，药力较弱，适用于风寒感冒、恶寒发热之轻证。

◎搭配禁忌◎

✗ | 葱白 + 蜂蜜

▶ 两者药性相反，会刺激肠胃。

✗ | 葱白 + 大枣

▶ 两者搭配会降低药效。

✗ | 葱白 + 常山

▶ 两者搭配会降低药效。

发散风热药
薄荷

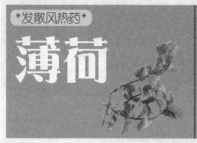

[人群宜忌]

[宜] 外感风热、头痛目赤、暑热烦渴、咽干口燥者；口腔溃疡患者；急、慢性咽炎患者；牙龈肿痛者；扁桃腺炎患者；胸闷不舒者。阴虚火旺者；肝郁气滞；胃阴亏虚者。

[忌] 脾胃虚寒者；汗多表虚者。

[别名] 人丹草、龙脑薄荷、蕃荷菜、南薄荷。

[选购保存] 以身干、无根、叶多、色绿、气味浓者为佳。置于阴凉干燥处，密闭保存。温度28℃以下。

[用量用法] 煎服或泡茶。用量5~10克。

[性味归经] 性凉，味辛。归肝、肺经。

[功效主治] 薄荷具有疏风散热、辟秽解毒的功效。治外感风热头痛、目赤、咽喉肿痛、食滞气胀、口疮、牙痛、疮疥红疹。现代医学证明，薄荷具有疏散风热、止痒、健胃祛风、消炎作用。

◎相宜搭配◎

✅ 薄荷10克 ＋ 百合8克 ＋ 大米100克

· 熬粥服用，可清热泻火、利咽爽喉。

✅ 大米 、 生麦芽50克 ＋ 薄荷10克

· 熬粥服用，可滋阴清热、益气补虚。

发散风热药
牛蒡子

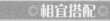

[人群宜忌]

[宜] 风热感冒、咳嗽多痰者。

[忌] 大便溏泻者不宜使用，另外痘症、虚寒、气血虚弱者也要忌服。

[别名] 鼠粘子、大力子、黑风子、毛锥子。

[选购保存] 以粒大、饱满、外皮灰褐色者为佳。置于通风干燥处，防蛀。

[用量用法] 煎服或外用煎水漱口。用量5~10克。

[性味归经] 性平，味辛。归肺、胃经。

[功效主治] 疏散风热、宣肺透疹、消肿解毒。主治风热感冒、温病初起；风热或肺热咳嗽、咯痰不畅；咽喉肿痛；斑疹不透；麻疹初期，疹出不畅及风疹瘙痒；疮疡肿毒及痄腮等病症。

◎相宜搭配◎

✅ 牛蒡子10克 ＋ 薄荷5克

· 两者常配伍使用，治疗外感风热效果更佳。

✅ 牛蒡子10克 ＋ 菊花8克

· 煎水服用，可清热祛风、凉肝泻肺，适合肝火旺盛、目赤肿痛者以及高血压患者。

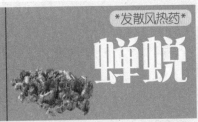

发散风热药

蝉蜕

[人群宜忌]

[宜] 风热感冒者、咽喉肿痛者、风疹瘙痒者、破伤风患者、麻疹透发不畅者；烦躁、夜睡不安、小儿夜啼者。

[忌] 孕妇忌服。

◎ 相宜搭配 ◎

✓ 蝉衣5克 + 牛蒡子15克 + 桔梗7.5克

· 煎汤服，治感冒、咳嗽失音。

✓ 蝉蜕50个（去泥） + 滑石50克

· 共研为末，每服10克，水一碗，加蜜调服。可治胃热吐食。

[别名] 蜩甲、蝉壳、枯蝉、蝉衣、知了皮。

[选购保存] 以色黄、体轻、完整、无泥沙者为佳。置于干燥处保存。

[用量用法] 内服：煎汤，5~10克；或入丸、散。外用：煎水洗或研末调敷。

[性味归经] 性寒，味甘、咸。归肺、肝经。

[功效主治] 散风热、宣肺、定痉。治外感风热、咳嗽音哑、麻疹透发不畅、风疹瘙痒、小儿惊痫、目赤、翳障、疔疮肿毒、破伤风。临床应用于小儿科较多，治疗肺热咳嗽，感冒发热、烦躁、夜睡不安、小儿夜啼。

发散风热药

桑叶

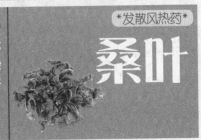

[人群宜忌]

[宜] 外感风热引起的较轻的症状发热、咳嗽、眼赤（如感冒）患者；流感、流脑、结膜炎等流行性传染病患者；肝火旺盛引起的目赤肿痛、畏光流泪、咽干口燥、头晕目眩者。

[忌] 脾胃虚寒者。

◎ 相宜搭配 ◎

✓ 桑叶10克 + 连翘10克 + 金银花8克

· 泡茶饮，可清热解毒、发散风热。

✓ 桑叶10克 + 菊花5克 + 枸杞子10克

· 泡茶饮用，可清肝降压、泻火明目。

[别名] 铁扇子、冬霜叶、霜叶。

[选购保存] 以叶片完整、大而厚、色黄绿、质脆、无杂质者为佳。置于干燥处，防霉、防尘。

[用量用法] 煎服或外用煎水用。用量5~10克。

[性味归经] 性寒，味甘、苦。归肺、肝经。

[功效主治] 祛风清热、凉血明目。治风温发热、头痛、目赤、口渴、肺热咳嗽、风痹、瘾疹、下肢皮肿。常与菊花、连翘等配伍。用于治疗肺热和风热咳嗽，解热、祛痰、镇咳。尤其适用于燥咳、干咳。

发散风热药
菊花

[人群宜忌]

[宜] 外感风热、头痛、目赤、脑血栓患者；肝火旺盛引起的两目干涩、目赤肿痛、心烦易怒、咽干口燥患者等。

[忌] 气虚胃寒，食少泄泻患者宜少用之。

[别名] 金精、甘菊、真菊、金蕊、簪头菊、甜菊花。

[选购保存] 以花朵完整、颜色新鲜、气清香、少梗的菊花为佳。置阴凉干燥处，防霉。

[用量用法] 煎服或泡茶。用量5~15克。

[性味归经] 性微寒，味甘、苦。归肺、肝经。

[功效主治] 菊花具有疏风、清热、明目、解毒的功效。常用于治疗头痛、眩晕、目赤、心胸烦热、疔疮、肿毒等病症。将菊花、槐花一起用开水冲泡，代茶饮用，能治疗高血压，还可通肺气、止呃逆、清三焦郁火。菊花忌与鸡肉同食，会引起中毒。

◎相宜搭配◎

✅ 菊花9克 + 银耳50克 + 枸杞15克

· 煮汤食用，可滋阴泻火、清肝明目。

✅ 菊花10克 + 鱼腥草10克

· 泡茶服用，可清热解毒，增强机体免疫力。

发散风热药
柴胡

[人群宜忌]

[宜] 肺热咳嗽、咳血或咳吐黄痰者（如肺炎、肺结核、肺气肿等患者）；风热感冒患者；慢性咽炎患者；肝火上逆（如高血压）所致的头胀痛、耳鸣、眩晕。

[忌] 凡阴虚所致的咳嗽、潮热者忌用。

[别名] 地熏、山菜、茹草、柴草。

[选购保存] 以根条粗长、皮细、支根少者为佳。置于通风干燥处保存，防霉、防蛀。

[用量用法] 煎服或入丸、散剂。用量10~20克。

[性味归经] 性微寒，味苦。归肝、胆经。

[功效主治] 柴胡具有和解表里、疏肝解郁、升阳举陷的作用。主治寒热往来、胸满胁痛、口苦耳聋、头痛目眩、疟疾、下利脱肛、月经不调、子宫下垂等病症。现代医学证明，柴胡对流感病毒有强烈的抑制作用。

◎相宜搭配◎

✅ 柴胡10克 + 秋梨1个 + 百合6克

· 煎煮汁饮，可清肺泻火、止咳化痰。

✅ 柴胡20克 + 党参20克 + 羊肉200克

· 炖汤服用，可疏肝和胃、升托内脏。

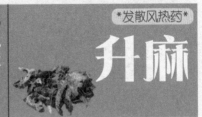

发散风热药
升麻

[人群宜忌]

[宜] 喉咙肿痛者；中气下陷引起的胃下垂、子宫脱垂、脱肛者；久泻久痢、妇女崩漏、带下过多者；麻疹透发不畅者。

[忌] 上盛下虚、阴虚火旺及麻疹已透者忌服。

◎相宜搭配◎

✅ 升麻8克 ＋ 黄连10克 ＋ 生地黄10克

· 煎水服，适用于头痛、牙龈肿痛、口舌生疮者。

✅ 升麻10克 ＋ 葛根15克 ＋ 甘草6克

· 煎水服，适用于时气瘟疫、发热头痛、麻疹初起、疹发不畅等症。

[别名] 周升麻、周麻、鸡骨升麻、绿升麻。

[选购保存] 以个大、外皮黑色、无细根、断面白色、灰白色或淡绿色为佳。置于干燥容器内，或置于通风干燥处。

[用量用法] 煎服或外用。用量5~10克。

[性味归经] 性凉，味甘、辛、微苦。归肺、脾、胃、大肠经。

[功效主治] 升麻具有升阳、发表、透疹、解毒等功效。可治时气疫疠、头痛寒热、喉痛、口疮、斑疹不透；中气下陷、久泻久痢、脱肛、妇女崩漏、带下、子宫下坠；痈肿疮毒、胃火牙痛等。

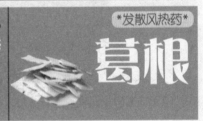

发散风热药
葛根

[人群宜忌]

[宜] 热性病症患者；暑热烦渴、小便短赤者；尿路感染者；急性肾炎患者；高血压、高血脂、肥胖患者；脂肪肝、病毒性肝炎患者；风热感冒患者。

[忌] 胃寒者应当慎用。夏日表虚汗者尤忌用。

◎相宜搭配◎

✅ 鸭肉500克 ＋ 葛根500克 ＋ 枸杞子20克

· 炖汤服用，可清热泻火、利尿通淋。

✅ 银耳300克 ＋ 葛根粉15克 ＋ 枸杞子20克

· 作羹饮用，可滋阴清热、降压降糖。

[别名] 干葛、甘葛、粉葛、黄葛根。

[选购保存] 以块肥大、质坚实、色白、粉性足、纤维性少者为佳。储存于干燥容器内，置于通风干燥处。

[用量用法] 煎服或外用。用量5~10克。

[性味归经] 性凉，味甘、辛。归脾、胃经。

[功效主治] 葛根具有升阳解肌、透疹止泻、除烦止温等功效。常用于治疗伤寒、发热头痛、项强、烦热消渴、泄泻、痢疾、瘾疹不透、高血压、心绞痛、耳聋等病症。对于改善头痛、头晕、项强、耳鸣、肢体麻木等症状效果良好。

发散风热药

淡豆豉

[人群宜忌]

[宜] 消化不良者；血尿患者；心烦、胸闷、虚烦不眠者。

[忌] 由于淡豆豉有退乳作用，所以哺乳期的妇女不宜服用；胃虚易泛恶者慎服。

[别名] 香豉、淡豉。

[选购保存] 色黑、附有膜状物者为佳。存通风干燥处，防霉。

[用量用法] 内服：煎汤，5~15克；或入丸剂。外用：适量，捣敷；或炒焦研末调敷。

[性味归经] 性寒，味苦。归肺、胃经。

[功效主治] 淡豆豉具有解肌发表、宣郁除烦等功效。主治外感表证、寒热头痛、心烦、胸闷、虚烦不眠等症。现代医学研究证明，淡豆豉还有健胃除烦、助消化、治疗血尿等作用。

◎搭配宜忌◎

 淡豆豉10克   +   大黄3克   +   栀子8克

· 煎水服，清热利湿，适于湿热郁蒸之酒疸，心中热痛者。

 淡豆豉15克   +   葱白30克   +   生姜20克

· 煎水服，可解表散寒，治疗风寒感冒。

 淡豆鼓   +   抗生素

· 两者搭配会影响药效。

发散风热药

浮萍

[人群宜忌]

[宜] 小便不利者；斑疹、皮肤瘙痒者；水肿患者；经闭者；疮癣、丹毒等疾病患者。

[忌] 血虚肤燥、气虚风痛者均不适宜使用浮萍。

[别名] 水萍、藻、萍子草。

[用量用法] 内服：煎汤，5~10克（鲜者25~150克）；捣汁或入丸、散。外用：煎水熏洗，研末撒或调敷。

[性味归经] 性寒，味辛。入肺、小肠二经。

[功效主治] 发汗，祛风，行水，清热，解毒。治时行热痛，斑疹不透，风热痛疹，皮肤瘙痒，水肿，经闭，疮癣，丹毒，烫伤。现代研究表明，浮萍还有利尿、解热及抑菌作用。

◎相宜搭配◎

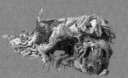

 浮萍5克   +   防风10克

· 同四物汤煎汤调下，治身上虚痒。

 浮萍30克   +   牛蒡子30克

· 以薄荷汤调下10克，每日两次。治皮肤风热，遍身生瘾疹。

 浮萍100克   +   黑豆50克

· 水煎服，治急性肾炎。

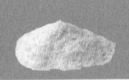

清热泻火药

石膏

[人群宜忌]

[宜] 肺热咳嗽、气喘者；胃火亢盛所致的头痛、齿痛、牙龈肿痛等症患者。

[忌] 脾胃虚寒及血虚、阴虚发热者。

◎相宜搭配◎

✓ 生石膏300克粉 ＋ 甘草50克

· 研末，每次服5~15克，可治阳明内热、烦渴、头痛、二便闭结、瘟疫斑黄及热痰喘嗽等证。

✓ 生石膏200克（轧细）＋ 生粳米250克

· 用水三大碗，煎至米烂熟，得清汁两大碗。可治温病初得、感冒初起、身不恶寒而心中发热。

[别名] 细石、软石膏、白虎。

[用量用法] 煎水服，15~50克(大剂可用300~400克)；或入丸、散。外用：煅研撒或调敷。入汤剂宜打碎先煎。

[性味归经] 性寒，味甘、辛。入肺、胃经。

[功效主治] 石膏具有解肌清热、除烦止渴、清热解毒、泻火的功效，主治热病壮热不退，心烦神昏，口渴咽干，肺热喘急，中暑自汗，胃火头痛、牙痛，热毒雍盛，发斑发疹，口舌生疮等症。煅敷生肌敛疮。外治疮疡溃烂不收。

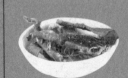

清热泻火药

知母

[人群宜忌]

[宜] 便秘者；阴虚火旺、骨蒸潮热、遗精盗汗者。

[忌] 胃虚寒、大便溏泻者。

◎相宜搭配◎

✓ 知母10克 ＋ 黄芩10克 ＋ 甘草5克

· 水煎热服。治伤寒胃中有热、心觉懊憹、六脉洪数或大便下血。

✓ 知母15克 ＋ 黄柏15克 ＋ 人参10克

· 水煎服。治气虚劳伤、面黄肌瘦、气怯神离、动作倦怠、上半日咳嗽烦热、下午身凉气爽、脉数有热者。

[别名] 连母、水须、穿地龙。

[选购保存] 选购均以条肥大、质坚硬，断面色黄白者为佳；置于通风干燥处，防潮。

[用量用法] 内服：煎汤，6~12克；或入丸、散。

[性味归经] 性寒，味甘、苦。归肺、胃、肾经。

[功效主治] 知母有清热泻火、生津润燥等功效，上能清肺，中能凉胃，下能泻肾火。常用于治疗温病、高热烦渴、咳嗽气喘、燥咳、肠燥便秘、骨蒸潮热、虚烦不眠、消渴淋浊等病症。

清热泻火药 芦根

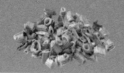

[宜] 肺热咳嗽者；热病烦渴、牙龈出血者；河豚鱼中毒者。
[忌] 脾胃虚寒者忌服。

[别名] 苇根、芦菇根、甜梗。

[选购保存] 以条粗壮、黄白色、有光泽、无须根、质嫩者为佳。干芦根放于蒲包、竹篓中，置通风干燥处，防霉。鲜芦根置阴凉潮湿处。

[用量用法] 内服：煎汤，15~30克(鲜者60~120克)；或捣汁。

[性味归经] 性寒，味甘。归肺、胃经。

[功效主治] 清热生津、除烦、止呕。治热病烦渴、胃热呕吐、噎膈、反胃、肺痿、肺痈，并解河豚鱼毒。

◎相宜搭配◎

 芦根30克 + 百部6克 + 木蝴蝶6克
· 水煎服，治百日咳，咯血。

 芦根15克 + 白芍10克
· 煨水服，一日2次，治胃痛吐酸水。

 芦根30克 + 薏米15克 + 冬瓜子15克
· 水煎服，治肺痈咳嗽吐腥臭脓痰。

清热泻火药 天花粉

[宜] 虚热咳嗽、痈肿、消渴等症者。
[忌] 脾胃虚寒、大便滑泄者忌服。对天花粉过敏者静脉注射天花粉液时先做皮试。

[别名] 栝楼根、蒌根、瑞雪、天瓜粉、花粉、屎瓜根。

[选购保存] 以色洁白、粉性足、质细嫩、体肥满者为佳；色棕、纤维多者为次。置阴凉干燥处，防蛀。

[用量用法] 内服：煎汤，9~12克；或入丸、散。外用：研末撒或调敷。

[性味归经] 性凉，味甘、苦、酸。归肺、胃经。

[功效主治] 天花粉具有生津止渴、降火润燥、排脓消肿的功效。主治热病口渴、消渴、黄疸、肺燥咳血、痈肿、痔瘘等症。

◎相宜搭配◎

天花粉20克 + 粳米100克
· 煮粥食用。清肺止咳、生津止渴，适用于肺热咳嗽。

天花粉50克 + 人参15克
· 研为末，每服5克，米汤送下。可治虚热咳嗽。

天花粉50克 + 贝母25克 + 鸡蛋壳10个
· 研面，每服10克，白开水送下。治胃及十二指肠溃疡。

[人群宜忌]

[宜] 小便短赤、口糜舌疮等症患者。

[忌] 脾胃虚寒者。

清热泻火药

竹叶

◎相宜搭配◎

 竹叶30克 + 灯心草5克

· 上药放保温杯内，以沸水冲泡，盖闷15~20分钟后，代茶频饮。可治虚烦不眠症，起于心阴不足；或热病耗伤心阴而致心烦口渴，夜寐不宁者。

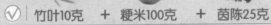 竹叶10克 + 粳米100克 + 茵陈25克

· 煮粥食用。可治小儿心脏风热，精神恍惚。

竹叶20克 + 半夏250克 + 人参100克

· 放入粳米，煮粥食用。治伤寒病后脾虚欲吐。

[别名] 无。

[用量用法] 煎服，6~15克。鲜品15~30克。

[性味归经] 性寒，味甘淡。入心、肺、胆、胃经。

[功效主治] 竹叶具有清热除烦、生津利尿的功效。主治热病烦渴，小儿惊痫，咳逆吐衄，面红目赤，小便短亦，口舌生火疱、口腔溃疡、牙龈肿痛等症。

[人群宜忌]

[宜] 口舌生疮、牙龈肿痛、肺热咳嗽、咽喉肿痛等患者。

[忌] 无实火、湿热者慎服，体虚有寒者；孕妇；肾亏尿频者。

清热泻火药

淡竹叶

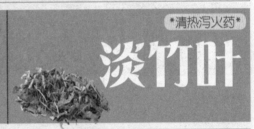

◎相宜搭配◎

 淡竹叶10克 + 大青叶10克

· 水煎（或开水泡）当茶饮。治预防中暑。

 淡竹叶12克 + 鲜茅根30克

· 水煎服。可治疗尿血、便血、痔疮出血症状。

 淡竹叶30克 + 藕节30克 + 生地黄15克

· 水煎服，每日2次。治血淋、小便疼痛。

[别名] 碎骨子、山鸡米、金鸡米、迷身草、竹叶卷心。

[选购保存] 以叶大、色绿、不带根及花穗者为佳。置于干燥处保存。

[用量用法] 煎服，10~15克。

[性味归经] 性寒，味甘淡。无毒。入心、胃、小肠经。

[功效主治] 淡竹叶具有清凉解热、利尿的功效。主治胸中疾热、咳逆上气、吐血、热毒风、止消渴、压丹石毒、消痰、治热狂烦闷、中风失音不语、痛头风、止惊悸、瘟疫迷闷、杀小虫、除热缓脾。

清热泻火药
栀子

[人群宜忌]
[宜] 热病虚烦不能眠者；黄疸、淋病患者；消渴者；目赤、咽痛、吐血等患者。
[忌] 脾虚便溏者忌服。

[别名] 木丹、鲜支、黄鸡子。

[选购保存] 以体小、完整、仁饱满、内外色红者为佳。置干燥容器内，密闭保存。

[用量用法] 内服：煎汤，15~30克，鲜品用量加倍；或捣汁使用，或入丸、散。外用：研末调敷。

[性味归经] 性寒，味苦。归心、肝、肺、胃、三焦经。

[功效主治] 栀子具有清热、泻火、凉血的功效。主治热病虚烦不眠、黄疸、淋病、消渴、目赤、咽痛、吐血、衄血、血痢、尿血、热毒疮疡、扭伤肿痛等症。

◎相宜搭配◎

 栀子25克 + 木香7克 + 白术12克
· 细切，水煎服。治热水肿。

 栀子12克 + 蒲公英12克 + 金银花12克
· 水煎，日分三次服。治疮疡肿痛。

 栀子12克 + 鸡骨草50克
· 水煎，日分三次服。治湿热黄疸。

清热泻火药
莲子心

[人群宜忌]
[宜] 高血压患者；心烦、口渴、吐血、阳痿、遗精、目赤、肿痛者。
[忌] 脾胃虚寒者。

[别名] 莲心。

[用量用法] 内服：煎汤，1.5~3克；或入散剂。

[性味归经] 性寒，味苦。归心、肾经。

[功效主治] 莲子心具有清心安神、涩精止遗、健脾止泻的功效。主治热入心包，神昏谵语；心肾不交，失眠遗精；血热吐血；暑热烦渴、高血压、烦热失眠。

◎相宜搭配◎

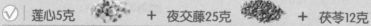 莲心5克 + 夜交藤25克 + 茯苓12克
· 水煎服。用于心经有热，烦躁失眠。

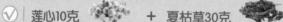 莲心10克 + 夏枯草30克
· 煎水饮。用于高血压，心烦发热，眩晕头痛。

 莲心10克 + 百合10克 + 菊花3克
· 煎水饮，治疗心火旺盛所致的牙龈肿痛、小便黄赤等。

[人群宜忌]

[宜] 淋巴结核、肺结核患者；甲状腺肿大患者；乳痈者；黄疸患者、目赤肿痛者、高血压患者。

[忌] 脾胃虚弱者慎服。

清热泻火药

夏枯草

◎相宜搭配◎

 夏枯草25克 + 香附子50克

· 共研为末。每服10克，茶汤调下。治肝虚目痛（冷泪不止，羞明畏日）。

 夏枯草(鲜)100克 + 冰糖25克

· 开水冲炖，饭后服。治头目眩晕。

[别名] 胀饱草、棒槌草、干叶、锣锤草、东风、牛枯草。

[选购保存] 以色紫褐、穗大者为佳。置通风干燥处。

[用量用法] 内服：煎汤，6~15克；熬膏或入丸、散。外用：煎水洗或捣敷。

[性味归经] 性寒，味苦、辛。归肝、胆经。

[功效主治] 夏枯草具有清泄肝火、散结消肿、清热解毒、祛痰止咳、凉血止血的功效，适用于淋巴结核、甲状腺肿大、乳痈、头目眩晕、口眼歪斜、筋骨疼痛、肺结核、血崩、带下、急性传染性黄疸型肝炎及细菌性痢疾等症。

[人群宜忌]

[宜] 长时间电脑工作者；高血压患者；肝炎、肝硬化患者；习惯性便秘患者。

[忌] 脾虚、泄泻及低血压患者都不宜服用。

清热泻火药

决明子

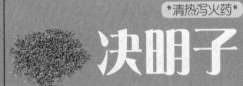

[别名] 狗屎豆、芹决、羊角豆、羊尾豆。

[选购保存] 以颗粒均匀、饱满、黄褐色者为佳。置通风干燥处。

[用量用法] 内服：煎汤，4.5~9克；或研末，外用研末调敷。

[性味归经] 性凉，味甘、苦。归肝、肾、大肠经。

[功效主治] 决明子具有清肝明目、利水通便的功效。主治风热赤眼、青盲、雀目、高血压、肝炎、肝硬化、腹水、习惯性便秘等症。

◎相宜搭配◎

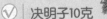 决明子10克 + 菊花5克 + 桑叶5克

· 煎水服用。清肝明目，可治疗结膜炎。

决明子10克 + 蜂蜜5克

· 煎水服用。可润肠通便，治疗便秘；还可降低血压，对高血压患者也有疗效。

清热泻火药
谷精草

[人群宜忌]

[宜] 夜盲症患者；风热头痛、目赤肿痛者。

[忌] 血虚病患者。

[别名] 谷精珠。

[用量用法] 内服：煎汤，15~20克；或入丸、散。外用：烧存性研末撒。

[性味归经] 性凉，味苦。入肝、胃经。

[功效主治] 谷精草具有疏散风热、明目退翳的功效。可用于肝经风热、目赤肿痛、目生翳障、风热头痛、夜盲症等。

◎ 相宜搭配 ◎

✓ | 谷精草50克 + 鸭肝1具

· 炖1小时服用，每日1次。治风热目翳或夜晚视物不清。

✓ | 谷精草碳0.3克 + 白矾0.3克

· 同研为散，每取少许，敷于患处。治牙齿风疳、齿龈宣露。

✓ | 谷精草15克 + 密蒙花10克 + 夏枯草10克

· 煎水服用，可清肝明目，治疗目赤肿痛（如结膜炎）。

✓ | 谷精草15克 + 菊花10克 + 板蓝根10克

· 煎水服用，可预防流行性感冒。

清热泻火药
鸭跖草

[人群宜忌]

[宜] 风热感冒者；肺热咳嗽者；小儿水痘患者；小便黄赤涩痛者；咽喉肿痛者；痈疮疔毒患者。

[忌] 脾胃虚弱者慎用，用量宜少。

[别名] 鸭舌草。

[用量用法] 煎服，15~30克；鲜品60~90克。

[性味归经] 味甘、淡，性寒；归肺、胃、小肠经。

[功效主治] 本品具有清热泻火、解毒、利水消肿的功效，主治风热感冒、高热烦渴；咽喉肿痛、痈疮疔毒；水肿尿少、热淋涩痛等症；肺热咳嗽等症。

◎ 相宜搭配 ◎

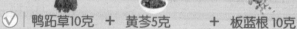

✓ | 鸭跖草10克 + 黄芩5克 + 板蓝根10克

· 水煎服，可清热解毒，治疗小儿水痘。

✓ | 鸭跖草30克 + 蒲公英15克 + 桑叶10克

· 煎水服用，可清热化痰止咳，治疗肺热咳嗽。

✓ | 鸭跖草30克 + 紫花地丁10克

· 煎水服用，可清热解毒，治疗热毒肿疖。

[人群宜忌]

[宜] 肝火型高血压者。

[忌] 肝肾阴虚之目疾及青光眼患者。

清热泻火药

青葙子

[别名] 野鸡冠花、鸡冠苋、狼尾花、大尾鸡冠花、草决明、牛尾花子、狗尾巴子。

[用量用法] 内服：煎汤，15~25克。

[性味归经] 性微寒，味苦。归肝经。

[功效主治] 青葙子具有清热泻火、明目退翳的功效。可用于治疗肝热目赤、眼生翳膜、视物昏花；肝火上扰所致的眩晕头痛等症。

◎相宜搭配◎

 青葙子9克 + 黄芩9克 + 生地黄15克

· 水煎服，治急性结膜炎，目赤涩痛。

 青葙子9克 + 决明子9克 + 菊花9克

· 水煎服，可治高血压。

 青葙子9克 + 菊花8克 + 枸杞子10克

· 水煎服，可清肝明目。

[人群宜忌]

[宜] 流行性感冒、高血脂患者。

[忌] 脾胃虚寒及气虚、疮疡、脓清者忌服。

清热解毒药

金银花

[别名] 忍冬花、银花、鹭鸶花、苏花、金花。

[选购保存] 以花未开放、色黄白、肥大者为佳。置阴凉干燥处，防潮、防蛀。

[用量用法] 内服：煎汤，6~16克；或入丸、散。外用：研末调敷。

[性味归经] 性寒，味甘。归肺、胃、心、大肠经。

[功效主治] 金银花具有清热解毒的功效。治温病发热、热毒血痢、痈疡、肿毒、瘰疬、痔漏等症。

◎相宜搭配◎

 金银花10克 + 野菊花10克

· 水煎服。清热解毒、消肿止痛。可治咽喉、牙龈肿痛，大便干结。

 金银花16克 + 紫花地丁10克

· 水煎顿服，能饮者用酒煎服。可治一切内外痈肿。

清热解毒药

连翘

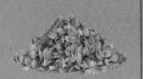

[人群宜忌]

[宜] 风热感冒患者；痈疽、瘰疬、乳痈、丹毒等患者。

[忌] 脾胃虚弱，气虚发热，痈疽已溃、脓稀色淡者忌服。

[别名] 一串金，黄奇丹、连壳、黄花条。

[用量用法] 一次用量6~9克，水煎服，或入丸、散剂。

[性味归经] 性微寒，味苦。归肺、心、小肠经。

[功效主治] 连翘清热解毒，消肿散结。常用于治疗痈疽，瘰疬，乳痈，丹毒，风热感冒，温病初起，温热入营，高热烦渴，神昏发斑，热淋尿闭等病症的治疗。连翘的花及未熟的果实煎水洗脸，有良好的杀菌、杀螨、养颜护肤作用。

◎相宜搭配◎

✅ 连翘10克 + 莪术10克 + 蒲公英10克

· 水煎服，治乳痈、乳核。

✅ 连翘25克 + 黄柏15克 + 甘草10克

· 水煎含漱，治舌破生疮。

✅ 连翘15克 + 蒲公英30克 + 王不留行9克

· 水煎服，治乳腺炎。

清热解毒药

板蓝根

[人群宜忌]

[宜] 肝炎患者；腮腺炎患者；流感、流脑患者；肺热咳嗽者；咽喉肿痛、目赤肿痛、疔疮痈肿者。

[忌] 体虚而无实火热毒者忌服。

[别名] 靛青根、蓝靛根、靛根。

[选购保存] 以条长、粗细均匀者为佳。置于通风干燥处保存。

[用量用法] 煎汤，15~30克。

[性味归经] 性寒，味苦。归肝、胃经。

[功效主治] 清热解毒，凉血。治流感、流脑、乙脑、肺炎、丹毒、热毒发斑、神昏吐衄、咽肿、痄腮、火眼、疮疹、喉痹、烂喉丹痧、痈肿；可防治流行性乙型脑炎、急慢性肝炎、流行性腮腺炎、骨髓炎。

◎相宜搭配◎

✅ 板蓝根50克 + 茵陈20克 + 郁金10克

· 水煎服，治肝硬化。

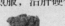

✅ 茵陈15克 + 板蓝根15克 + 贯众15克

· 水煎服，每日两次。治病毒性肝炎。

✅ 板蓝根30克 + 蒲公英9克 + 甘草6克

· 水煎服，可以预防红眼病。

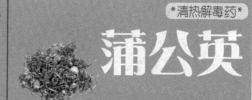

清热解毒药

蒲公英

[人群宜忌]

[宜] 目赤咽痛者、急性乳腺炎患者、尿路感染者、痢疾患者、肺脓肿患者、疔疮痈肿者。

[忌] 阳虚外寒、脾胃虚弱患者。

◎相宜搭配◎

 ✓ 蒲公英30克 + 粳米100克

· 煮成粥，可清热解毒、消肿散结。

 ✓ 蒲公英50克 + 茵陈50克 + 大枣10枚

· 制成汤，是治疗急性黄疸型肝炎的上等辅疗药物。

 ✓ 蒲公英60克 + 玉米蕊60克

· 加水浓缩煎服或代茶饮，用于治疗热淋，小便短赤。

[别名] 凫公英、蒲公草、狗乳草、奶汁草、黄花三七。

[用量用法] 内服：煎汤，9~30克（大剂60克）。捣汁或入散剂。外用：捣敷。

[性味归经] 性寒，味苦、甘。归胃、肝经。

[功效主治] 清热解毒，利尿散结。治急性乳腺炎，淋巴腺炎，瘰疬，疔毒疮肿，急性结膜炎，感冒发热，急性扁桃体炎，急性支气管炎，胃炎，肝炎，胆囊炎，尿路感染。

[人群宜忌]

[宜] 咽喉肿痛、目赤肿痛者。

[忌] 脾胃虚寒者及孕妇。

清热解毒药

野菊花

◎相宜搭配◎

 ✓ 野菊花15克 + 夏枯草15克

· 水煎服，治肝热型高血压。

 ✓ 野菊花50克 + 海金沙50克

· 水煎服，每日2剂，治泌尿系统感染。

 ✓ 野菊花801克 + 车前草50克

· 水煎服，每日1剂，治扩散型肺结核。

[别名] 野黄菊花、苦薏、山菊花、甘菊花。

[选购保存] 以色黄无梗、完整、气香、花未全开者为佳。

[用量用法] 煎汤，10~15克，鲜品可用至30~60克。外用：适量，捣敷；煎水漱口或淋洗。

[性味归经] 性微寒，味苦、辛。归肺、肝经。

[功效主治] 野菊花具有清热解毒、疏风平肝的功效。主治疔疮、痈疽、丹毒、湿疹、皮炎、风热感冒、流感、咽喉肿痛、痢疾、高血压等症。

清热解毒药
鱼腥草

[人群宜忌]

[宜] 肺热喘咳、咳吐脓痰、热毒痢疾者、阴道炎患者、乳腺炎患者、湿疹、皮肤瘙痒患者。

[忌] 虚寒症及阴性外疡忌服。

[别名] 岑草、紫背鱼腥草、肺形草、猪姆耳、秋打尾、狗子耳。

[选购保存] 以叶多、色绿、有花穗、鱼腥气浓者为佳。置干燥处。

[用量用法] 内服：煎汤，9~15克（鲜者30~60克）；或捣汁。外用：煎水熏洗或捣敷。

[性味归经] 性寒，味辛。归肺、膀胱、大肠经。

[功效主治] 清热解毒、利尿消肿。治肺炎、肺脓肿、热痢、疟疾、水肿、淋病、白带、痈肿、痔疮、脱肛、湿疹、秃疮、疥癣。

◎ 相宜搭配 ◎

✅ 鱼腥草20克 ＋ 山楂炭6克

· 水煎加蜂蜜服，治疗痢疾。

✅ 鱼腥草180克 ＋ 白糖30克

· 水煎服，每日1剂，连服5~10剂。治疗急性黄疸性肝炎。

✅ 鱼腥草50克 ＋ 山豆根50克

· 煎水外洗，可清热解毒，治疗急性乳腺炎。

清热解毒药
马齿苋

[人群宜忌]

[宜] 尿血、尿道炎患者；湿疹、皮炎患者；乳腺炎患者；湿热泄泻、痢疾、痔疮者；湿热下注、带下黄臭者。

[忌] 孕妇及脾胃虚寒者。

[别名] 长命菜、长寿菜、五行草、马蜂菜、马马菜。

[用量用法] 煎服，9~15克，鲜品30~60克。外用适量，捣烂敷患处。

[性味归经] 味甘、酸，性寒。入心、肝、脾、大肠经。

[功效主治] 马齿苋具有清热解毒、消肿止痛的功效。主治痢疾，肠炎，肾炎，产后子宫出血，便血，乳腺炎等病症。马齿苋对肠道传染病，如肠炎、痢疾等有独特的食疗作用。马齿苋还有消除尘毒，防止矽肺发生的功能。

◎ 相宜搭配 ◎

✅ 马齿苋叶50克 ＋ 牡丹皮15克

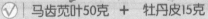
· 煎汤熏洗，一日两次有效，治疗肛门肿痛。

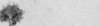

✅ 马齿苋2大握（切） ＋ 粳米300克

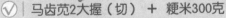
· 煮粥食用，治疗血痢。

✅ 马齿苋50克（干者） ＋ 黄柏25克（锉）

· 捣罗为末，每取少许，棉裹纳耳中。治耳有恶疮。

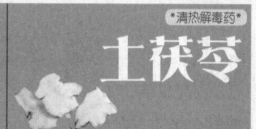

清热解毒药

土茯苓

[人群宜忌]

[宜] 风湿性关节炎、湿热下痢者及小便黄赤不利患者。

[忌] 无湿热，或属阴液亏损者，长期使用土茯苓则会造成或加重津亏液耗，出现口干、咽燥等不良反应。

◎相宜搭配◎

 ✓ 土茯苓15克 + 金银花10克
· 煎水服用，可增强解毒之效。

 ✓ 土茯苓30克 + 薏米50克
· 煎水服用，可舒通血脉、降低胆固醇。

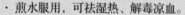 ✓ 土茯苓20克 + 绿豆50克
· 煎水服用，可祛湿热、解毒凉血。

[别名] 硬饭头、红土苓。

[选购保存] 以淡棕色、粉性足、纤维少者为佳。置于阴凉通风处保存。

[用量用法] 每次为15~60克。

[性味归经] 性平，味甘、淡。归肝、胃、肾、脾经。

[功效主治] 土茯苓具有除湿解毒、通利关节的功效。用于湿热淋浊、带下、痈肿、瘰疬、疥癣、梅毒及汞中毒所致的肢体拘挛、筋骨疼痛。

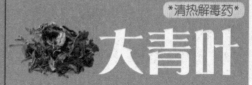

清热解毒药

大青叶

[人群宜忌]

[宜] 流行性感冒患者；急性传染性肝炎患者；急性胃肠炎、急性肺炎等患者。

[忌] 脾胃虚寒者忌服。

◎相宜搭配◎

 ✓ 大青叶25克 + 黄豆50克
· 水煎服，每日1剂，连服7天。可预防乙脑、流脑。

✓ 大青叶25~50克 + 海金沙15克（包煎）
· 水煎服，每日2剂，治乙脑、流脑、感冒发热、腮腺炎。

 ✓ 大青叶100克 + 丹参50克 + 大枣6枚
· 水煎服，治无黄疸型肝炎。

[别名] 大青。

[用量用法] 内服：煎汤，9~15克，鲜者50~100克。外用：捣敷或煎水洗。

[性味归经] 性寒，味苦。入肝、心、胃经。

[功效主治] 大青叶具有清热解毒、凉血止血的功效。治温病热盛、烦渴、流行性感冒、急性传染性肝炎、菌痢、急性胃肠炎、急性肺炎、丹毒、吐血、衄血、黄疸、痢疾、喉痹、口疮、痈疽肿毒。

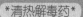

清热解毒药
金荞麦

[人群宜忌]

[宜] 肺痈、肺热咳喘、咽喉肿痛、痢疾、风湿痹证、跌打损伤、痈肿癌等症患者。

[忌] 脾胃虚寒者慎用。

[别名] 金锁银开、苦荞头、野荞子、铁石子。

[选购保存] 个大、质坚硬者为佳。

[用量用法] 内服：煎汤，15~30克；或研末。外用：适量，捣汁或磨汁涂敷。

[性味归经] 性微寒，味苦。归肺、脾、胃经。

[功效主治] 金荞麦具有清热解毒、活血化瘀、健脾利湿的功效。主治肺痈、肺热咳喘、咽喉肿痛、痢疾、风湿痹证、跌打损伤、痈肿癌。

◎相宜搭配◎

✓ 金荞麦300克 + 苦参300克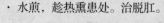

· 水煎，趁热熏患处。治脱肛。

✓ 金荞麦30克 + 鲜汉防己30克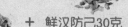

· 水煎服，治鼻咽癌。

✓ 金荞麦30克 + 鸡蛋4个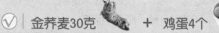

· 荞麦叶捣烂，与鸡蛋拌匀，调用茶油煎熟，加米酒共煮，内服，治闭经。

清热解毒药
半边莲

[人群宜忌]

[宜] 黄疸患者；肝硬化腹水、水肿、泄泻、痢疾者；湿疹患者等。

[忌] 虚症忌用。

[别名] 急解索、蛇利草、片花莲、偏莲。

[用量用法] 内服：煎汤，15~30克；或捣汁服。外用：捣敷或捣汁调涂。

[性味归经] 性平，味甘。归心、肺、小肠经。

[功效主治] 半边莲具有利水消肿、解毒的功效，治黄疸、水肿、鼓胀、泄泻、痢疾、蛇伤、疔疮、肿毒、湿疹、癣疾、跌打扭伤、肿痛。用于大腹水肿、面足浮肿、痈肿疔疮、蛇虫咬伤、晚期血吸虫病腹水。

◎相宜搭配◎

✓ 半边莲50克 + 白茅根50克

· 水煎，分两次用白糖调服，治黄疸，水肿，小便不利。

✓ 生半边莲100克 + 鲜马齿苋250克

· 水煎服，可治痢疾。

✓ 半边莲60克 + 半枝莲50克 + 茯苓15克

· 煎水服用，治疗肝硬化腹水。

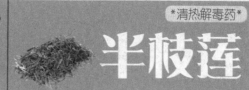

清热解毒药 半枝莲

[人群宜忌]
[宜] 咽喉疼痛者；黄疸患者；肺痈、疔疮、疮毒患者等。
[忌] 脾胃虚寒者。

[别名] 并头草、狭叶韩信草、牙刷草、四方马兰。

[选购保存] 置干燥处。

[用量用法] 内服：煎汤，15~30克，鲜品加倍，或入丸、散。外用：适量，鲜品捣敷。

[性味归经] 性寒，味辛、苦。归肺经、肝经、肾经。

[功效主治] 半枝莲具有清热解毒、散瘀止血、利尿消肿的功效。主治吐血，衄血，血淋，赤痢，黄疸，咽喉疼痛，肺痈，疔疮，瘰疬，疮毒，癌肿，跌打刀伤，蛇咬伤等症。

◎相宜搭配◎

✅ 鲜半枝莲25克 ＋ 红枣5个
· 水煎服，治疗肝炎。

✅ 鲜半枝莲40克 ＋ 枇杷叶10克
· 水煎服，治疗咽喉肿痛。

✅ 半枝莲50克 ＋ 鱼腥草50克
· 水煎服，可清热排脓，治疗肺脓疡、咳吐腥臭脓痰者。

清热解毒药 白花蛇舌草

[人群宜忌]
[宜] 咽喉炎、扁桃体炎、肺热喘咳患者；阑尾炎、痢疾、尿路感染患者；肝炎患者等。
[忌] 孕妇慎用。

[别名] 蛇舌草、矮脚白花、蛇利草、蛇舌癀。

[用量用法] 内服：煎汤，30~60克；或捣汁。外用适量，捣敷。

[性味归经] 性寒，味甘、苦。入心、肝、脾经。

[功效主治] 百花蛇舌草具有清热、利湿、解毒的功效。主治肺热喘咳、扁桃体炎、咽喉炎、阑尾炎、痢疾、尿路感染、黄疸、肝炎、盆腔炎、附件炎、痈肿疔疮、毒蛇咬伤、肿瘤。

◎相宜搭配◎

✅ 白花蛇舌草30克 ＋ 赤芍15克 ＋ 桔梗6克
· 煎水服用，治疗良性甲状腺结节。

✅ 白花蛇舌草100克 ＋ 蒲公英50克
· 水煎服，治急性阑尾炎。

✅ 白花蛇舌草50克 ＋ 延胡索10克
· 煎水，分两次服用，治疗浅表性胃炎效果较好。

清热解毒药 败酱草

[人群宜忌]

[宜] 阑尾炎、肠炎、痢疾患者；阴道炎患者；肺脓肿患者；热毒疔疮肿疖者；产后腹痛者；痛经患者等。

[忌] 脾胃虚寒腹泻者。

[别名] 山苦荬、苦菜、节托莲、小苦麦菜、苦叶苗、败酱。

[用量用法] 内服，煎汤，9~15克（鲜者60~120克）；外用捣敷。

[性味归经] 味辛、苦，微寒。归肝、胃、大肠经。

[功效主治] 败酱草具有清热解毒、凉血、消痈排脓、祛瘀止痛的功效。用于肠痈，肺痈高热，咳吐脓血，热毒疮疔，疮疖肿痛，胸腹疼痛，阑尾炎，肠炎、痢疾，产后腹痛，痛经等症。

◎相宜搭配◎

✓ | 败酱草60克 ＋ 马齿苋60克

· 加水1000毫升，包药煎煮20分钟。浸泡、沐浴、湿敷，每日1~3次。用于急性湿疹、皮炎糜烂渗出期，传染性湿疹样皮炎，足癣合并感染等其他糜烂渗出性皮肤病。

✓ | 败酱草10克 ＋ 蒲公英10克 ＋ 金银花10克

· 煎水服用，治急性结膜炎、结膜充血肿痛。

清热解毒药 白头翁

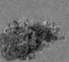

[人群宜忌]

[宜] 血痔者；带下、阴痒者；湿热腹泻、热毒痢疾患者。

[忌] 虚寒泻痢者。

[别名] 老公花、毛姑朵花、耗子花、奈何草、老翁花。

[用量用法] 水煎服，9~15克。

[性味归经] 味苦，性寒；归胃、大肠经。

[功效主治] 白头翁具有清热解毒、凉血止痢、燥湿杀虫的功效。主治热毒痢疾，脓血相兼，里急后重；湿热腹泻、便后肛门灼痛；血热出血症（鼻出血、痔疮出血）以及带下，阴痒，痈疮，瘰疬等症。

◎相宜搭配◎

✓ | 白头翁15克 ＋ 黄连9克 ＋ 黄柏9克

· 煎水服用，治热痢下重。

✓ | 白头翁10克 ＋ 黄芩8克 ＋ 葛根30克

· 煎水服用，治疗湿热腹泻。

✓ | 白头翁15克 ＋ 蛇床子30克 ＋ 苦参10克

· 煎水外洗，治疗阴道瘙痒症。

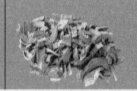

清热解毒药

秦皮

[人群宜忌]
[宜] 湿疹湿疮、皮肤瘙痒者；带下黄臭、阴道瘙痒者；湿热腹泻、热毒痢疾患者。
[忌] 脾胃虚寒者忌服。

◎相宜搭配◎

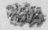

✓ 秦皮9克 + 白头翁15克 + 黄柏10克

· 煎水服用，治疗湿热腹泻、热毒痢疾。

✓ 秦皮30克 + 苦参30克 + 黄柏15克

· 煎水外洗，治疗外阴瘙痒、赤白带下。

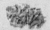

✓ 秦皮9克 + 栀子10克 + 淡竹叶15克

· 煎水服用，治疗目赤肿痛。

[别名] 岑皮、泰白皮、蜡树皮、苦榴皮。

[选购保存] 以条长、外皮薄而光滑、顺直、身干者为佳。置于阴凉、干燥通风处保存。

[用量用法] 内服：煎汤，6~12克；或入丸剂。外用适量：煎水洗。

[性味归经] 性寒，味微苦。归肝、胆、大肠经。

[功效主治] 清热燥湿、平喘止咳、明目。治细菌性痢疾、肠炎、白带、慢性气管炎、目赤肿痛、牛皮癣等症。

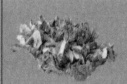

清热解毒药

射干

[人群宜忌]
[宜] 闭经患者、痈肿疮毒等症患者。
[忌] 无实火及脾虚便溏者不宜。

◎相宜搭配◎

✓ 射干30克 + 黄芩20克 + 甘草30克

· 上为粗散。每服9克，用水300毫升。煎至180毫升，去滓温服。宣肺利咽，泻火解毒。治疮疹壮热，大便坚实，或口舌生疮，咽喉肿痛。

✓ 射干4克 + 连翘4克 + 夏枯草4克

· 制成丸。每服10克，饭后白汤下。治瘰疬结核，因热气结聚者。

[别名] 乌扇、草姜、扁竹、凤凰草。

[用量用法] 内服：煎汤，2.4~4.5克；入散剂或鲜用捣汁。外用：研末吹喉或调敷。

[性味归经] 性寒，味苦。归肺、肝经。

[功效主治] 射干具有降火解毒、散血消痰的功效。治喉痹咽痛、咳逆上气、痰涎壅盛、瘰疬结核、疟母、妇女经闭、痈肿疮毒。对治疗风热咳嗽的效果显著。

清热解毒药
橄榄

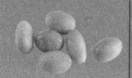

[人群宜忌]

[宜] 急慢性咽炎、慢性扁桃体炎患者；唇干、焦裂者。

[忌] 一般人均可食用，胃酸过多者少食。

[别名] 橄榄子、余甘子、橄棪、忠果、青果、青子甘榄。

[用量用法] 内服：煎汤，6~12克；或熬膏；或入丸剂。外用：适量研末撒或油调敷。

[性味归经] 性温，味酸、涩、甘。入脾、胃、肺经。

[功效主治] 橄榄具有清肺利咽、生津止渴、解毒的功效。用于咽喉肿痛；心烦口渴，或饮酒过度；食河豚、鱼、鳖引起的轻微中毒或肠胃不适。此外，亦有用于癫痫的。

◎相宜搭配◎

✓ 鲜橄榄15克 ＋ 鲜萝卜250克

· 将萝卜和鲜橄榄均切碎或切片，加水煎汤服用。橄榄清热解毒利咽，萝卜清热泻火。用于肺胃热毒壅盛，咽喉肿痛。

✓ 青果4个 ＋ 玄参9克

· 水煎代茶饮，治急性扁桃体炎。

清热解毒药
胖大海

[人群宜忌]

[宜] 咽炎、急性扁桃体患者；大便干结者；肺热、肺燥咳嗽者。

[忌] 便溏者忌用。

[别名] 安南子、大洞果、胡大海、大发、通大海、大海子。

[用量用法] 内服：煎汤，4.5~9克；或泡茶。

[性味归经] 性凉，味甘、淡。归肺、大肠经。

[功效主治] 胖大海具有清热润肺、利咽解毒的功效。治干咳无痰、喉痛、音哑、骨蒸内热、吐衄下血、目赤、牙痛、痔疮漏管。用于开音，治风火失喉而致的声音嘶哑。用于通便，适宜于头目风热疾患合并有大便热结者。用于透疹，治麻疹出疹不快，外用。

◎相宜搭配◎

✓ 胖大海5枚 ＋ 甘草3克

· 炖茶饮服，老幼者可加入冰糖少许。治干咳失音，咽喉燥痛，牙龈肿痛，因于外感者。

✓ 胖大海2个 ＋ 桔梗10克 ＋ 甘草6克

· 煎汤饮，可清热利咽、止咳化痰，用于治疗肺热咳嗽、咽痛音哑。

[人群宜忌]

[宜] 疮疖痈肿、丹毒等热毒所致的皮肤感染及高血压病、水肿、红眼病等病症患者。

[忌] 脾胃虚寒腹泻者、体质虚弱者。

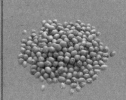

清热解毒药

绿豆

◎相宜搭配◎

 绿豆200克 ＋ 生甘草100克

· 煎汁候冷，频频饮服，可解附子、巴豆之毒。

 绿豆100克 ＋ 金银花30克

· 水煎服，用于夏天预防中暑。

 绿豆50克 ＋ 冬葵子30克 ＋ 陈皮10克

· 共煮熟热食之，治小便不通、淋漓。

[别名] 青小豆、植豆。

[用量用法] 煎水服用，用量30~60克。

[性味归经] 性凉，味甘。归心、胃经。

[功效主治] 绿豆具有降压、降脂、滋补强壮、调和五脏、保肝、清热解毒、消暑止渴、利水消肿的功效。常服绿豆汤对接触有毒、有害化学物质而可能中毒者有一定的防治效果。绿豆还能够防治脱发、使骨骼和牙齿坚硬、促进血液凝固。

[人群宜忌]

[宜] 黄疸患者；目赤肿痛者；胎动不安者；肺热咳嗽、燥热烦渴症患者。

[忌] 凡中寒泄泻、中寒腹痛、血虚腹痛、脾虚泄泻、水肿、血枯经闭、肺受寒邪喘咳、血虚胎不安等患者慎用。

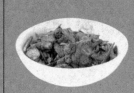

清热燥湿药

黄芩

◎相宜搭配◎

 黄芩50克 ＋ 淡豆豉150克

· 研为末。每服15克，以熟猪肝裹吃，温汤送下，日两服。治肝热生翳，不拘大人、小儿。

 制黄芩25克 ＋ 麦门冬25克

· 上件，细切。每服15克，水一盏半，煎至八分，去滓温服，不拘时候。治产后口渴，饮水不止。

[别名] 腐肠、黄文、虹胜、经芩、印头、内虚、空肠、元芩、土金茶根。

[用量用法] 内服：煎汤，3~9克；或入丸、散。外用：煎水洗或研末敷。

[性味归经] 性寒，味苦。归肺、胆、脾、大肠、小肠经。

[功效主治] 黄芩具有泻实火、除湿热、止血安胎的功效。治燥热烦渴、肺热咳嗽、湿热泻痢、黄疸、热淋、吐衄、崩漏、目赤肿痛、湿热引起的胎动不安、痈肿疔疮等症。

清热燥湿药

黄连

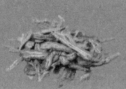

[人群宜忌]

[宜] 热盛火炽、高热干燥者。

[忌] 凡阴虚烦热、胃虚呕恶、脾虚泄泻、五更泄泻者慎服。

[别名] 王连、元连、鸡爪连、川连、雅连。

[用量用法] 内服：煎汤，1.5~3克；或入丸、散。外用：研末调敷、煎水洗或浸汁点眼。

[性味归经] 性寒，味苦。归心、肝、胃、大肠经。

[功效主治] 黄连具有泻火燥湿、解毒杀虫的功效。治时行热毒、伤寒、热盛心烦、痞满呕逆、菌痢、热泻腹痛、肺结核、吐衄、消渴、疳积、蛔虫病、百日咳、咽喉肿痛、火眼口疮、痈疽疮毒。

◎相宜搭配◎

✓ | 黄连3克 ＋ 鲢鱼100克

· 煮汤食用，可降低胆固醇和血液黏稠度。

✓ | 黄连3克 ＋ 乌鸡100克

· 煮汤食用，可缓解妇女更年期综合征。

✓ | 黄连1克 ＋ 辛夷3克 ＋ 冰片0.3克

· 研末，用吹鼻法治疗慢性鼻炎。

清热燥湿药

黄柏

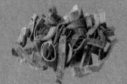

[人群宜忌]

[宜] 肺炎、肺结核患者；肝硬化、慢性肝炎患者。

[忌] 脾虚泄泻、胃弱食少者忌服。

[别名] 檗木、檗皮、黄檗。

[用量用法] 内服：煎汤，4.5~15克；或入丸、散。外用：研末调敷或煎水浸渍。

[性味归经] 性寒，味苦。归肾、膀胱、大肠经。

[功效主治] 黄柏具有清热燥湿、泻火解毒的功效。治热痢、泄泻、消渴、黄疸、阳痿、梦遗、淋浊、痔疮、便血、赤白带下、骨蒸劳热、目赤肿痛、口舌生疮、疮疡肿毒。

◎相宜搭配◎

✓ | 栀子8克 ＋ 甘草50克 ＋ 黄柏200克

· 煎水两次，兑匀，分两次服用。治疗伤寒身黄，发热。

✓ | 黄柏15克 ＋ 苍术20克 ＋ 胡椒30粒

· 煎水服用，治疗下阴自汗，头晕腰酸。

✓ | 黄柏25克 ＋ 白蔹25克

· 上件药捣细罗为散，先用汤洗疮，后以生油调涂之。治小儿冻耳成疮或痒或痛。

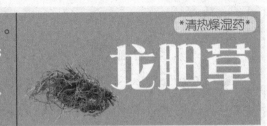

清热燥湿药 龙胆草

[人群宜忌]

[宜] 黄疸患者；阴肿阴痒、湿热带下者；目赤肿痛、耳聋耳肿者。

[忌] 脾胃虚弱作泄及无湿热实火者忌服，勿空腹服用。

◎相宜搭配◎

✓ | 龙胆草15克 ＋ 蒲公英15克 ＋ 马齿苋30克

· 水煎服，治热痢。

✓ | 龙胆草15~30克 ＋ 墨旱莲30克

· 水煎服，治目赤肿痛。

✓ | 龙胆草15克 ＋ 黄芩10克 ＋ 川楝子10克

· 水煎服，可清肝泻火，治疗湿热带下。

[别名] 陵游、草龙胆、龙胆、苦龙胆草、地胆草、胆草。

[用量用法] 内服：煎汤，3~6克；或入丸、散。外用：适量，煎水洗；或研末调搽。

[性味归经] 味苦，性寒。归肝、胆经。

[功效主治] 龙胆草具有清热燥湿、泻肝定惊的功效。主治湿热黄疸；小便淋痛；阴肿阴痒；湿热带下；肝胆实火之头涨头痛；目赤肿痛；耳聋耳肿；胁痛口苦；热病惊风抽搐等症。

[人群宜忌]

[宜] 黄疸患者；赤白带下者；肺炎、疳积患者；急性扁桃体炎患者；痔漏、脱肛者等。

[忌] 脾胃虚寒者忌服。

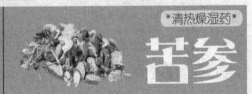

清热燥湿药 苦参

◎相宜搭配◎

✓ | 陈苦参350克 ＋ 甘草350克

· 碾为末，用姜5克与陈茶一撮煎水，煎好的药大人服5克，婴儿服1.5~2.5克。治痢疾。

✓ | 苦参500克 ＋ 地黄200克

· 加蜂蜜为丸，每服10克，白滚汤或酒送下，日服两次。治痔漏出血、肠风下血、酒毒下血。

[别名] 苦骨、川参、凤凰爪。

[选购保存] 以整齐、色黄白、味苦者为佳。置通风干燥处保存。

[用量用法] 内服：煎汤，5~10克；或入丸、散。外用：煎水洗。

[性味归经] 性寒，味苦。归肝、肾、胃、大肠经。

[功效主治] 苦参具有清热、燥湿、杀虫的功效。治热毒血痢、肠风下血、黄疸、赤白带下、小儿肺炎、疳积、急性扁桃体炎、痔漏、脱肛、皮肤瘙痒、疥癞恶疮、阴疮湿痒、瘰疬、烫伤。外洗可治滴虫性阴道炎。

清热燥湿药
白鲜皮

[人群宜忌]

[宜] 湿疹、荨麻疹、牛皮癣、皮肤瘙痒等风湿热毒所致的皮肤病患者；风湿痹痛者；黄疸患者。

[忌] 虚寒证忌服；脾虚腹泻者忌服。

[别名] 北鲜皮、山牡丹。

[选购保存] 以卷筒状、无木心、皮厚、块大者为佳。置于通风干燥处保存。

[用量用法] 4.5~9克，外用适量，煎汤洗或研粉敷。

[性味归经] 性寒，味苦、咸。归脾、肺、小肠、胃、膀胱经。

[功效主治] 祛风燥湿、清热解毒。治风热疮毒、疥癣、皮肤痒疹、风湿痹痛、黄疸。主要用于治疗由风湿热毒

◎相宜搭配◎

✓ 白鲜皮9克 + 茵陈15克 + 栀子9克

· 水煎服，治急性肝炎。

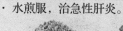

✓ 白鲜皮9克 + 茵陈蒿9克

· 水二钟煎服，日两服，治痫黄。

所致的皮肤病，如湿疹、荨麻疹等。可用白鲜皮配地肤子、蛇床子等煎水洗患处。治风湿痹痛、两足屈伸不利、行走不便（风湿性关节炎等）。

清热燥湿药
椿皮

[人群宜忌]

[宜] 赤白带下、湿热泻痢、久泻久痢、便血、崩漏者。

[忌] 脾胃虚寒者。

[别名] 臭椿、椿根皮、樗白皮、樗根皮。

[用量用法] 煎水服，6~9克。外用适量。

[性味归经] 性寒，味苦、涩。归大肠、胃、肝经。

[功效主治] 椿皮具有清热燥湿、收涩止带、止泻止血的功效。用于阴道瘙痒、赤白带下；湿疹、荨麻疹、皮肤瘙痒，湿热泻痢，久泻久痢，便血，崩漏。

◎相宜搭配◎

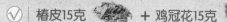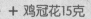

✓ 椿皮15克 + 鸡冠花15克

· 水煎服，治清热燥湿、杀虫止带，治疗赤白带下。

✓ 椿皮9克 + 蜂蜜50克

· 水煎服，可清热止血，治疗痔疮出血。

✓ 椿皮50克 + 白头翁9克 + 马齿苋15克

· 水煎服，可凉血止痢，治疗痢疾。

✓ 椿皮50克 + 地榆根20克 + 槐花8克

· 水煎服，可凉血止痢，治疗湿热痢疾。

[人群宜忌]

[宜] 糖尿病患者；消渴者；月经不调、胎动不安者。

[忌] 脾虚湿滞、便溏者不宜使用。

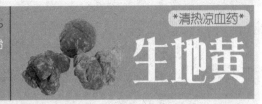

清热凉血药

生地黄

◎相宜搭配◎

✓ | 生地黄100克 ＋ 党参15克 ＋ 茯苓30克

· 将三药煎取浓汁，加入约等量的炼蜜，再煎沸即成。每次食1~2匙。用于失眠健忘、早衰白发。

✓ | 生地黄15克 ＋ 玄参15克 ＋ 麦冬15克

· 煎汤饮，用于热伤津液、口渴咽干、便秘。

✓ | 生地黄15克 ＋ 白茅根30克 ＋ 赤芍15克

· 煎汤饮，用于治疗血热引起的尿血、便血。

[别名] 地髓、原生地、山烟、山白菜。

[选购保存]

[用量用法] 煎服，10~15克。鲜品用量加倍，或以鲜品捣汁入药。

[性味归经] 性微寒，味甘、苦。入心、肝、肾经。

[功效主治] 生地黄具有滋阴清凉、凉血补血的功效。治阴虚发热、消渴、吐血、衄血、血崩、月经不调、胎动不安、阴伤便秘。

[人群宜忌]

[宜] 自汗、盗汗者；咽喉肿痛、痈肿者；目赤、白喉、疮毒者等。

[忌] 脾胃有湿及脾虚便溏者忌服。产后如需用凉药时，如嫌知母太寒，可用玄参代替。

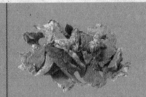

清热凉血药

玄参

◎相宜搭配◎

✓ | 玄参15克 ＋ 菊花10克 ＋ 玉竹10克

· 煎水服用，可清热滋阴，治疗慢性咽炎。

✓ | 玄参15克 ＋ 枸杞子10克 ＋ 生地黄10克

· 煎水服用，可生津止渴，治疗消渴病。

[别名] 正马、黑参、元参。

[选购保存] 以支条肥大、皮细、质坚、芦头修净、肉色乌黑者为佳；支条小、皮粗糙、带芦头者次之。置干燥处保存，防霉、防蛀。

[用量用法] 内服：煎汤，9~15克；或入丸、散。外用：捣敷或研末调敷。

[性味归经] 性微寒，味甜、微苦。归肺、胃、肾经。

[功效主治] 滋阴降火、除烦解毒。治热病伤阴、舌绛烦渴、发斑、骨蒸劳热、夜寐不宁、自汗盗汗、津伤便秘、吐血衄血、咽喉肿痛、痈肿、瘰疬、温毒发斑、目赤、白喉、疮毒。

清热凉血药
丹皮

[人群宜忌]
[宜] 高热舌绛、瘀血经闭者。
[忌] 血虚有寒、孕妇及月经过多者慎服。

[别名] 牡丹根皮、牡丹皮、丹根。
[选购保存] 置于干燥处保存。
[用量用法] 内服：煎汤，4.5~9克；或入丸、散。
[性味归经] 性凉，味辛、苦。归心、肝、肾经。
[功效主治] 丹皮具有清热凉血、活血消瘀的功效。主治热入血分、发斑、惊痫、吐衄、便血、尿血、痔疮出血、骨蒸劳热、闭经、症瘕、痈疡、跌打损伤等症。

◎相宜搭配◎

牡丹皮9克 + 红花9克 + 当归9克

· 上药共研为细末，酒煎连渣温服每服25克。治产后血晕、血崩以及产后腹痛症状。

牡丹皮6克 + 仙鹤草9克 + 槐花9克

· 水煎冲黄酒、红糖，经行时早晚空腹服。可调经止血，治疗功能性子宫出血。

清热凉血药
赤芍

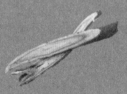

[人群宜忌]
[宜] 闭经、痛经患者；目赤肿痛者；吐血、衄血者。
[忌] 血虚有寒，孕妇及月经过多者忌用。不宜与藜芦同用。

[别名] 山芍药、草芍药。
[选购保存] 以根长、外皮易脱落、断面白色、粉性大，习称"糟皮粉渣"者为佳。置通风干燥处。
[用量用法] 水煎服，6~12克。
[性味归经] 性微寒，味苦。归肝、脾经。
[功效主治] 赤芍具有清热凉血、散瘀止痛的功效。用于温毒发斑、吐血衄血、目赤肿痛、肝郁胁痛、闭经痛经、癥瘕腹痛、跌扑损伤、疮疡。

◎相宜搭配◎

赤芍50~100克 + 生甘草10克

· 水煎服，治疗急性乳腺炎。

赤芍50克 + 槟榔1个（面裹煨）

· 上为末，每服5克，水煎，空心服。治疗五淋。

赤芍12克 + 当归12克 + 熟地黄12克

· 水煎服，治月经不调、闭经。

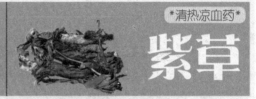

＊清热凉血药＊

紫草

[人群宜忌]
[宜] 湿疹、麻疹患者；热解便秘者；尿血、血淋、血痢等患者。
[忌] 胃肠虚弱、大便滑泄者。

◎相宜搭配◎

✓ | 紫草15克 ＋ 甘草5克
· 水煎，日服两次。可预防麻疹。

✓ | 紫草9克 ＋ 海螵蛸15克 ＋ 茜草6克
· 水煎服，治血小板减少性紫癜。

✓ | 紫草9克 ＋ 茵陈草50克
· 水煎服，治五疸热黄。

[别名] 紫丹、地血、红石根。

[用量用法] 内服：煎汤，3~9克；或入散剂。外用：适量，熬膏或制油涂。

[性味归经] 性寒，味甘、咸。归心、肝经。

[功效主治] 紫草具有凉血活血、解毒透疹的功效。用于血热毒盛、斑疹紫黑、麻疹不透、疮疡、湿疹、水火烫伤。清热凉血，用于麻疹、热病癍疹、湿疹、尿血、血淋、血痢、疮疡、丹毒、烧伤、热结便秘。

＊清热凉血药＊

水牛角

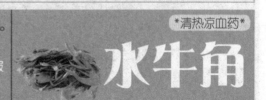

[人群宜忌]
[宜] 脾胃虚寒者、非实热症患者及孕妇。
[忌] 脾胃虚寒者不宜用。亦有少数患者服用后出现失眠。

◎相宜搭配◎

✓ | 水牛角40克 ＋ 生地黄20克 ＋ 丹皮10克
· 水牛角煎半小时以上。后下余药，半小时后取汁口服，日1剂，重则2剂。治疗过敏性紫癜。

✓ | 水牛角粉50克 ＋ 柴胡15克 ＋ 茯苓15克
· 加丹参15克，烘干碾成细粉，做成复方水牛角片，每片0.5克，含生药0.45克，每次10片。日服3次，30天为1个疗程。治疗病毒性肝炎。

[别名] 水牛尖。

[选购保存] 以表面棕黑色、角质坚硬、气微腥、味淡者为佳。置干燥处保存，防霉。

[用量用法] 内服：煎汤，4.5~9克；或入散剂。

[性味归经] 性寒，味苦。入心、肝、脾、胃四经。

[功效主治] 清热解毒、善清血热，常用于温热病的热入营血、热盛火炽的高热、神昏，可代替犀角使用。其凉血止血的功效能凉血以清血热，用于血热妄行的发斑、衄血等症。

清虚热药

青蒿

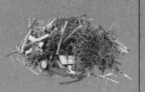

[人群宜忌]

[宜] 黄疸患者；疟疾、痢疾等患者。

[忌] 产后血虚、内寒作泻及饮食停滞、泄泻者勿用。青蒿气味芳香，对胃肠刺激不大，与一般苦寒药有伤脾胃者不同，但有泄泻者仍不宜用。出汗多者也要慎用。

[别名] 蒿、草蒿、野兰蒿、黑蒿、白染艮。

[选购保存]

[用量用法] 内服：煎汤，5~15克。或入丸、散。外用：捣敷或研末调敷。

[性味归经] 性寒，味苦、微辛。归肝、胆、三焦、肾经。

[功效主治] 青蒿具有清热解暑、除蒸的功效。治温病、暑热、骨蒸劳热、疟疾、痢疾、黄疸、疥疮、瘙痒。主要用于清解虚热、暑热，前人认为青蒿为清热凉血退蒸之良药，现代实践也主要是用于血虚而有热者。

◎相宜搭配◎

☑ 青蒿50克 ＋ 艾叶50克

· 同豆豉捣作饼，日干，每用一饼以水150毫升煎服，可治疗赤白痢下。

☑ 青蒿叶50克 ＋ 甘草3克

· 水煎服，治疗暑毒热痢。

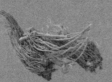

清虚热药

白薇

[人群宜忌]

[宜] 清虚热者、肺热咳嗽者。

[忌] 凡伤寒及流行热病，或汗多亡阳过甚；或内虚不思食，食亦不消；或下后内虚，腹中觉冷；或泄泻不止者皆不可用。

[别名] 春草、芒草、白微、白幕、薇草、骨美、龙胆白薇。

[选购保存] 以根色黄棕、粗壮、条匀、断面白色、实心者为佳。储于干燥容器内。

[用量用法] 内服：煎汤，8~20克；或入丸、散。

[性味归经] 性寒，味苦、咸。归胃、肝、肾经。

[功效主治] 白薇具有解热、利尿的功效。用于热病邪入营血、身热经久不退、肺热咳嗽，以及阴虚内热、产后虚热等症。

◎相宜搭配◎

☑ 白薇20克 ＋ 地骨皮20克

· 水煎服，治体虚低烧、夜眠出汗。

☑ 白薇15克 ＋ 百部12克 ＋ 地骨皮20克

· 水煎服，治肺结核潮热。

☑ 白薇25克 ＋ 车前草50克

· 水煎服，治尿道感染。

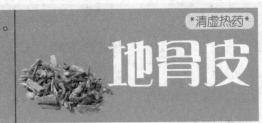

清虚热药

地骨皮

[人群宜忌]

[宜] 盗汗者；肺热咳嗽者；高血压患者；吐血、衄血、血淋等症患者。

[忌] 外感风寒所引起的发热不要用本品，脾胃虚寒、便溏者忌服。

◎相宜搭配◎

 +

✓ 地骨皮25克 + 五倍子0.5克

· 捣为细末，每用少许，掺入耳中。治耳聋，脓水不止。

 +

✓ 地骨皮50克 + 地榆50克

· 炒后捣末，每服15克。治肠风痔漏，下血不止。

 +

✓ 柴胡15克 + 地骨皮15克

· 水煎服，治膀胱移热于小肠，治疗口腔溃疡。

[别名] 地节、枸杞根，苟起根、枸杞根皮、山杞子根。

[选购保存] 以块大、肉厚、无木心与杂质者为佳。置干燥容器内。

[用量用法] 内服：煎汤，3~10克；或入丸、散。外用：煎水含漱、淋洗，研末撒或调敷。

[性味归经] 性寒，味甘。归心、肝、肾经。

[功效主治] 地骨皮具有清热凉血的功效，治虚劳、潮热、盗汗、肺热咳喘、吐血、衄血、血淋、消渴、高血压症、痈肿、恶疮。

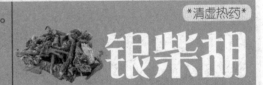

清虚热药

银柴胡

[人群宜忌]

[宜] 虚热、小儿疳积发热者。

[忌] 外感风寒及血虚无热者忌服。

◎相宜搭配◎

 +

✓ 银柴胡9克 + 胡黄连5克

· 煎水服，可除虚热。

 +

✓ 银柴胡9克 + 鳖甲10克

· 煎水服，可清退虚热。

 +

✓ 银柴胡8克 + 青蒿8克

· 煎水服，善清热透络。

[别名] 银胡、山菜根、山马踏菜根、牛肚根、沙参儿、白根子、土参。

[用量用法] 内服：煎汤，3~9克。或入丸、散。

[性味归经] 性凉，味甘、苦。归肝、胃经。

[功效主治] 银柴胡具有清热凉血的功效。治虚劳骨蒸、阴虚久疟、小儿疳热、羸瘦。为治虚热和疳热的常用药，因能退热而不苦泄，被认为是"虚热之良药"。

清虚热药
胡黄连

[人群宜忌]

[宜] 黄疸患者；目赤肿痛、痔疮患者；盗汗等患者。

[忌] 脾胃虚寒者。

[别名] 割孤露泽、胡连、西藏胡黄连。

[用量用法] 内服：煎汤，6~12克；或入丸、散。外用：适量，研末调敷；或浸汁点眼。

[性味归经] 性寒，味苦。归肝、胃、大肠。

[功效主治] 胡黄连具有退虚热、消疳热、清热燥湿、泻火解毒的功效。主治阴虚骨蒸，潮热盗汗，小儿疳疾，湿热泻痢，黄疸，吐血，衄血，目赤肿痛，痈肿疮疡，痔疮肿毒等症。

◎相宜搭配◎

✓ 胡黄连10克 + 猪胰50克

· 同煮服，治杨梅疮毒。

✓ 胡黄连8克 + 乌梅肉8克 + 灶下土8克

· 研为末，腊茶清调下，空腹温服，可治痢血。

✓ 胡黄连15克 + 灵脂50克

· 研末，米汤送服，每服10克，可治小儿疳热、肚胀。

祛风湿药
独活

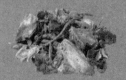

[人群宜忌]

[宜] 风湿患者；慢性支气管炎患者；头痛、齿痛患者。

[忌] 独活性较温，盛夏时要慎用。此外，高热而不恶寒，阴虚血燥者慎服。

[别名] 独摇草、独滑、长生草。

[用量用法] 内服：煎汤，3~9克；浸酒或入丸、散。外用：煎水洗。

[性味归经] 性温，味辛、苦；归肝、肾、膀胱经。

[功效主治] 独活为治风湿痹痛主药，凡风寒湿邪所致之痹证，无论新久，均可应用，尤其擅长治疗腰以下的风湿痹痛，具有祛风、胜湿、散寒、止痛的功效，治风寒湿痹、腰膝酸痛、手脚挛痛、慢性气管炎、头痛、齿痛均有较好的疗效。

◎相宜搭配◎

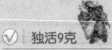

✓ 独活9克 + 桑枝9克

· 水煎服，治疗风寒湿痹功能增强，尤其是上肢疼痛、肩关节周围炎为佳。

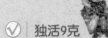

✓ 独活9克 + 红糖15克

· 加水煎成100毫升，分3~4次服，疗程为1周。可辅助治疗慢性气管炎。

[人群宜忌]

[宜] 水肿脚气、小便不利、湿疹疮毒、风湿痹痛、高血压症患者。

[忌] 食欲不振及阴虚无湿热者忌用。

祛风湿药

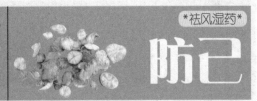

防己

◎相宜搭配◎

✓ 防己50克 + 葵子50克 + 防风50克

· 水煎服，治疗遗尿、小便涩。

✓ 汉防己20克 + 当归20克 + 金银花30克

· 煮酒饮之，治疗遍身虫癣疥。

✓ 汉防己50克 + 生姜25克

· 同炒，水煎服。治疗水鼓胀。

[别名] 汉防己。

[用量用法] 5~10克。

[性味归经] 性寒，味苦。归膀胱、脾、肾经。

[功效主治] 防己有利水消肿、清热除湿、祛风镇痛的功效；主治水肿，小便不利，脚气肿满，风湿痹痛，手足挛急，肺痿喘嗽，伏暑吐泻，疥癣疮肿。一般认为，汉防己利水消肿作用较强，木防己祛风止痛作用较好。

[人群宜忌]

[宜] 风湿痹痛者；中风不遂者；湿热黄疸患者；小便不利等症患者。

[忌] 久病虚寒、尿多、便溏者不适宜使用。

祛风湿药

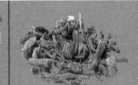

秦艽

◎相宜搭配◎

✓ 秦艽100克 + 炙甘草25克

· 水煎服，每服15克。适用于暴泻、大渴、大饮。

✓ 秦艽10克 + 炙甘草6克

· 水煎服。适用于小儿骨蒸潮热，减食瘦弱。

✓ 秦艽50克 + 柴胡50克 + 甘草25克

· 研末，每服15克，适用于身体酸疼、骨蒸潮热。

[别名] 秦胶、秦纠、秦爪、左秦艽、大艽。

[选购保存] 以粗大、肉厚、色棕黄者为佳。置于通风干燥处保存。

[用量用法] 煎服，5~10克。

[性味归经] 性平，味苦、辛。归胃、肝、胆经。

[功效主治] 秦艽具有祛风湿、通经络、清湿热、利尿退黄的功效，主治风湿痹痛，筋脉拘挛，中风不遂，滑蒸潮热，妇人胎热，小儿疳热，湿热黄疸，肠风痔漏等病。

祛风湿药

木瓜

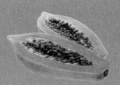

[人群宜忌]

[宜] 便秘和消化不良者。

[忌] 精血虚、真阴不足者；脾胃虚弱、食积腹胀者。

[别名] 万寿果、乳瓜。

[用量用法] 内服：煎汤，5~10克（干品）；或入丸、散。外用：煎水熏洗。

[性味归经] 味酸、涩，性温。归肝、脾经。

[功效主治] 木瓜具有助消化的功效，还能消暑解渴、润肺止咳。用于风湿痹痛、筋脉拘挛、脚气肿痛。木瓜有较好的舒筋活络作用，且能化湿，为治风湿痹痛所常用，筋脉拘挛者尤为要药。

◎相宜搭配◎

✅ 鲈鱼400克 ＋ 王不留行10克 ＋ 木瓜300克

· 炖汤食用，治疗产后缺乳。

✅ 木瓜3片 ＋ 桑叶7片 ＋ 大枣3枚

· 水煎服，一次饮完。治脐下绞痛。

✅ 木瓜200克 ＋ 玉米100克

· 煮汤食用，可预防慢性肾炎和冠心病。

祛风湿药

桑枝

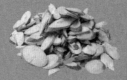

[人群宜忌]

[宜] 风湿痹痛、肩臂、关节酸痛麻木者；中风半身不遂者；水肿、脚气患者。

[忌] 孕妇慎用。

[别名] 桑条。

[选购保存] 以枝条肥嫩、干燥、断面呈黄白色者为佳。置于干燥通风处保存，防潮、防蛀。

[用量用法] 内服：煎汤，50~100克；或熬膏。外用：煎水熏洗。

[性味归经] 味苦、微辛，性平。归肝、肺经。

[功效主治] 桑枝具有祛风湿、通经络、行水的功效。主治风湿痹痛、中风半身不遂、水肿、脚气、肌体风痒。用于肩臂、关节酸痛麻木。

◎相宜搭配◎

✅ 桑枝15克 ＋ 桑叶15克 ＋ 茺蔚子15克

· 加水1000毫升，煎至600毫升。卧前洗脚30~40分钟后即卧。治高血压。

✅ 桑枝20克 ＋ 连翘15克 ＋ 桑寄生20克

· 煎水服用，可祛风除湿、通络止痛，有效治疗风湿性关节炎、痛风等症。

[人群宜忌]

[宜] 风寒湿痹者；腰痛、阳痿者；水肿、脚气者；疮疽肿毒、跌打损伤等病症患者。

[忌] 阴虚火旺者慎服。

祛风湿药

五加皮

◎ **相宜搭配** ◎

☑ 五加皮9克 ＋ 牛膝30克

· 水煎服，治阴囊水肿。

☑ 五加皮30克 ＋ 杜仲（炒）30克

· 共研为末，酒糊丸，如梧桐子大，每服30丸。可祛风通络、强腰壮骨，治疗腰痛。

[别名] 南五加皮。

[选购保存] 以粗长、皮厚、气香、无木心者为佳。置于干燥处保存。

[用量用法] 内服：煎汤，4.5~9克；浸酒或入丸、散。外用：适量，煎水熏洗或为末敷。

[性味归经] 性温，味辛。归肝、肾经。

[功效主治] 五加皮具有祛风湿、壮筋骨、活血去瘀等功效。常用于治疗风寒湿痹、筋骨挛急、腰痛、阳痿、脚弱、小儿行迟、水肿、脚气、疮疽肿毒、跌打损伤等病症。

[人群宜忌]

[宜] 风湿性关节炎患者；风湿性关节炎而有腰膝酸软、麻痹和其他血虚表现者；胎动不安、先兆流产、腰酸背痛、产后乳汁不下等症患者。

[忌] 桑寄生性缓气和，无特殊禁忌。

祛风湿药

桑寄生

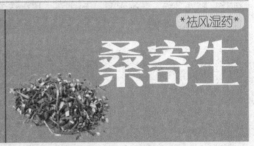

◎ **相宜搭配** ◎

☑ 桑寄生60克 ＋ 决明子50克

· 煎水至150毫升，早晚各服75毫升，每日1剂，30日为1个疗程。治疗高血压。

☑ 寄生75克 ＋ 艾叶25克（微炒）

· 水煎服，治妊娠胎动不安、心腹刺痛。

[别名] 广寄生。

[用量用法] 内服：煎煮成药汤服用，用量可以略大，一般用量10~30克。

[性味归经] 性平，味苦。归肝、肾经。

[功效主治] 桑寄生具有补肝肾、强筋骨、除风湿、通经络、益血、安胎的功效。治腰膝酸痛、筋骨痿弱、偏枯、脚气、风寒湿痹、胎漏血崩、产后乳汁不下等。还可治疗风湿痹痛，适用于风湿性关节炎、腰膝酸软、痛风、妊娠胎动不安、先兆性流产或腰背疼痛。

祛风湿药
狗脊

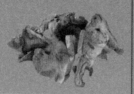

[人群宜忌]

[宜] 腰背酸疼者；风湿病患者；尿频，遗精，白带患者。

[忌] 肾虚有热，小便不利或短涩黄赤，口苦舌干者慎服。

[别名] 金毛狗脊、金毛狗、金狗脊。

[选购保存] 原药材以肥大、质坚实无空心、外表略有金黄色茸毛者为佳。狗脊片以厚薄均匀、坚实无毛、不空心者为佳。

[用量用法] 煎服，6~12克；或浸酒。外用适量鲜品捣烂敷。

[性味归经] 性温，味苦、甘。归肝、肾经。

[功效主治] 狗脊具有祛风湿、补肝肾、强腰膝、利关节的功效。治腰背酸疼，膝痛脚弱，寒湿周痹，失溺，尿频，遗精，白带。

◎相宜搭配◎

✅ 狗脊60克 ＋ 当归30克 ＋ 红花24克

· 研末，每次服15克，用黄酒冲服。可活血化瘀，治跌打损伤、筋骨疼痛。

✅ 狗脊10克 ＋ 五加皮10克 ＋ 杜仲10克

· 水煎服，可补肾强腰，治肾虚腰痛及小便过多、风湿性关节肿痛。

祛风湿药
威灵仙

[人群宜忌]

[宜] 风湿患者；脚气肿痛者；诸骨鲠咽者。

[忌] 气虚血弱，表虚无汗，无风寒湿邪者忌服。

[别名] 葳灵仙、九草阶、风车、辣椒藤、铁灵仙、灵仙藤。

[用量用法] 内服：煎汤，5~12克；浸酒或入丸、散。外用：捣敷。

[性味归经] 性温，味辛、咸。归膀胱、肝经。

[功效主治] 威灵仙质坚行散，具有祛风除湿、通络止痛、消痰散积等功效，主治风寒湿痹、腰膝冷痛、肢体麻木、筋骨脉动拘挛、脚气肿痛、胸膈痰饮、腹内冷积、诸骨鲠咽等病症。

◎相宜搭配◎

✅ 威灵仙30克 ＋ 黑芝麻20克 ＋ 蜂蜜30克

· 加水750毫升，水煎30分钟，每日1剂。治呃逆。

✅ 威灵仙25克 ＋ 独头蒜1个 ＋ 香油5克

· 同捣烂，热酒冲服，汗出。治破伤风。

✅ 威灵仙20克 ＋ 当归尾10克 ＋ 牛膝15克

· 水煎服，每日1剂。治急性腰扭伤。

丝瓜络 *祛风湿药*

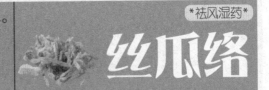

[人群宜忌]
[宜] 产后乳少或乳汁不通者；小便不利者；痰热咳嗽者；风湿痹痛者；水肿患者。
[忌] 脾胃虚寒者少用；孕妇慎用。

◎相宜搭配◎

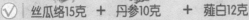
✓ 丝瓜络15克 + 丹参10克 + 薤白12克
· 水煎服，治胸痹及心气痛。

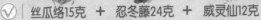
✓ 丝瓜络15克 + 忍冬藤24克 + 威灵仙12克
· 水煎服，治风湿性关节痛。

✓ 丝瓜络30克 + 冬瓜皮30克 + 薏苡仁30克
· 水煎服，适用于夏天外感暑湿，四肢困倦，小便短赤。

[别名] 天萝筋、丝瓜网、丝瓜壳、丝瓜瓤。
[用量用法] 内服：煎汤，5~15克；或烧存性研末，每次1.5~3克。外用：适量，煅存性研末调敷。
[性味归经] 性凉，味甘。归肺、胃、肝经。
[功效主治] 丝瓜络具有通经活络、清热解毒、利尿消肿、止血的功效。主治胸胁胀痛，风湿痹痛，筋脉拘挛，女子经闭，乳汁不通，痰热咳嗽，热毒痈肿，痔漏，水肿，小便不利，便血，崩漏。

蕲蛇 *祛风湿药*

[人群宜忌]
[宜] 风湿患者；破伤风患者；瘰疬、梅毒、恶疮患者。
[忌] 阴虚内热者忌服，有出血倾向者以及孕妇忌服。

◎相宜搭配◎

✓ 蕲蛇5克 + 全蝎5克 + 蜈蚣5克
· 研末，每天3克，治疗坐骨神经痛。

✓ 蕲蛇9克 + 天麻9克 + 狗脊9克
· 酒浸服。治疗风湿顽痹，筋脉拘挛。

✓ 蕲蛇9克 + 苦参9克 + 何首乌9克
· 水煎服，可治皮癣、恶疮。

[别名] 大白花蛇、棋盘蛇、五步蛇、百步蛇。
[用量用法] 煎汤，3~9克；研末吞服，一次1~1.5克，一日2~3次。或酒浸、熬膏、入丸、散服。
[性味归经] 性温，味甘、咸。有毒。归肝经。
[功效主治] 蕲蛇具有祛风、通络、止痉的作用。主要用于风湿顽痹，麻木拘挛，中风口眼歪斜，半身不遂，抽搐痉挛，破伤风，麻风疥癣。还可治瘰疬、梅毒、恶疮等证。

祛风湿药
伸筋草

[人群宜忌]
[宜] 风湿性关节炎患者；痛风患者；跌打损伤者；中风后遗症手足拘挛患者。
[忌] 孕妇慎用；皮肤过敏以及有接触性皮炎的患者慎用。

[别名] 牛尾菜、龙须草。

[选购保存] 以质柔软，断面皮部浅黄色，无臭，味淡者为佳；置干燥处，防霉、防蛀。

[用量用法] 内服：煎水3~12克；外用适量：煎水洗。

[性味归经] 性温，味微苦、辛。归肝、脾、肾经。

[功效主治] 本品具有祛风除湿、舒筋活络的功效，主治风寒湿痹、关节酸痛、屈伸不利、肢体软弱、肌肤麻木。此外，本品还有消肿止痛的作用，对治疗跌打损伤、瘀肿疼痛有很好的效果。

◎相宜搭配◎

✓ 伸筋草6克 + 透骨草5克 + 红花5克

·煎水浸泡手足30~40分钟，每日3次，治疗中风后遗症。

✓ 伸筋草8克 + 独活10克 + 桂枝10克

·煎水服用，治疗风寒湿痹引起的关节疼痛、屈伸不利。

✓ 伸筋草10克 + 鸡血藤10克 + 红花5克

·煎水服用，治疗跌打损伤、瘀肿疼痛。

化湿药
藿香

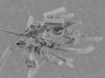

[人群宜忌]
[宜] 外感风寒、内伤湿滞、头痛昏重、呕吐腹泻者，中暑、晕车、晕船者，宿醉未醒者。
[忌] 阴虚火旺、胃弱欲呕及胃热作呕作胀者。

[别名] 排香草、合香。

[用量用法] 煎服，不宜久煎。用量：5~10克，鲜品加倍。

[性味归经] 性微温、味辛。归肺、脾、胃经。

[功效主治] 藿香具有利气、和中、辟秽、祛湿的功效，治感冒暑湿、寒热、头痛、胸脘痞闷、呕吐泄泻、疟疾、痢疾、口臭。藿香叶偏于发表，藿香梗偏于和中，鲜藿香解暑之力效强。

◎相宜搭配◎

✓ 藿香40克 + 蛇床子30克 + 白鲜皮40克

·煎水外洗，可治疗念珠菌性阴道炎。

✓ 藿香10克 + 鲫鱼1条 + 生姜10克

·炖汤食用，可健脾化湿、益胃止呕。

✓ 藿香10克 + 砂仁10克 + 苏梗30克

·煎水服用，可止呕安胎，治疗妊娠呕吐。

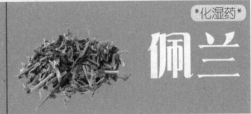

化湿药
佩兰

[人群宜忌]
[宜] 湿浊中阻引起的腹胀呕吐、口臭、口中黏腻、流涎、头涨胸闷者；中暑者；暑湿感冒患者。
[忌] 阴虚血燥，气虚腹胀者应慎用。

[别名] 香佩兰、香草、香水兰、兰草、水香。
[选购保存] 以茎叶粗状、香气浓郁者为佳，置阴凉干燥处保存。
[用量用法] 水煎服，5~10克。鲜品加倍。
[性味归经] 性平，味辛。归脾、胃、肺经。
[功效主治] 佩兰含有挥发油、香豆素等，具有健胃、利尿、解热的作用，主治湿浊中阻、脘痞呕恶、口中甜腻、口臭、多涎、暑湿表证、头涨胸闷等症。佩兰挥发油对流行性感冒病毒有直接抑制作用。

◎相宜搭配◎

✓ 佩兰10克 + 厚朴8克 + 白蔻仁10克
· 煎水服用，可行气化湿，治疗胃脘满闷、食欲不振。

  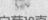
✓ 佩兰10克 + 黄芩8克 + 白芍10克
· 煎水服用，可清热利湿，治疗脾经湿热、口中酸臭。

✓ 佩兰10克 + 藿香8克 + 荷叶15克
· 煎水服用，可清热解毒、益胃止呕，防治中暑。

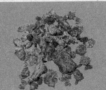

化湿药
苍术

[人群宜忌]
[宜] 夜盲症及眼目昏涩者；湿阻中焦所致的脘腹胀闷，呕恶食少者；风湿性关节炎患者。
[忌] 阴虚内热，气虚多汗者忌服。

[别名] 赤术、青术、仙术。
[用量用法] 水煎服，5~10克。熬膏或入丸、散。
[性味归经] 性温，味辛、苦。归脾、胃、肝经。
[功效主治] 苍术具有燥湿健脾、祛风散寒、明目退翳的功效，主治湿困脾胃、倦怠嗜卧、脘痞腹胀、食欲不振、呕吐泄泻、痰饮、湿肿、表证夹湿、头身重痛、痹证温性、肢节酸痛、白内障、青光眼等病症。此外，苍术还具有降血糖、镇静及抑菌消毒功效。

◎相宜搭配◎

✓ 苍术10克 + 绿豆50克
· 煎水服用，可清热消暑、利尿消肿、降血压。

✓ 苍术10克 + 牛肝300克
· 苍术取汁，烩炒牛肝食，能养肝明目，可用于夜盲症。

✓ 苍术10克 + 厚朴12克 + 陈皮8克
· 煎水服用，能行气化湿，治胃肠满闷和吐泻。

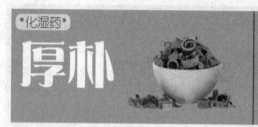

化湿药
厚朴

[人群宜忌]

[宜] 食积气滞、腹胀、便秘者；寒湿泻痢者；咳嗽咳痰者；反胃呕吐者。

[忌] 该品辛苦温燥湿，易耗气伤津，故气虚津亏者及孕妇慎用。

[别名] 厚皮、重皮、赤朴、烈朴。

[选购保存] 以皮厚、肉细、油性足、内表面紫棕色而有发亮结晶物、香气浓者为佳。

[用量用法] 水煎服，3~10克。或入丸、散。

[性味归经] 性温，味辛、苦。归脾、胃、大肠经。

[功效主治] 厚朴具有温中下气、燥湿、消痰的功效。主治胸腹痞满、胀痛、反胃、呕吐、宿食不消、痰饮喘咳、寒湿泻痢，常与苍术、陈皮等配合用于湿困脾胃、脘腹致胀满等症。

◎搭配宜忌◎

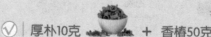

✅ | 厚朴10克 ＋ 香椿50克
· 煎水服用，对肠炎、痢疾能起到辅助治疗的作用。

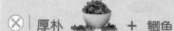

❌ | 厚朴 ＋ 鲫鱼
· 鲫鱼与厚朴共食会影响鲫鱼营养的吸收。

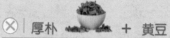

❌ | 厚朴 ＋ 黄豆
· 黄豆同厚朴食用会使大豆蛋白变性，而导致腹泻。

化湿药
砂仁

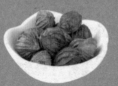

[人群宜忌]

[宜] 脾胃虚寒、呕吐泄泻者；湿浊中阻引起的脘腹胀满者；妊娠呕吐者；妊娠胎动不安者。

[忌] 患有肺结核、支气管扩张等症者。阴虚有热者忌服。

[别名] 缩砂仁、缩砂蜜、缩砂。

[选购保存] 以个大、饱满、坚实、种仁呈红棕色、香气浓者为佳；置阴凉干燥处。

[用量用法] 煎服，3~6克，入汤剂宜后下。

[性味归经] 性温，微辛。归脾、胃、肾经。

[功效主治] 具有行气调中、和胃醒脾的功效。主治腹痛痞胀、胃呆食滞、噎膈呕吐、寒泻冷痢、妊娠胎动。砂仁常与厚朴、枳实、陈皮等配合，治疗胸脘胀满、腹胀食少等病症。

◎相宜搭配◎

✅ | 砂仁6克 ＋ 苏梗30克 ＋ 白术10克
· 煎水服用，可理气健脾、安胎，治疗胎动不安症。

✅ | 砂仁6克 ＋ 木香10克 ＋ 枳实10克
· 煎水服用，可行气除胀，治疗食积腹胀。

✅ | 砂仁6克 ＋ 白术15克 ＋ 茯苓10克
· 煎水服用，可补气健脾，治疗脾虚腹泻。

化湿药

白豆蔻

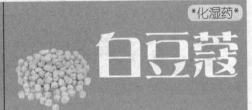

[人群宜忌]

[宜] 痰湿中阻引起的脘腹胀满、食欲不振、腹泻便溏者。湿温病初起头重胸闷、体倦、小便短赤、大便溏泄者。

[忌] 阴虚内热、胃火偏盛、大便燥结者。

◎相宜搭配◎

✓ 白豆蔻10克 + 藿香10克 + 陈皮8克

· 煎水服用，可行气化湿、温胃止呕。

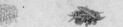

✓ 白豆蔻10克 + 黄连8克 + 竹茹10克

· 煎水服用，可清热止呕，治疗暑湿呕吐。

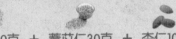

✓ 白豆蔻10克 + 薏苡仁30克 + 杏仁10克

· 煮汤食用，可燥湿健脾、止呕化痰。

[别名] 多骨、壳蔻、白蔻。

[选购保存] 选购以果仁饱满、果皮薄而完整、气味浓厚者为佳，置阴凉干燥处保存。

[用量用法] 煎服，5~10克。鲜品加倍。

[性味归经] 性温，味辛。归肺、脾、胃经。

[功效主治] 白豆蔻具有行气暖胃、消食宽中的功效。常用于治疗气滞、食滞、胸闷、腹胀、噫气、噎膈、吐逆、反胃、疟疾等病症。白豆蔻有与砂仁相似的化湿行气、温中止呕的功用。常与砂仁同用。

化湿药

草豆蔻

[人群宜忌]

[宜] 脾胃气滞、食欲不振者；寒湿呕吐、腹泻者；脾肾阳虚型之肾炎患者；慢性盆腔炎患者。

[忌] 阴虚血少、胃火偏盛、无寒湿者忌服。

◎相宜搭配◎

✓ 草豆蔻6克 + 高良姜10克 + 陈皮6克

· 煎水服用，可温胃散寒、降逆止呕。

✓ 草豆蔻6克 + 厚朴10克 + 木香6克

· 煎水服用，可治疗寒湿内盛引起的腹痛泻痢。

✓ 草豆蔻6克 + 茯苓10克 + 焦白术15克

· 煎水服用，可治疗脾肾阳虚型肾炎。

[别名] 漏蔻、草蔻、大草蔻、偶子、草蔻仁。

[用量用法] 煎服，3~6克。入散剂较佳。入汤剂宜后下。

[性味归经] 性温，味辛。归脾、胃经。

[功效主治] 草豆蔻具有温中、祛寒、行气、燥湿的功效，主治心腹冷痛、痞满食滞、噎膈反胃、寒湿吐泻、痰饮积聚、燥湿健脾、温胃止呕。用于寒湿内阻、脘腹胀满冷痛、嗳气呕逆、不思饮食。

化湿药

草果

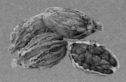

[人群宜忌]

[宜] 消化不良、口中酸臭、恶心呕吐者；腹泻完谷不化者；疟疾患者；斑秃患者。

[忌] 气虚或血亏，无寒湿、实邪者忌服。

[别名] 草果仁、草果子。

[选购保存] 以个大、有芳香者为佳；置阴凉干燥处。

[用量用法] 水煎服，用量3~6克。

[性味归经] 性温，味辛。归脾、胃经。

[功效主治] 草果具有燥湿除寒、祛痰截疟、消食化积的功效，主治胸膈痞满、脘腹冷痛、恶心呕吐、泄泻下痢、食积不消、霍乱、瘟疫、瘴疟等病症，还能解酒毒、去口臭。

◎相宜搭配◎

✅ 草果6克 + 知母10克 + 槟榔10克

· 煎水服用，可温脾燥湿、除痰截疟。

✅ 草果15克 + 诃子5克 + 侧柏叶10克

· 研末调入香油，外擦用治斑秃。

✅ 草果6克 + 柴胡12克 + 桂枝10克

· 煎水服用，可预防流行性感冒。

利水消肿药

茯苓

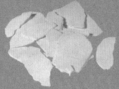

[人群宜忌]

[宜] 脾虚腹泻者；肾炎水肿、小便不利者；肝硬化腹水者；食欲不振者；心悸不安、失眠健忘者。

[忌] 虚寒精滑或气虚下陷者忌服。

[别名] 茯菟、茯灵、伏菟、松薯、松苓。

[选购保存] 以体重坚实、外皮呈褐色而略带光泽、皱纹深、断面白色细腻、黏牙力强者为佳；置于通风干燥处，防潮。

[用量用法] 煎汤，9~15克。

[性味归经] 性平，味甘、淡。归心、肺、脾、肾经。

[功效主治] 茯苓具有利水渗湿、健脾补中、宁心安神的功效，主治小便不利、水肿胀满、痰饮咳嗽、食少脘闷、呕吐、泄泻、心悸不安、失眠健忘、遗精白浊等病症。

◎搭配宜忌◎

✅ 茯苓15克 + 马蹄300克

· 煮水同食，对鼻癌、胃癌、肝癌等有一定的辅助疗效。

✅ 茯苓15克 + 玉米须30克 + 鲤鱼1条

· 炖汤食用，可利水消肿。

❌ 茯苓 + 醋

· 食醋中的有机酸可削弱茯苓的药效。

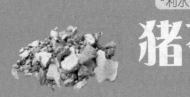

利水消肿药

猪苓

[人群宜忌]
[宜] 小便不利者、水肿、肝硬化腹水患者；妊娠肿胀者。

[忌] 阴虚小便量多者忌服；无水湿者忌服；虚寒精滑者忌服。

◎相宜搭配◎

✓ 茯苓15克 ＋ 泽泻10克 ＋ 猪苓12克

· 煎水服用，可利水消肿，治疗肝硬化腹水、肾炎水肿。

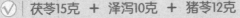

✓ 猪苓12克 ＋ 白术10克 ＋ 桂枝10克

· 煎水服用，温阳化气、利水消肿，可治疗水肿。

✓ 猪苓10克 ＋ 生地黄10克 ＋ 滑石8克

· 煎水服用，可利尿通淋、治疗热淋。

[别名] 豕零、地乌桃、野猪食、猪屎苓。

[用量用法] 水煎服，用量6～12克。

[性味归经] 性平，味酸。归肾、膀胱经。

[功效主治] 猪苓具有利尿渗湿的功效，主治小便不利、水肿胀满、脚气、泄泻、淋浊、带下。临床上用于治疗水肿，由于其药性比茯苓稍凉些，故适用于有水肿而稍偏热的患者。

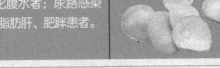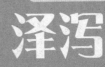

利水消肿药

泽泻

[人群宜忌]
[宜] 肾炎水肿者；肝硬化腹水者；尿路感染者；尿血者；高脂血症、脂肪肝、肥胖患者。

[忌] 肾虚精滑者忌服。

◎相宜搭配◎

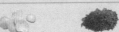

✓ 泽泻15克 ＋ 车前子20克 ＋ 肉桂5克

· 煎水服用，可温阳补肾、化气利尿，治疗尿潴留症。

✓ 泽泻12克 ＋ 猪苓12克 ＋ 茯苓15克

· 煎水服用，可利水消肿，治疗水肿、小便不利症状。

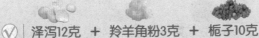

✓ 泽泻12克 ＋ 羚羊角粉3克 ＋ 栀子10克

· 煎水服用，可治疗头皮神经痛。

[别名] 水泻、芒芋、鹄泻、泽芝、及泻、天鹅蛋、天秃。

[用量用法] 内服：煎汤，3~12克；或入丸、散。

[性味归经] 性寒，味甘。归肾、膀胱经。

[功效主治] 泽泻具有利水、渗湿、泄热的功效，常用来治疗小便不利、水肿胀满、呕吐、泻痢、痰饮、脚气、淋病、尿血等症，临床上常用来治疗慢性肾小球肾炎、肝硬化腹水、脂肪肝等症。临床上常用来治疗慢性肾小球肾炎、肝硬化腹水、脂肪肝等症。

利水消肿药
薏苡仁

[人群宜忌]

[宜] 泄泻、湿痹、水肿、肠痈、肺痈、淋浊、慢性肠炎、阑尾炎、风湿性关节痛、尿路感染、白带过多、癌症等患者。

[忌] 便秘、尿多者及早期孕妇忌食。

[别名] 六谷米、药玉米、薏米、菩提珠。

[用量用法] 水煎服，用量：15~30克。

[性味归经] 性凉，味甘、淡。归脾、胃、肺经。

[功效主治] 薏米具有利水渗湿、健脾止泻、清热排脓、美容健肤等功效。薏苡仁有增强人体免疫功能、抗菌抗癌的作用。可入药，用来治疗痤疮、扁平疣、皮肤粗糙、水肿、小便不利、脾虚泄泻，也可用于肺痈、肠痈等病的治疗。

◎搭配宜忌◎

✓ 薏苡仁30克 + 山药40克 + 粳米40克

· 煮粥食用，可补脾止泻，可治疗小儿慢性腹泻。

✓ 薏苡仁30克 + 山楂10克 + 赤小豆30克

· 煮汤食用，可健美减肥、利尿解毒。

✗ 薏苡仁 + 杏仁

· 两者同食会引起呕吐、泄泻。

利水消肿药
赤小豆

[人群宜忌]

[宜] 尿路感染、尿路结石、肾炎患者；黄疸、肝硬化腹水患者；痈疮肿毒患者；肠炎、痢疾患者。

[忌] 小便清长者；夜尿频多、遗尿者。

[别名] 红小豆、米豆。

[选购保存] 颗粒大小均匀饱满者为上品，表面颜色鲜艳有光泽。放于密封塑料瓶子中保存，免受潮。

[用量用法] 煎服，10~30克，外用适量。

[性味归经] 性平，味甘。归心、小肠经。

[功效主治] 本品具有利水消肿、解毒排脓、利湿退黄的功效，主要用于治疗治疗水肿、小便不利、痈疮肿毒、黄疸、乳腺炎、湿热腹泻、肠炎、痢疾等症。

◎相宜搭配◎

✓ 赤小豆30克 + 白术10克 + 冬瓜皮20克

· 煎水服用，三者合用，可利水消肿，治疗体虚浮肿。

✓ 赤小豆50克 + 茯苓20克 + 鲤鱼1条

· 炖汤食用，三者合用，可健脾利水，治疗肝硬化腹水。

✓ 赤小豆50克 + 薏苡仁40克 + 莲子30克

· 煮汤食用，可清热利湿、健脾止泻，治疗湿热腹泻。

＊利水消肿药＊

冬瓜皮

[人群宜忌]

[宜] 肾炎水肿者；小便不利者；暑热口渴者；肥胖者；高血压、高血脂、糖尿病、脂肪肝患者。

[忌] 营养不良而致浮肿者慎用。

◎相宜搭配◎

✓ 冬瓜皮30克 ＋ 蚕豆60克

· 冬瓜皮能利水消肿，与蚕豆煮食，可用于多种水肿。

✓ 冬瓜皮30克 ＋ 山药50克

· 两煮煎服，可用于小儿水痘者食用。

✓ 冬瓜皮30克 ＋ 西瓜皮30克 ＋ 玉米须30克

· 煎水服用，三者合用，可清热解暑、利尿通淋。

[别名] 白瓜皮、白东瓜皮。

[选购保存] 以皮薄、大小均一、表面呈灰绿色、无臭、味淡者为佳；置干燥处。

[用量用法] 煎服，用量15~30克。

[性味归经] 性凉，味甘。归肺、脾、小肠经。

[功效主治] 冬瓜皮具有利尿消肿的功效。可治水肿胀满、小便不利、暑热口渴、小便短赤。冬瓜皮配五加皮、姜皮煎服，可治水肿；若治暑湿证，可与生薏苡仁、滑石、扁豆花等同用。治体虚浮肿，可用冬瓜皮、赤小豆、红糖适量。煮烂，食豆服汤。

＊利水消肿药＊

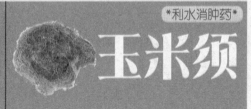

玉米须

[人群宜忌]

[宜] 尿路感染、肾炎、肾病综合征、尿路结石、肝炎、肝硬化腹水、黄疸、脂肪肝、乳腺炎、高血压、糖尿病、高血脂者。

[忌] 无明显禁忌。

◎相宜搭配◎

✓ 玉米须60克 ＋ 车前草20克 ＋ 灯心草15克

· 煎水服用，可治疗膀胱湿热之小便短赤涩痛。

✓ 玉米须60克 ＋ 金钱草15克 ＋ 茵陈15克

· 煎水服用，三者合用，可治疗黄疸。

✓ 玉米须30克 ＋ 鲫鱼10克 ＋ 枸杞子15克

· 炖汤服用，三者合用，可降低血压、血脂。

[别名] 玉麦须、玉蜀黍蕊、棒子毛。

[选购保存] 置通风干燥处，防霉、防蛀。

[用量用法] 煎服，用量30~60克。鲜者加倍。

[性味归经] 性平，味甘。归膀胱、肝、胆经。

[功效主治] 玉米须是利水通淋、降血压的良药，具有利尿、泄热、平肝、利胆的功效。主治肾炎水肿、脚气、黄疸肝炎、高血压、胆囊炎、胆结石、糖尿病、吐血、衄血、鼻渊、乳痈等症。

利尿通淋药
车前子

[宜] 尿路感染、肾炎水肿、肾病综合征、尿路结石、目赤肿痛者；高血压、高血脂患者。
[忌] 内伤劳倦、阳气下陷、肾虚精滑及内无湿热者。

[别名] 车前实、虾蟆衣子、猪耳朵穗子、凤眼前仁。

[选购保存] 以粒大、表面黄棕色、气微、味淡者为佳；置通风干燥处，防潮。

[用量用法] 煎服，9~15克。

[性味归经] 性寒，味甘。归肾、膀胱、肝、肾经。

[功效主治] 车前子具有利水、清热、明目、祛痰的功效。主要用于治疗小便不利，淋浊带下，血淋尿血，水肿膨胀，黄疸，暑湿泻痢，目赤障翳，痰热咳嗽等常见病症。同时，它还可降低血清胆固醇。

◎相宜搭配◎

✅ | 车前子15克 + 薏苡仁40克 + 高粱米30克

· 煎水服用，三者合用，可清热利湿、健脾止泻。

✅ | 车前子15克 + 紫菜10克 + 田螺300克

· 炖汤食用，可清热利尿，治疗尿路感染、尿路结石症。

✅ | 车前子15克 + 菊花8克 + 决明子10克

· 煎水服用，可清肝明目，治疗结膜炎、白内障等。

利尿通淋药
滑石

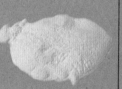

[宜] 尿路感染、尿路结石、急性肾炎患者；湿热腹泻、痢疾患者；暑热烦渴、小便短赤等症者。
[忌] 脾虚气弱、精滑、热病津伤者及孕妇。

[别名] 液石、共石、脱石、番石、夕冷、脆石、留石、画石。

[选购保存] 以表面有珍珠样光泽，质软而细致，手摸有滑润感者为佳。置干燥处。

[用量用法] 煎服，10~20克。宜包煎。外用适量。

[性味归经] 性寒，味甘、淡。归胃、膀胱经。

[功效主治] 滑石是祛湿清热的常用药，具有清热、渗湿、利窍的功效。主要治疗暑热烦渴、小便不利、水泻、热痢、淋病、黄疸、水肿、衄血、脚气、皮肤湿烂等病症。

◎相宜搭配◎

✅ | 滑石粉20克 + 黄柏20克

· 研末用蜂蜜调匀外用，可消炎敛疮，治疗湿疹、皮炎。

✅ | 滑石粉20克 + 海金沙15克 + 金钱草20克

· 煎水服用，可利尿排石，治疗尿路结石。

✅ | 滑石粉40克 + 薄荷20克 + 甘草10克

· 制成痱子粉外用，可治疗小儿痱子。

[人群宜忌]

宜 尿路感染、肾结石患者；心烦尿赤、口舌生疮者；妇女闭经、产后缺乳者；风湿性关节炎、痛风等患者。

[忌] 肾功能不全者及孕妇，内无湿热者。

利尿通淋药
木通

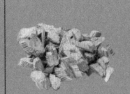

◎相宜搭配◎

✅ 木通6克 + 红花10克 + 益母草20克

· 煎水服用，可活血化瘀，可治疗血瘀闭经。

✅ 木通6克 + 王不留行10克 + 猪蹄500克

· 炖汤服用，可治疗产后乳汁短少或不通。

✅ 木通6克 + 生地黄20克 + 竹叶15克

· 煎水服用，可治疗口舌生疮，心烦尿赤。

[别名] 川木通、通草、附支、丁翁、丁父。

[选购保存] 以茎条均匀、断面色黄白、无黑心者为佳。置于干燥处保存，防潮、防蛀。

[用量用法] 水煎服，每次服3~6克。

[性味归经] 性寒，味苦。归心、小肠、膀胱经。

[功效主治] 木通具有利尿通淋、清心泻火、通经下乳的功效；主治小便赤痛，淋浊，水肿，胸中烦热，喉喉疼痛，口舌生疮，风湿痹痛，乳汁不通，经闭，痛经等症。

[人群宜忌]

宜 产后缺乳者；小便不利者（如肾炎、肾结石、肾病综合征者）；肝炎、黄疸患者；妇女带下过多者；闭经者。

[忌] 气阴两虚，内无湿热及孕妇慎服。

利尿通淋药
通草

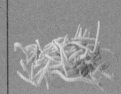

◎相宜搭配◎

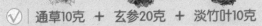

✅ 通草10克 + 玄参20克 + 淡竹叶10克

· 煎水服用，可清热利尿，可治疗燥热烦渴、小便不利等症。

✅ 通草10克 + 木瓜300克 + 猪蹄400克

· 炖汤食用，可通络下乳，治疗产妇乳少。

✅ 通草10克 + 车前草15克 + 玉米须30克

· 煎水服用，可利尿通淋，治疗尿路感染。

[别名] 大通塔。

[选购保存] 选购以色洁白、心空、有弹性者为佳；置于干燥处保存。

[用量用法] 内服：煎汤，3~6克；或入丸、散。外用：研末。

[性味归经] 性凉，味甘、淡。归肺、胃经。

[功效主治] 通草具有通利小便、下乳汁的功效，是治疗产妇乳少的常用药。主要治疗淋症涩痛、小便不利、水肿、黄疸、湿温病、小便短赤、产后乳少、经闭、带下等病症。

利尿通淋药
瞿麦

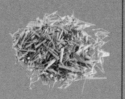

[人群宜忌]
[宜] 湿热引起的小便不利者；血热瘀阻之经闭或月经不调患者；高血压、糖尿病患者。
[忌] 凡脾、肾气虚，小肠无大热者忌用。孕妇忌用。

[别名] 巨句麦、大兰、山瞿麦、南天竺草、剪绒花。

[选购保存] 以色青绿，花未开放者为佳。置通风干燥处。

[用量用法] 用水煎服，用量9~15克。

[性味归经] 性寒，味苦。归心、小肠经。

[功效主治] 瞿麦具有利尿通淋、破血通经的功效。能清心热、利小肠，主要用于热淋、血淋、砂淋、尿血、小便不利等淋证；血热瘀阻之经闭或月经不调。其特点是能入血分、清血热，故治血淋、尿血时常用。

◎相宜搭配◎

✅ 瞿麦10克 ＋ 瓜蒌根10克 ＋ 山药30克
· 煎水服用，三者合用，可辅助治疗糖尿病。

✅ 瞿麦12克 ＋ 车前子15克 ＋ 茯苓20克
· 煎水服用，可治疗肾炎水肿、尿路感染等症。

✅ 瞿麦15克 ＋ 红花10克 ＋ 丹参10克
· 配伍赤芍10克，煎服，可治血热瘀阻型闭经和月经不调。

利尿通淋药
萹蓄

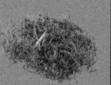

[人群宜忌]
[宜] 尿路感染、膀胱炎、尿血、尿路结石患者；小儿蛲虫，肛门剧痒者；湿疹、湿疮、外阴瘙痒患者。
[忌] 无湿热水肿者，体弱津亏者。

[别名] 扁竹、竹节草、乌蓼。

[选购保存] 以质嫩、叶多、色灰绿者为佳。

[用量用法] 煎服，9~15克。鲜者加倍。外用适量。

[性味归经] 性微寒，味苦。归膀胱经。

[功效主治] 萹蓄具有利尿通淋、杀虫止痒的功效，可用于膀胱热淋、小便短赤、淋沥涩痛、皮肤湿疹、阴痒带下等症。用于皮肤湿疹、阴痒等症，以该品煎汤外洗。治胆道蛔虫症，可用扁蓄和醋，加水煎服。

◎相宜搭配◎

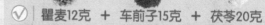

✅ 萹蓄15克 ＋ 大蓟10克 ＋ 小蓟10克
· 配伍白茅根15克，凉血利尿，可治疗血淋（尿血）。

✅ 萹蓄15克 ＋ 地肤子10克 ＋ 蛇床子10克
· 配伍黄柏10克，煎水外洗，治疗阴道瘙痒、湿疹等病。

✅ 萹蓄15克 ＋ 薏苡仁50克
· 煎水服用，可利尿消肿，可治疗鞘膜积液。

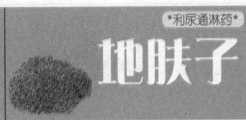

地肤子

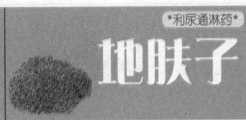*利尿通淋药*

[人群宜忌]
[宜] 泌尿系统感染者；痢疾患者；湿疹、湿疮、皮肤瘙痒患者；带下黄臭者；阴道炎患者；乙肝患者；急性乳腺炎患者。
[忌] 脾胃虚寒腹泻者。

◎相宜搭配◎

✅ 地肤子30克 + 苦参50克 + 龙胆草50克
· 煎水外洗，可治疗下焦湿热、外阴湿痒等症。

✅ 地肤子15克 + 白鲜皮10克 + 黄柏10克
· 煎水服用，三者合用，可治疗风疹、湿疹。

✅ 地肤子15克 + 瞿麦15克 + 冬葵子20克
· 煎水服用，三者合用，可利尿通淋，治疗尿路感染。

[别名] 地葵、地麦、落帚子、独扫子、竹帚子。
[选购保存] 以饱满、色灰绿者为佳。置干燥处保存。
[用量用法] 煎服，9~15克。外用适量。
[性味归经] 性寒，味辛、苦。归肾、膀胱经。
[功效主治] 地肤子具有苦寒降泄的功效，能清利湿热而通淋，能清除皮肤中之湿热与风邪而止痒。主治小便不利、淋浊、带下、血痢、风疹、湿疹、疥癣、皮肤瘙痒、疮毒等病症。

海金沙

利尿通淋药

[人群宜忌]
[宜] 尿路感染、尿路结石、急性肾炎、带下黄臭、皮肤湿疹、肠炎、痢疾、带状疱疹患者。
[忌] 小便不利及诸淋，肾脏真阳不足者。

◎相宜搭配◎

✅ 鲜海金沙茎叶 + 蒲公英各等份
· 捣烂外敷，二者合用，可治疗乳腺炎。

✅ 海金沙25克 + 鸡内金10克 + 金钱草10克
· 煎水服用，三者合用，可利尿排石，治疗尿石症。

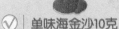
✅ 单味海金沙10克
· 研磨装入胶囊，吞服，用于治疗胃脘痛。

[别名] 铁线藤、左转藤、铁蜈蚣、金砂截。
[选购保存] 置于通风干燥处保存，防潮。
[用量用法] 煎服，6~15克。宜包煎。
[性味归经] 性寒，味甘、淡。归膀胱、小肠经。
[功效主治] 海金沙具有清热解毒、利水通淋、止痛的功效，主要用于治疗尿路感染、尿路结石、白浊、白带、肝炎、肾炎水肿、咽喉肿痛、疟腮、肠炎、痢疾、皮肤湿疹、带状疱疹等病症。

245

利尿通淋药
石苇

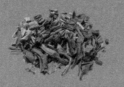

[人群宜忌]
[宜] 尿路感染、肾炎水肿、尿血、痢疾、疮痈疖疔、肺热咳嗽者；放疗或化疗后引起的白细胞减少症患者。
[忌] 真阴虚、无湿热者。

[别名] 石樜、石皮、金星草、石兰。

[选购保存] 以叶大、质厚、背面有毛者为佳。置于干燥处保存，防潮、防蛀。

[用量用法] 水煎服，6~12克。

[性味归经] 性微寒，味甘、苦。归肺、膀胱经。

[功效主治] 石苇具有利水通淋、清肺泄热、止咳的功效，主要用于治疗淋痛、乳糜尿、水肿、尿血、尿路结石、肾炎、崩漏、痢疾、肺热咳嗽、慢性气管炎、支气管哮喘、金疮、痈疽、外伤出血等病症。

◎相宜搭配◎

✅ 石苇10克 + 鸡血藤10克 + 太子参10克

· 煎水服用，可益气利尿，治疗慢性肾炎。

✅ 石苇10克 + 侧柏叶10克 + 栀子6克

· 煎水服用，可凉血止血，治疗血热型尿血症。

 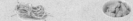

✅ 石苇10克 + 鱼腥草20克 + 黄芩8克

· 煎水服用，可清肺止咳，治疗肺热咳嗽。

利尿通淋药
灯心草

[人群宜忌]
[宜] 小便不利者；心火旺盛、口舌生疮者；小儿夜啼者；鼻出血者。
[忌] 气虚小便不禁者忌服。用于清心火时，只适于轻浅者。

[别名] 虎须草、灯草、洋牌洞、老虎须。

[选购保存] 以条长，粗壮，色白，有弹性者为好。置干燥处保存。

[用量用法] 水煎服，2~5克。或如丸散。外用适量。

[性味归经] 性寒，味甘、淡。归心、肺、小肠、膀胱经。

[功效主治] 本品具有清心降火、利尿通淋的功效。主治淋病、水肿、小便不利、湿热黄疸、心烦不寐、小儿夜啼、喉痹、创伤。临床上主要用于清心火，但力量较单薄，只适宜轻浅者，或辅助其他清热利尿药用。

◎相宜搭配◎

✅ 灯心草5克 + 瞿麦10克 + 车前子10克

· 煎水服用，可清热利尿，治疗小便色赤疼痛。

✅ 灯心草3克 + 蝉蜕3克

· 煎水服用，二者合用，可清心安神，治疗小儿夜啼。

✅ 灯心草5克 + 仙鹤草10克 + 苋菜15克

· 煎水服用，三者合用，可治疗鼻出血症。

利胆退黄药

茵陈蒿

[人群宜忌]

[宜] 湿热黄疸、传染性黄疸型肝炎者；小儿黄疸者；肝炎水肿患者；肝硬化、肝癌患者；高血压等患者。

[忌] 脾虚血亏而致的虚黄、萎黄者。

◎相宜搭配◎

☑ 茵陈蒿3克 ＋ 栀子2克 ＋ 黄柏2克

· 煎水服用，可清热利湿，治疗小儿黄疸。

☑ 茵陈蒿10克 ＋ 玉米须30克 ＋ 鲫鱼1条

· 煲汤食用，可清湿热、消水肿，治疗慢性肝炎。

☑ 茵陈蒿 ＋ 黄柏 ＋ 苦参

· 煎水外洗，可治疗湿疹、湿疮、皮肤瘙痒。

[别名] 绵茵陈、白蒿、绒蒿、松毛艾。

[选购保存] 以质嫩、绵软、灰绿色、香气浓者为佳。置干燥处保存。

[用量用法] 内服：煎汤6~15克。外用适量，煎、熏洗。

[性味归经] 性微寒，味辛、苦。归肝、脾、膀胱经。

[功效主治] 本品具有清湿热、退黄疸的功效，用于黄疸尿少、湿疮瘙痒、传染性黄疸型肝炎。现代医学研究证明，茵陈蒿对金黄色葡萄球菌有明显的抑制作用，还可以直接阻碍肿瘤细胞的增殖。

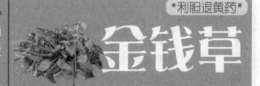

利胆退黄药

金钱草

[人群宜忌]

[宜] 结石病患者；黄疸型肝炎患者；肺炎、肺脓肿等咳吐黄痰、脓痰者；带下黄臭者；湿疹、湿疮患者。

[忌] 凡阴疽诸毒、脾虚泄泻者。

◎相宜搭配◎

☑ 金钱草40克 ＋ 海金沙15克 ＋ 鸡内金10克

· 煎水服用，三者合用，可治疗膀胱结石、尿路结石。

☑ 金钱草15克 ＋ 茵陈10克 ＋ 柴胡10克

· 配伍栀子，煎水服用，四者合用，可治疗胆结石。

☑ 金钱草60克 ＋ 蒲公英20克 ＋ 野菊花15克

· 捣汁外服，三者合用，可治疗恶疮肿毒。

[别名] 遍地香、马蹄草。

[选购保存] 以叶大、色绿者为佳。干者应贮干燥容器内，置通风干燥处保存。

[用量用法] 内服：煎汤，3~15克，鲜者30~60克；或浸酒，捣汁。外用：捣敷或绞汁涂。

[性味归经] 性凉，味苦、辛。归肝、胆、肾、膀胱经。

[功效主治] 金钱草具有清热、利尿、镇咳，消肿、解毒的功效，可治黄疸、水肿、膀胱结石、疟疾、肺痈、咳嗽、吐血、淋浊、带下、风湿痹痛、小儿疳积、惊痫、痈肿、疮癣、湿疹。

利胆退黄药

虎杖

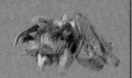

[人群宜忌]

[宜] 黄疸型肝炎、胆结石患者；妇女闭经、产后恶露不绝者；痔疮便血者；跌打损伤者；风湿性关节炎患者。

[忌] 孕妇忌用。

[别名] 野黄连、活血丹、活血龙、猴竹根、金锁王。

[选购保存] 以粗壮、坚实、断面色黄者为佳。置干燥处保存。

[用量用法] 内服：煎汤，9~30克；浸酒或入丸、散。外用：研末、烧灰撒，熬膏涂或煎水浸渍。

[性味归经] 性平，味苦。归肝、胆、肺经。

[功效主治] 虎杖具有祛风利湿、破瘀、通经的功效。可用于治疗风湿筋骨疼痛、湿热黄疸、淋浊带下、妇女经闭、产后恶露不下、痔漏下血、跌扑损伤、烫伤、恶疮癣疾等病症。

◎相宜搭配◎

✓ 虎杖粉15克 ＋ 鸡内金10克

· 研粉，用麦芽糖水兑服，可有效治疗胃出血。

✓ 虎杖20克 ＋ 桃仁10克 ＋ 红花10克

· 煎水服用，可活血调经，治疗妇女闭经。

✓ 虎杖根60克 ＋ 苦参30克 ＋ 蛇床子20克

· 煎水坐浴，可治疗真菌性阴道炎。

利胆退黄药

垂盆草

[人群宜忌]

[宜] 黄疸型肝炎、慢性肝炎、肝硬化腹水者；痈肿疮疡、咽喉肿痛者；腮腺炎、乳腺炎患者；蛇伤、烫伤者。

[忌] 脾虚腹泻者慎服。

[别名] 狗牙齿。

[选购保存] 以茎细、叶多、色棕绿者为佳。干品置干燥处保存。

[用量用法] 水煎服，用量：干品15~30克；鲜品250克。

[性味归经] 性凉，味甘。归肝、胆、小肠经。

[功效主治] 垂盆草具有清热解毒、利湿退黄的功效，用于湿热黄疸，小便不利，痈肿疮疡，急、慢性肝炎；外涂可治烫伤、蛇毒等。现代医学研究证明，垂盆草有降低谷丙转氨酶作用，适用于急性肝炎、迁延性肝炎、慢性肝炎。

◎相宜搭配◎

 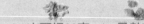

✓ 垂盆草20克 ＋ 山豆根20克 ＋ 马勃10克

· 煎水服用，可治疗咽喉肿痛。

 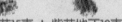

✓ 垂盆草20克 ＋ 野菊花15克 ＋ 紫花地丁10克

· 配伍半边莲捣汁外敷，可解毒敛疮，治疗痈肿疮疡。

✓ 垂盆草30克 ＋ 虎杖15克 ＋ 茵陈10克

· 煎水服用，可利胆退黄，治疗黄疸型肝炎。

[人群宜忌]

[宜] 急性胆囊炎、黄疸型肝炎、急性肝炎患者；湿热泻痢者、跌打损伤、瘀血肿痛者；尿潴留患者。

[忌] 溪黄草性寒，脾胃虚寒者慎服。

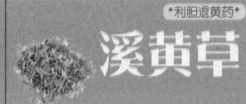

利胆退黄药

溪黄草

◎相宜搭配◎

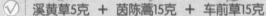

✓ 溪黄草5克 + 茵陈蒿15克 + 车前草15克

· 煎水服用，可清热利湿，治疗湿热黄疸。

✓ 溪黄草5克 + 红花10克 + 苏木20克

· 煎水服用，可活血化瘀，治疗跌打损伤、瘀血肿痛。

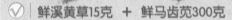

✓ 鲜溪黄草15克 + 鲜马齿苋300克

· 煎水服用，可解毒止痢，治疗湿热腹泻、痢疾。

[别名] 熊胆草、血风草、黄汁草、溪沟草、香茶菜、土黄连。

[选购保存] 置干燥处保存，防潮、防蛀。

[用量用法] 水煎服，3~5克，鲜品10~15克。外用适量。

[性味归经] 性寒，味苦。归肝、胆、大肠经。

[功效主治] 本品有清热利湿、退黄祛湿、凉血散瘀的作用，常常用于治疗急性黄疸型肝炎、急性胆囊炎、痢疾、肠炎、跌打瘀痛等病症。溪黄草的有效成分还对人宫颈癌细胞有显著的抑制作用。

[人群宜忌]

[宜] 风寒湿痹者；心腹冷痛者；脚气水肿者；阳痿、宫冷等症患者。

[忌] 阴虚及热证忌用。附子忌与瓜蒌、贝母、白蔹、半夏、白芨等同用。

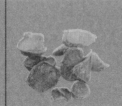

温里药

附子

◎相宜搭配◎

✓ 当归20克 + 附子(炮)20克

· 水煎服。每次服9克，空腹温服。治月经不调，小腹冷痛。

✓ 熟附子15克 + 姜3片

· 熟附子研为末，加姜3片，水煎服，温服。可治白浊。

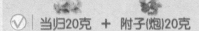

✓ 制附片10克 + 薏苡仁30克 + 粳米100克

· 煎水服用。用于风寒湿痹，关节疼痛，四肢拘挛。

[别名] 附片、黑顺片、盐附子、明附片、淡附片等。

[选购保存] 以片匀、内白色，半透明者为佳。置通风干燥处保存。

[用量用法] 内服：煎汤，3~6克；或入丸，散。外用：研末调敷。

[性味归经] 性热，味辛、甘；有毒。归心、肾、脾经。

[功效主治] 回阳救逆、补火助阳、散寒除湿。治阴盛格阳、大汗亡阳、吐利厥逆、心腹冷痛、脾虚冷痢、脚气水肿、小儿慢惊、风寒湿痹、拘挛、阳痿、宫冷、阴疽疮漏及一切沉寒痼冷之疾。

温里药

肉桂

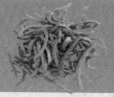

[人群宜忌]

[宜] 四肢冰冷、腹痛泄泻者；腰膝冷痛、闭经患者；脾胃虚弱、上热下寒者。

[忌] 阴虚火旺者忌服，孕妇慎服。

[别名] 牡桂、紫桂、大桂、辣桂、桂皮、玉桂。

[选购保存] 以未破碎、体重、外皮细、肉厚、断面色紫、油性大、香气浓厚、味甜辣者为佳。置阴凉干燥处，密闭保存。

[用量用法] 内服：煎汤，1.5~4.5克；或入丸、散。外用：研末调敷或浸酒涂擦。

[性味归经] 性热，味辛、甘。归肾、脾、心、肝经。

[功效主治] 补元阳、暖脾胃、除积冷、通血脉。治命门火衰、肢冷脉微、亡阳虚脱、腹痛泄泻、腰膝冷痛、经闭症瘕及上热下寒。

◎相宜搭配◎

✓ 肉桂15克 ＋ 附子15~20克 ＋ 杜仲10克

·煎水热服，肉桂、附子、杜仲三者合用，可治真寒腰痛，六脉弦紧，口舌青，阴囊缩，身战栗等症。

✓ 肉桂3克 ＋ 附子9克 ＋ 鸡蛋1个

·水煎肉桂、附子，去渣后，打入鸡蛋，熟后食蛋饮汁，1日2次。肉桂、附子、鸡蛋合用可治疗白带过多。

温里药

干姜

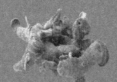

[人群宜忌]

[宜] 心腹冷痛者、吐泻者、肢冷脉微者、寒饮喘咳者、风寒湿痹者、阳虚者、吐衄者以及下血等症患者。

[忌] 阴虚内热、血热妄行者不宜服用。

[别名] 白姜、均姜、干生姜。

[选购保存] 以质坚实，外皮灰黄色、内灰白色、断面粉性足、少筋脉者为佳。置阴凉干燥处保存，防蛀。

[用量用法] 内服：煎汤服用，每次用量为1.5~6克。

[性味归经] 性热，味辛。归脾、胃、肺经。

[功效主治] 干姜具有温中散寒、回阳通脉、燥湿消痰、温肺化饮的功效。主治心腹冷痛、吐泻、肢冷脉微、寒饮喘咳、风寒湿痹、阳虚、吐衄、下血等症。

◎相宜搭配◎

✓ 干姜5克 ＋ 高良姜6克

·煎水服用，干姜与高良姜搭配使用，具有驱寒祛痛、暖胃温脾的功效，适用于脘腹冷痛者。

✓ 干姜3克 ＋ 附子10克 ＋ 炙甘草6克

·煎水服用，干姜、附子、炙甘草三者合用，可温阳散寒、回阳复脉，治疗阳气欲脱、四肢厥冷症。

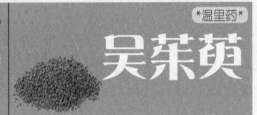

温里药

吴茱萸

[人群宜忌]

[宜] 呕逆吞酸、头痛吐泻、脘腹胀痛、腹痛泄泻、高血压、脚气、口疮溃疡、齿痛、湿疹、黄水疮等症患者。

[忌] 阴虚火旺者；孕妇。

◎相宜搭配◎

✅ 吴茱萸50克 ＋ 干姜20克

· 煎水服，二者均有温中散寒功效，治疗寒郁中焦，脘腹冷痛等证。干姜能温上焦，温肺经化饮止咳；吴茱萸还能温下焦，温肝以治寒疝腹痛，助肾阳以治寒泻，温营血以治经闭。

✅ 吴茱萸10克 ＋ 黄连6克 ＋ 生姜5克

· 三药均有止呕作用，然而吴茱萸温肝而治肝寒犯胃之呕苦，生姜能温中而治胃寒上逆之呕水。

[别名] 吴萸、左力。

[选购保存] 以身干、籽粒饱满、质坚实、色黄绿、香气浓郁者为佳。置于通风干燥处保存。

[用量用法] 内服：煎汤，1.5～6克；或入丸、散。外用：研末调敷或煎水洗。

[性味归经] 性温，味辛、苦。归肝、脾、胃、肾经。

[功效主治] 温中止痛、理气燥湿，治呕逆吞酸、厥阴头痛、脏寒吐泻、脘腹胀痛、经行腹痛、五更泄泻、高血压症、脚气、疝气、口疮溃疡、齿痛、湿疹、黄水疮。

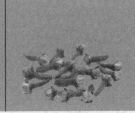

温里药

丁香

[人群宜忌]

[宜] 寒性胃痛者、反胃呃逆者、呕吐者宜食；口臭者宜食。

[忌] 胃热引起的呃逆或兼有口渴、口苦、口干者不宜食用；热性病及阴虚内热者忌食。

◎相宜搭配◎

✅ 丁香50克 ＋ 半夏（生用）50克

· 同研为细末，用姜汁和成丸状，如绿豆般大小。每次以姜汤送下二三十丸。丁香与半夏二者合用，可治小儿吐逆。

✅ 丁香25克 ＋ 桂枝50克

· 捣细，饭前服用，以热酒每次调用5克。丁香与桂心二者合用，可治久心痛不止。

[别名] 丁子香、雄丁香、公丁香。

[选购保存] 以个大、粗壮、鲜紫棕色、香气强烈、油多者为佳。置阴凉干燥处保存。

[用量用法] 内服，煎汤，1.5～5克；或入丸、散。外用：研末调敷。

[性味归经] 性温，味辛。归胃、肾经。

[功效主治] 温中暖肾、降逆。治呃逆、呕吐、反胃、泻痢、心腹冷痛、疝癖、疝气、癣疾，为治疗胃寒呃逆的重要药物。可配伍治疗消化不良、急性胃肠炎而有腹痛、冷厥、反胃、吐泻等。

温里药
小茴香

[人群宜忌]

[宜] 胃肠痉挛或肌肉挫伤、扭伤痛者；脘腹胀痛、食少吐泻者；痛经患者适宜服用。

[忌] 有实热、虚火者不宜服用。

[别名] 谷茴香、谷茴。

[选购保存] 以粒大饱满、色黄绿、香气浓的为佳。放鬃内或箱内盖紧，置阴凉干燥处保存，防潮、防蛀。

[用量用法] 多作为做菜的作料。多食小茴香会损伤视力，不宜短期大量使用。

[性味归经] 味辛，性温。归肾、膀胱、胃经。

[功效主治] 小茴香具有散寒止痛、理气和胃的功效。适用于寒疝腹痛、睾丸偏坠、痛经、少腹冷痛、脘腹胀痛、食少吐泻等症。

◎相宜搭配◎

✅ 小茴香16克 ＋ 胡椒10克

· 研末，酒糊为丸，每次服3～6克，温酒送下。本方散寒理气、止痛作用较强。用于疝气，小腹冷痛、胀满。

✅ 小茴香30克 ＋ 枳壳15克

· 微炒研末，每次服6克，温开水送下。小茴香配伍理气行滞的枳壳，共奏理气止痛之效。可用于治疗肝胃气滞，脘腹胁下胀痛等症。

温里药
花椒

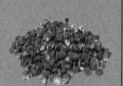

[人群宜忌]

[宜] 肠鸣便溏者以及哺乳期妇女断奶者、风湿性关节炎患者、蛔虫病腹痛患者、肾阳不足、小便频数者。

[忌] 阴虚火旺者或孕妇。

[别名] 香椒、川椒、红椒、红花椒、麻椒。

[选购保存] 以壳色红艳油润，粒大且均匀者为佳。花椒买回来后可以放冰箱-5℃保存。

[用量用法] 一般作为调味料食用，还可药用。

[性味归经] 性温，味辛。归脾、胃、肾经。

[功效主治] 花椒有芳香健胃、温中散寒、除湿止痛、杀虫解毒、止痒解腥之功效，对呕吐、风寒湿痹、齿痛等症有食疗作用。单服花椒水能去除寄生虫。

◎相宜搭配◎

✅ 花椒8克 ＋ 猪肉50克

· 炒食，花椒与猪肉共食，有助于营养物质的消化与吸收。

✅ 花椒5克 ＋ 鸡蛋1～2个

· 煮汤食用，花椒与鸡蛋搭配食用，可治疗虚寒腹痛。

✅ 花椒8克 ＋ 粳米50克

· 煮粥食用，花椒与粳米搭配食用，可辅助治疗牙痛。

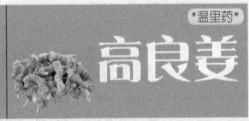

温里药

高良姜

[人群宜忌]

[宜] 脾胃中寒者、脘腹冷痛者、呕吐泄泻者、呃逆反胃者、食滞者、瘴疟患者以及冷癖等症患者。

[忌] 阴虚有热者忌服。

◎ **相宜搭配** ◎

✓ | 高良姜9克 + 五灵脂18克

· 共研为末。每服9克，醋汤调下。二者合用，可治胃痛。

✓ | 高良姜5克 + 香附10克 + 白芍10克

· 煎水服用，可温胃散寒、疏肝止痛，治疗虚寒胃痛。

✓ | 高良姜6克 + 党参15克 + 茯苓15克

· 煎水服用，三者合用，可治疗胃寒呃逆、清水上泛。

[别名] 膏凉姜、良姜、蛮姜、佛手根、小良姜、海良姜。

[选购保存] 以粗壮、坚实、红棕色、味香辣者为佳。置于干燥处保存。

[用量用法] 内服：煎汤，3~6克；或入丸、散。

[性味归经] 性温，味辛。归脾、胃经。

[功效主治] 高良姜具有温胃、祛风、散寒、行气、止痛的功效。主治脾胃中寒、脘腹冷痛、呕吐泄泻、呃逆反胃、食滞、瘴疟、冷癖等症。高良姜是散寒祛风的佳品。

温里药

胡椒

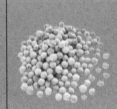

[人群宜忌]

[宜] 心腹冷痛、泄泻冷痢、食欲不振者，或胃寒反胃、呕吐清水、朝食暮吐者。

[忌] 消化道溃疡、咳嗽咯血、痔疮、喉咙炎症、眼疾患者。

◎ **搭配宜忌** ◎

✓ | 胡椒8克 + 牛肉100克

· 炒食或煮汤食用，胡椒与牛肉同食，可驱寒补血。

✓ | 胡椒8克 + 猪肝80克

· 炒食或煮汤食用，胡椒与猪肝同食，可改善血液循环。

✗ | 胡椒 + 酒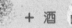

· 胡椒与酒搭配食用，会导致肠胃炎。

[别名] 古月、黑川、百川。

[选购保存] 黑胡椒以粒大、饱满、色黑、皮皱、气味强烈者为佳。白胡椒以粒大、个圆、坚实、色白、气味强烈者为佳。置干燥处保存。

[用量用法] 内服：煎汤，2.5~5克；或入丸、散。外用：研末调敷或置膏药内贴之。

[性味归经] 性热，味辛。归胃、脾、大肠经。

[功效主治] 胡椒能温中、下气、消痰、解毒，对寒痰食积、脘腹冷痛、反胃、呕吐清水、泄泻、冷痢等有食疗作用。

理气药
陈皮

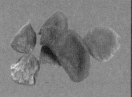

[人群宜忌]
[宜] 肺虚久咳气喘、咳痰者；湿浊阻中之胸闷腹胀、便溏、食欲不振者；病后产后体质虚弱者，抵抗力差易感冒者。

[忌] 气虚、阴虚燥咳者不宜食用，出血症患者忌食，吐血症患者慎服，且不适合单味使用。

[别名] 川橘。

[选购保存] 选择完整、干燥的陈皮为宜。置于通风干燥处保存。

[用量用法] 煎服或泡茶。用量5~15克。

[性味归经] 性温，味苦、辛。归脾、胃、肺经。

[功效主治] 陈皮具有理气健脾，调中，燥湿，化痰的功效。主要用于治疗脾胃气滞之脘腹胀满或疼痛、消化不良；湿浊阻中之胸闷腹胀、纳呆便溏；痰湿壅肺之咳嗽气喘等病症；此外，还能兴奋心脏，能增强心肌收缩力、扩张冠状动脉、升高血压、抗休克。陈皮挥发油能抗过敏、松弛气管平滑肌，对过敏性哮喘有一定的疗效。

◎相宜搭配◎

✅ 陈皮10克 + 鸭肉200克 + 生姜10克

· 搭配青萝卜炖汤服用，可补肺止咳理气化痰。

✅ 陈皮10克 + 鲫鱼50克 + 大米100克

· 熬粥食用，陈皮、鲫鱼、大米三者搭配食用，可理气健脾，开胃消食。

理气药
青皮

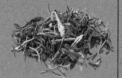

[人群宜忌]
[宜] 胸胁胃脘疼痛者、疝气者、食积者、乳肿者以及乳核等症患者。

[忌] 本品性烈耗气，气虚者慎用。孕妇忌用。

[别名] 青橘皮、青柑皮。

[选购保存] 以个匀、质硬、体重、肉厚、瓤小、香气浓者为佳。置干燥处保存。

[用量用法] 水煎服。每次用量为5~10克。

[性味归经] 性微温，味苦、辛。归肝、胆、胃经。

[功效主治] 青皮具有疏肝破气、散结消痰的功效。主治胸胁胃脘疼痛、疝气、食积、乳肿、乳核等症。健胃作用与陈皮相同，但行气、化滞的效力较陈皮强，具有一定的发汗散寒作用。

◎相宜搭配◎

✅ 青皮25克 + 元胡15克 + 甘草5克

· 加大枣三个，水煎服，治心胃久痛不愈者。

✅ 青皮10克 + 猪蹄500克 + 通草10克

· 炖汤食用，可行气通乳，治疗产后缺乳症。

✅ 青皮8克 + 蒲公英30克 + 瓜蒌皮15克

· 煎水服用，可解毒散结、消肿排脓，治疗急性乳腺炎。

理气药 枳实

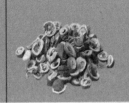

[人群宜忌]

[宜] 胸腹胀满、胸痹、痞痛、痰癖、水肿、食积、便秘、胃下垂、子宫下垂、脱肛等病症患者。

[忌] 脾胃虚弱及孕妇慎服。

◎相宜搭配◎

✓ 枳实50克 + 白芍（炒）25克 + 川芎25克

· 配伍25克人参，共研为末，每次取6克，以酒调服。

✓ 枳实10克 + 大黄3克 + 厚朴12克

· 煎水服用，治疗食积气滞，腹胀便秘。

✓ 枳实10克 + 木香8克 + 砂仁10克

· 煎水服用，治疗腹胀食少、消化不良症状。

[别名] 川枳实、江枳实。

[选购保存] 以个均匀、色绿、香气浓者为佳。置阴凉干燥处保存，防蛀、防霉。

[用量用法] 内服：水煎，3~10克；或入丸、散。外用：适量，研末调涂；或炒热熨。

[性味归经] 性寒，味苦。归脾、胃、肝、心经。

[功效主治] 枳实常用于治疗胃肠食积，有破气散痞、泻痰消积的功效，主要治疗胸腹胀满、胸痹、痞痛、痰癖、水肿、食积、便秘、胃下垂、子宫下垂、脱肛等病症。

理气药 木香

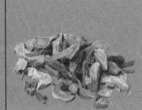

[人群宜忌]

[宜] 脾胃气滞之脘腹胀满者；脘腹疼痛者；嗳气、恶心呕吐者；痰湿壅肺之咳嗽气喘者等；食积不消、不思饮食者。

[忌] 内有燥热者不宜用木香，阴虚血热者一般忌用。

◎相宜搭配◎

✓ 木香10克 + 乳香10克 + 没药12克

· 水煎服，木香、乳香、没药三者合用，可治内钓腹痛。

✓ 木香6克 + 川楝子15克 + 小茴香5克

· 配伍淡吴茱萸10克，水煎服，可治疗寒疝，以及偏坠小肠疝痛。

[别名] 云木香、广木香。

[选购保存] 以身干、质坚实、香气浓、油多者为佳。按等级分装于袋内或箱内，置阴凉、干燥、通风处保存，防潮、防霉变、防虫蛀。

[用量用法] 内服：煎汤，3~10克；或入丸、散。

[性味归经] 味辛、苦，性温。归脾、胃、肝、大肠经。

[功效主治] 木香具有行气止痛、健脾消食的功效。用于胸脘胀痛、泻痢后重、食积不消、不思饮食，尤其善行胃肠之气而止痛，兼有健脾消食之功，凡脾胃大肠气滞所致诸证常用本品。

理气药
香附

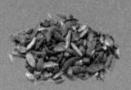

[人群宜忌]

[宜] 肝郁气滞者；胸、胁、脘腹胀痛者；消化不良者；胸脘痞闷者；寒疝腹痛者；乳房胀痛者；月经不调患者；崩漏带下患者；经闭痛经患者；胎动不安患者。

[忌] 凡气虚无滞、阴虚血热者忌服。

[别名] 雀头香、莎草根、香附子、雷公头、香附米。

[选购保存] 以个大、色棕褐、质坚实、香气浓者为佳。置阴凉干燥处保存，防蛀。

[用量用法] 煎汤，7.5~15克；或入丸、散。

[性味归经] 性平，味辛、微苦甘。归肝、三焦经。

[功效主治] 香附气香行散，可升可降，具有理气解郁、调经止痛的功效，主治肝郁气滞，胸胁痞满，脘腹胀痛，疝气疼痛，月经不调，经行腹痛，闭经，崩漏带下，胎动不安等病症。用于肝郁气滞，胸、胁、脘腹胀痛，消化不良，胸脘痞闷，寒疝腹痛，乳房胀痛，月经不调，经闭痛经。

◎相宜搭配◎

✓ 炒香附20克 + 姜黄30克

· 共研细末，每日服三次，每次服10克。可治跌打损伤。

✓ 香附子（炒）200克 + 川芎100克

· 上为末，以茶调服。可治偏正头痛。

理气药
乌药

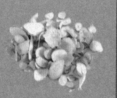

[人群宜忌]

[宜] 由气滞、气逆引起的腹部痛证者；宿食不消者；反胃吐食者；寒疝者；脚气患者；小便频数等患者。

[忌] 气虚、内热者忌服；孕妇及体虚者慎服。

[别名] 台乌、香桂樟、白叶柴。

[选购保存] 以平整不卷、色淡、无黑斑、不破碎者为佳。置于阴凉干燥处保存，防潮、防蛀。

[用量用法] 煎服或外用。用量10~30克。

[性味归经] 性温，味辛。归肺、脾、肾、膀胱经。

[功效主治] 乌药具有顺气、开郁、散寒、止痛的功效。治胸腹胀痛、宿食不消、反胃吐食、寒疝、脚气、小便频数。现代广泛用于由气滞、气逆引起的腹部痛证。尤以治下腹胀痛效果更佳。

◎相宜搭配◎

✓ 乌药50克 + 威灵仙15克

· 水煎服用，乌药与威灵仙二者配伍使用，可以治疗跌打损伤(尤其适宜背部伤)。

✓ 乌药9克 + 香附9克 + 当归9克

· 乌药、香附、当归配伍川芎（俱酒炒）9克，水煎服，可治产后血气不和、腹胀痛。

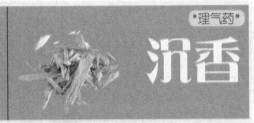

沉香

理气药

[人群宜忌]

[宜] 脘腹胀闷冷痛，胃寒呕吐呃逆，大肠虚秘，小便气淋，腰膝骨节冷痛，肾虚喘息，精冷等病症患者。

[忌] 阴亏火旺、气虚下陷者慎服。

◎相宜搭配◎

 沉香3克 + 枳壳15克 + 萝卜子50克

· 加姜三片，水煎服，可治腹胀气喘、坐卧不安等症。

 沉香3克 + 乌药3克 + 木香5克

· 研成粉末，每次服用5克，治疗阴寒腹痛。

 沉香2克 + 苏子12克 + 半夏10克

· 煎水服用，治疗上盛下虚之痰饮喘嗽。

[别名] 琼脂、白木香、莞香。

[选购保存] 以质地坚硬、沉重，香气浓郁者为佳。置干燥处保存。

[用量用法] 内服：煎汤，1~3克，宜后下；磨汁冲服或入丸、散，每次0.5~1克。

[性味归经] 性温，味苦。归肺、脾、肾经。

[功效主治] 沉香具有行气温中降逆，暖肾纳气平喘的功效，主治脘腹胀闷冷痛，胃寒呕吐呃逆，大肠虚秘，小便气淋，腰膝骨节冷痛，肾虚喘息，寒疝奔豚，精冷等病症。

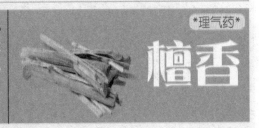

檀香

理气药

[人群宜忌]

[宜] 由气滞而致的胸腹疼痛者，包括胃寒引起的痉挛性疼痛、小腹虚寒疝痛以及心绞痛患者适宜服用。

[忌] 阴虚火盛、有咯血、咳嗽者，勿用之。

◎相宜搭配◎

 檀香3克 + 白豆蔻10克 + 砂仁6克

· 檀香、白豆蔻、砂仁配伍丁香5克，煎水服用，可治疗寒凝气滞，胸腹冷痛。

 檀香5克 + 延胡索10克 + 高良姜6克

· 煎水服用，檀香、延胡索、高良姜三者合用，可以治疗寒凝气滞之胸痹绞痛。

[别名] 站檀、白檀香、黄檀香、真檀、裕香。

[选购保存] 以色黄、质坚而致密、油性大、香味浓厚者为佳。置阴凉干燥处保存。

[用量用法] 水煎服，每次用量为2~5克。

[性味归经] 性温，味辛。归脾、胃、心、肺经。

[功效主治] 檀香具有理气和胃的功效，可治心腹疼痛、噎膈呕吐、胸膈不舒等症。其主要作用之一为健胃，用于治疗由气滞而致的胸腹疼痛，包括胃寒引起的痉挛性疼痛、小腹虚寒疝痛以及心绞痛。

理气药
川楝子

[人群宜忌]

[宜] 肝气郁滞、肝胆火盛所致的腹痛、胁痛等症患者；急性乳腺炎患者；头癣患者；耳有恶疮患者；大小便不通者；虫积腹痛者宜服。

[忌] 脾胃虚寒者不宜服用。

[别名] 楝实、练实、金铃子、仁枣、苦楝子。

[选购保存] 以表面金黄色、肉黄白色、厚而松软者为佳。置通风干燥处保存，防蛀。

[用量用法] 内服：煎汤，7.5～15克；或入丸、散。外用：研末调敷。

[性味归经] 性寒，味苦。归肝、小肠、膀胱经。

[功效主治] 除湿热、清肝火、止痛、杀虫。治热厥心痛、胁痛、疝痛、虫积腹痛。在临床上是治疗各种热性腹痛的常用药。由于镇痛效果良好，用于治疗肝气郁滞、肝胆火盛所致的腹痛、胁痛。

◎相宜搭配◎

✅ 川楝子9克 + 小茴香1克 + 木香3克

· 川楝子、小茴香、木香配伍淡吴茱萸3克，水煎服用，可治寒疝以及偏坠、小肠庙痛。

✅ 川楝子肉10克 + 川芎10克

· 研末，制成猪胆汁丸。川楝子与川芎合用，治小儿五疳。

理气药
佛手

[人群宜忌]

[宜] 脾虚气滞所致的食欲不振、食积腹胀、消化不良患者；乳腺增生、乳房胀痛者；高血压、冠心病患者等。

[忌] 阴虚血燥、气无郁滞者慎服。

[别名] 五指柑、佛手柑、佛手片、蜜罗柑、福寿柑、手橘。

[选购保存] 以质硬而脆、干燥者为佳。置阴凉干燥处保存，防霉、防蛀。

[用量用法] 水煎服。每次用量为10～30克。

[性味归经] 性温，味辛。归肝、脾、胃经。

[功效主治] 佛手芳香行散，具有舒肝理气、和中止痛、化痰止咳的功效，主要用于治疗肝郁气滞、胸闷胁痛、肝胃不和、脘痛胀痛、嗳气呕吐、泻痢后重、咳嗽痰多等常见病症。

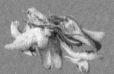

◎相宜搭配◎

✅ 胡萝卜100克 + 佛手瓜75克 + 马蹄35克

· 炖汤服用，胡萝卜、佛手瓜、马蹄三者合用，具有行气止痛、疏肝和胃的功效。此品适用于脾虚气滞、食积腹胀等患者食用。

✅ 老鸭250克 + 佛手瓜100克 + 山楂10克

· 以上材料配伍枸杞子10克，炖汤服用，可益气补虚。

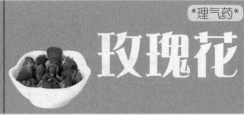

理气药

玫瑰花

[人群宜忌]

[宜] 肝胃气痛，新久风痹，吐血咯血，月经不调，赤白带下，乳痈肿毒等患者；皮肤粗糙、贫血患者、体质虚弱者。

[忌] 阴虚有火者勿服。

◎ 相宜搭配 ◎

✅ **玫瑰花6克 ＋ 香附6克**

· 煎服，玫瑰花与香附合用，可治气滞、胸胁胀闷作痛。

✅ **玫瑰花9克 ＋ 红花、当归各6克**

· 水煎去渣，热黄酒冲服。可治急、慢性风湿痛。

✅ **玫瑰花根9克 ＋ 鸡冠花10克**

· 水煎去渣，加红糖服。可治疗月经过多。

[别名] 徘徊花、湖花、刺玫花。

[选购保存] 以朵大、瓣厚、色紫、鲜艳、香气浓者为佳。置阴凉干燥处，密闭保存，防潮。

[用量用法] 煎服、浸酒或熬膏。用量1.5~6克。

[性味归经] 性温，味甘、微苦。归肝、脾经。

[功效主治] 利气、行血，治风痹，散疲止痛。可用于妇女月经过多，赤白带下以及肠炎、肠红半截出血等。理气解郁、和血散瘀。主治肝胃气痛，新久风痹，吐血咯血，月经不调，赤白带下，乳痈肿毒。

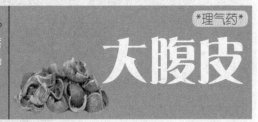

理气药

大腹皮

[人群宜忌]

[宜] 慢性肝炎患者；消化不良者；脘腹痞胀且大便不爽者；脘腹痞胀、脚气、水肿患者适宜服用。

[忌] 气虚体弱者慎服。

◎ 相宜搭配 ◎

 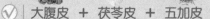

✅ **大腹皮 ＋ 茯苓皮 ＋ 五加皮**

· 水煎服，治疗水湿外溢、皮肤水肿、小便不利等症。

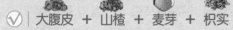

✅ **大腹皮 ＋ 山楂 ＋ 麦芽 ＋ 枳实**

· 水煎服，治食积气滞之脘腹痞胀，嗳气吞酸、大便秘结等症。

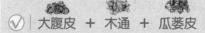

✅ **大腹皮 ＋ 木通 ＋ 瓜蒌皮**

· 水煎服，治脚气肿痛、二便不通等症。

[别名] 槟榔皮、大腹毛、茯毛、槟榔衣、大腹绒。

[选购保存] 以色黄白、质柔韧、无杂质者为佳。置于干燥处保存。

[用量用法] 内服：煎汤，5~10克；或入丸、散。外用：适量，煎水洗；或研末调敷。

[性味归经] 性微温，味辛。归脾、胃、大肠、小肠经。

[功效主治] 下气宽中、行水。治脘腹痞胀、脚气、水肿。临床上用于治疗脘腹胀且大便不爽，常见于慢性肝炎、消化不良。用本品能下气、消胀、散滞。

理气药

柿蒂

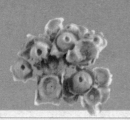

[人群宜忌]

[宜] 一般人均可服用，尤其适宜胸满呃逆者服用。

[忌] 患有慢性胃炎、排空延缓、消化不良等胃动力功能低下者；糖尿病人、脾胃泄泻、便溏、体弱多病、产后、外感风寒者不宜服用。

[别名] 柿钱、柿丁、柿子把、柿萼。

[选购保存] 以红棕色、质厚、味涩、表面带柿霜者为佳。置通风干燥处保存。

[用量用法] 内服：煎汤，每次用量为6~12克，或入散剂。用药适量。

[性味归经] 味苦，性平。归胃经。

[功效主治] 柿蒂具有降逆止呕的作用。主要用于治疗胸满呃逆等病症，还可治疗小儿百日咳。现代医学研究证明，柿蒂具有抗心律失常作用，还具有镇静作用以及一定的抗生育作用。

◎搭配宜忌◎

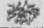

✓ 丁香10粒 ＋ 柿蒂15个

· 水煎服用，去滓热服。丁香与柿蒂二者合用，可以治疗咳逆等症。

✗ 柿蒂 ＋ 鹅肉

· 会引起腹痛、呕吐、腹泻等症状。因此，应避免同食。

理气药

荔枝核

[人群宜忌]

[宜] 疝气痛者、睾丸肿痛者、胃脘痛者、痛经及产后腹痛等病症患者；肝炎患者。

[忌] 无寒湿滞气者勿服。

[别名] 荔仁、枝核、荔核、大荔核。

[选购保存] 以粒大、饱满者为佳。置干燥处保存。

[用量用法] 内服：煎汤，6~10克；研末，1.5~3克；或入丸、散。外用：适量，研末调敷。

[性味归经] 性温，味辛、微苦。归肝、胃经。

[功效主治] 荔枝核具有理气止痛、祛寒散滞的功效。常用于治疗疝气痛、睾丸肿痛、胃脘痛、痛经及产后腹痛等病症。现代科学证明，荔枝核水提取物对乙型肝炎病毒表面抗原有抑制作用。

◎相宜搭配◎

✓ 荔枝核12克 ＋ 枳壳8克 ＋ 小茴香4.5克

· 煎服，荔枝核、枳壳、小茴香三者合用，治男子疝痛。

✓ 荔枝核(烧存性)25克 ＋ 香附子50克

· 上为末。每服10克，盐酒送下。可治血气刺痛。

✓ 荔枝核5克 ＋ 木香4克

· 为末。每服5克，清汤调服。治心腹胃脘久痛，屡触屡发者。

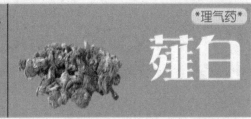

理气药

薤白

[人群宜忌]

[宜] 胸痹心痛彻背、胸脘痞闷、咳喘痰多、脘腹疼痛、泻痢后重、白带、疮疖痈肿等病症患者。

[忌] 气虚者慎服；阴虚发热者不宜食。

◎相宜搭配◎

✓ 薤白10克 + 桂枝10克 + 半夏5克

· 水煎去渣，黄酒冲服，每日两次。可治胸痹心痛。

✓ 薤白10~15克（鲜者30~45克）+ 粳米100克

· 煮粥食用。适用于冠心病，老年人慢性肠炎、菌痢。

✓ 薤白9克 + 木瓜20克 + 辛夷10克

· 水煎服，宣通鼻窍，可治鼻渊。

[别名] 在头菜子、野蒜、小独蒜、小蒜、宅蒜、薤白头。

[选购保存] 以个大、质坚、饱满、黄白色、半透明、不带花茎者为佳。置于阴凉干燥处存放。

[用量用法] 内服：煎汤，5~10克，鲜品30~60克；或入丸、散，亦可煮粥食。

[性味归经] 性温，味辛、苦。归肺、心、胃、大肠经。

[功效主治] 薤白具有通阳散结、行气导滞的功效。主治胸痹心痛彻背、胸脘痞闷、咳喘痰多、脘腹疼痛、泻痢后重、白带、疮疖痈肿。

消食药

山楂

[人群宜忌]

[宜] 食欲不振、食积腹胀者；慢性萎缩性胃炎患者；高血压患者；高血脂患者；阴虚干咳咯血者。

[忌] 脾胃虚弱者、孕妇、哺乳期妇女。

◎相宜搭配◎

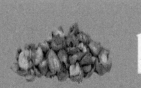

✓ 猪肚300克 + 麦芽20克 + 山楂10克

· 配伍陈皮3克，炖汤服用，可消食化积、健脾醒胃。

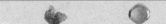

✓ 银耳15克 + 山楂片少许 + 大米100克

· 银耳、山楂、大米三者熬粥，常服可滋阴美容、降压降脂。

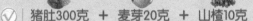

✓ 山楂30克 + 香附15克

· 浓煎顿服，每日2次。山楂与香附合用，可治产后腹痛。

[别名] 映山红果、酸查。

[选购保存] 以个大、皮红、肉厚者为佳。置通风干燥处保存，防蛀。

[用量用法] 水煎服用。每次用量为10~15克，大剂量可用至30克。

[性味归经] 性微温，味酸、甘。归脾、胃、肝经。

[功效主治] 山楂是消食健胃的佳品，具有消食化积、行气散瘀的功效。主要用于治疗肉食积滞、胃脘胀满、泻痢腹痛、瘀血经闭、产后瘀阻、心腹刺痛、疝气疼痛、高脂血症等病症。

消食药 神曲

[人群宜忌]

[宜] 脾胃虚弱腹胀食积者；需回乳的哺乳妇女；小儿疳积患者；消化不良患者；厌食者。

[忌] 手足心热、食欲不振、大便干结者；哺乳期妇女。

[别名] 六神曲。

[选购保存] 以陈久、无虫蛀者为佳。应置通风干燥处保存，防潮、防蛀。

[用量用法] 煎服或入丸、散剂。用量5~15克。

[性味归经] 性温，味甘、辛。归脾、胃经。

[功效主治] 神曲具有健脾和胃、消食调中的功效，主治饮食停滞、胸痞腹胀、呕吐泻痢、产后瘀血腹痛、小儿腹大、坚积等病症。用于健脾，治脾胃泄泻。

◎相宜搭配◎

✅ 神曲10克 ＋ 山楂10克 ＋ 淮山片20克

· 与100克大米熬粥服用，可健胃消食、健脾益气。

✅ 神曲10克 ＋ 木香5克 ＋ 厚朴10克

· 神曲、木香、厚朴三者泡茶饮用，可行气除胀、消食化积。

✅ 神曲（微炒）50克 ＋ 吴茱萸50克

· 以酸米醋为丸，如梧桐子大。每服50~100丸，饭前米饮汤下。治暴泄。

消食药 麦芽

[人群宜忌]

[宜] 脾胃气虚所致的神疲乏力、食欲不振、食积腹胀者；慢性萎缩性胃炎患者；小儿营养不良者；体质虚弱消瘦者。

[忌] 哺乳期妇女。

[别名] 大麦蘖、麦蘖、大麦毛、大麦芽。

[选购保存] 以色黄、粒大、饱满、芽完整者为佳。置通风干燥处保存。

[用量用法] 水煎服。每次用量为10~30克。

[性味归经] 性微温，味甘。归脾、胃经。

[功效主治] 麦芽是疏肝醒脾、退乳的常用药，具有消食、和中、下气的功效。主治食积不消、脘腹胀满、食欲不振、呕吐泄泻、乳胀不消。临床上应用可健胃，治一般的消化不良。

◎相宜搭配◎

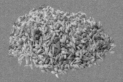

✅ 麦芽20克 ＋ 山药15克 ＋ 神曲10克

· 炖汤服用，可疏肝醒脾、退乳除胀。

✅ 炒麦芽30克 ＋ 淮山30克 ＋ 牛肉150克

· 搭配牛肚100克，炖汤服用，可健脾益气、消食化积。

✅ 生麦芽30克 ＋ 大黄（酒蒸）12克

· 加水煎服，每日1服，每日2次。生麦芽与大黄合用，能清热退黄开胃，治疗黄疸症。

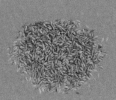

消食药
谷芽

[人群宜忌]

[宜] 食积不消者，腹胀口臭者，脾胃虚弱者，不饥食少者以及积滞不消等病症患者适宜服用。

[忌] 胃下垂者不宜服用。

◎相宜搭配◎

✅ 炒谷芽30克 ＋ 砂仁6克 ＋ 白术10克

· 以上材料配伍炙甘草5克煎水服用。谷芽、砂仁、白术都是健胃的好帮手，与具有调和五脏作用的甘草合用，可治疗脾虚食少等症。

✅ 炒谷芽30克 ＋ 炒麦芽30克 ＋ 山楂8克

· 煎水服用，谷芽、麦芽、山楂三者合用，可治疗消化不良、食积腹胀等症。

[别名] 蘖米、谷蘖、稻蘖、稻芽。

[选购保存] 以粒饱满、均匀、色黄、无杂质者为佳。置通风干燥处保存。

[用量用法] 内服：煎汤，10~15克，大剂量30克；或研末。

[性味归经] 性温，味甘。归脾、胃经。

[功效主治] 谷芽具有消食和中，健脾开胃的功效。用于食积不消，腹胀口臭，脾胃虚弱，不饥食少。炒谷芽偏于消食，用于不饥食少。焦谷芽善化积滞，用于积滞不消。

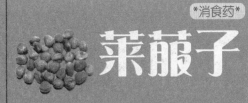

消食药
莱菔子

[人群宜忌]

[宜] 饮食停滞，脘腹胀痛，大便秘结，积滞泻痢，痰壅喘咳等病症患者。

[忌] 本品辛散耗气，故气虚及无食积、痰滞者慎用。

◎搭配宜忌◎

  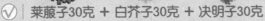

✅ 莱菔子30克 ＋ 白芥子30克 ＋ 决明子30克

· 水煎，分早、晚2次服，30天为1个疗程。可治高脂血症。

✅ 莱菔子25克 ＋ 白芍药15克 ＋ 大黄5克

· 莱菔子、白芍、大黄三者煎服，治痢疾有积，后重不通。

 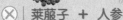

❌ 莱菔子 ＋ 人参

· 莱菔子与人参药性相反，同时食用会降低药效。

[别名] 萝卜子、萝白子、菜头子。

[选购保存] 以粒大、饱满、坚实、色红棕、无杂质者为佳。

[用量用法] 煎服，6~10克。生用吐风痰，炒用消食下气化痰。

[性味归经] 性平，味辛、甘。归肺、脾、胃经。

[功效主治] 莱菔子可消食除胀，降气化痰。用于饮食停滞，脘腹胀痛，大便秘结，积滞泻痢，痰壅喘咳。现代医学证明，莱菔子还有抗菌、祛痰、镇咳、平喘、改善排尿功能及降低胆固醇、防止动脉硬化等作用。

消食药

鸡内金

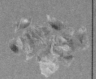

[人群宜忌]

[宜] 脾胃气虚引起的食积腹胀、食欲不振、消化不良者；胃痛患者；糖尿病、高血压患者；结石病患者。

[忌] 肾阴亏虚者慎服。

[别名] 肫皮、鸡黄皮、鸡食皮、鸡中金、化骨胆。

[选购保存] 以干燥、完整、个大、色黄者为佳。置通风干燥处保存。

[用量用法] 煎服，8~10克；研末服，每次1.5~8克。研末用效果比煎剂好。

[性味归经] 性平，味甘。归脾、胃、小肠、膀胱经。

[功效主治] 鸡内金的主要作用为消食积、止泻痢、遗溺，还有强壮、滋养、收敛的作用。主治食积胀满、呕吐反胃、泻痢、疳积、消渴、遗溺、喉痹乳蛾、牙疳口疮等症。

◎相宜搭配◎

✅ 鸡内金粉10克 + 核桃10个 + 海金沙15克

· 配伍粳米100克，熬粥服用，可利尿排石、和胃消食。

✅ 鸡内金5克 + 大米50克

· 煮粥服食，每日1剂，连续3~5天。可健胃消食、固精止遗。

✅ 鸡内金3克 + 蜂蜜10克

· 开水冲服，早晚饭前各一杯。可治疗胃炎。

活血化瘀药

川芎

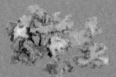

[人群宜忌]

[宜] 月经不调、闭经痛经、腹痛、胸胁刺痛、头痛、风湿痹痛等症患者。

[忌] 阴虚火旺、上盛下虚、气弱者；月经过多、出血性疾病。

[别名] 山鞠穷、雀脑芎、京芎、贯芎、抚芎、台芎、西芎。

[选购保存] 以个大、质坚实、断面色黄白、油性大、气浓香者为佳。置阴凉干燥处保存，防蛀。

[用量用法] 内服：煎汤，3~10克；研末，每次1~1.5克。

[性味归经] 性温，味辛。归肝、胆、心包经。

[功效主治] 川芎可行气开郁、祛风燥湿、活血止痛。治风冷头痛眩晕、寒痹筋挛、产后瘀阻腹痛、痈疽疮疡。用于月经不调、闭经痛经、腹痛、胸胁刺痛、肿痛、头痛、风湿痹痛。

◎相宜搭配◎

✅ 当归50克 + 川芎25克 + 荆芥穗10克

· 水煎服，当归、川芎、荆芥穗三者合用，治产后血晕。

✅ 川芎5克 + 茶叶10克

· 水煎服，食前热服。川芎与茶叶合用，治疗风热头痛。

✅ 川芎10克 + 薄荷10克 + 芒硝10克

· 研末，以少许吹入鼻中。治小儿脑热，好闭目，太阳痛或目赤肿。

[人群宜忌]

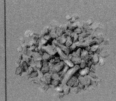

活血化瘀药

丹参

[宜] 月经过多、月经不调者、痛经；产后瘀血腹痛、恶露不尽者；慢性肝炎、肝硬化患者；心脑血管疾病患者。

[忌] 出血不停的人慎用。

◎相宜搭配◎

✅ 丹参8克 + 灵芝10克 + 桃仁8克

· 搭配大米50克，熬粥服用，可活血通络、益气补虚。

  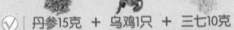

✅ 丹参15克 + 乌鸡1只 + 三七10克

· 加入适量姜片，炖汤服用，可保肝护心、活血化瘀。

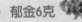

✅ 丹参15克 + 郁金6克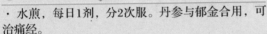

· 水煎，每日1剂，分2次服。丹参与郁金合用，可治痛经。

[别名] 紫丹参、山红萝卜、活血根、靠山红、大红袍。

[选购保存] 以条粗、内紫黑色，有菊花状白点者为佳。置于干燥处保存，防霉、防蛀。

[用量用法] 每日5~15克。煎汤，浸酒，泡茶。

[性味归经] 性微温，味苦。归心、肝经。

[功效主治] 丹参具有活血祛瘀、安神宁心、排脓、止痛的功效。主要用于治疗心绞痛、月经不调、痛经、经闭、血崩带下、瘀血腹痛、骨节疼痛、惊悸不眠、恶疮肿毒等病症。

[人群宜忌]

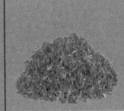

活血化瘀药

红花

[宜] 月经不调；血瘀型心绞痛、心肌梗死、动脉硬化患者；血瘀体质者；产后腹痛者；产后恶露不尽；冠心病患者。

[忌] 孕妇忌服。

◎相宜搭配◎

✅ 五灵脂10克 + 红花6克 + 鱿鱼200克

· 烹调服用，三者合用，可活血化瘀、调经止痛。

✅ 红花8克 + 桃仁6克 + 鸡蛋2个

· 加适量姜片，蒸煮服用，可活血通经、祛瘀止痛。

✅ 红花8克 + 川芎6克 + 丹参8克

· 煎水服用，红花、川芎、丹参三者合用，可治冠心病。

[别名] 红蓝花、刺红花、草红花。

[选购保存] 以花片长、色鲜红、质柔软者为佳。置于干燥处保存，防潮、防霉。

[用量用法] 内服：煎汤，3~10克。养血和血宜少用，活血祛瘀宜多用。

[性味归经] 性温，味辛。归心、肝经。

[功效主治] 红花具有活血通经、去瘀止痛的功效。主治闭经、症瘕、难产、死胎、产后恶露不尽、瘀血作痛、痈肿、跌扑损伤。红花还用于眼科，主要为清热消炎，可治目赤红肿。

活血化瘀药
桃仁

[人群宜忌]

[宜] 一般人群均可使用。尤其是高血糖、糖尿病患者；闭经患者；血燥便秘等患者。

[忌] 孕妇忌服。血燥虚者慎之。

[别名] 扁桃仁、大桃仁。

[选购保存] 以颗粒均匀、饱满、整齐、不破碎者为佳。置于阴凉干燥处保存，防蛀、防泛油。

[用量用法] 煎服。用量4.5~9克。

[性味归经] 性平，味苦、甘。归心、肝、大肠经。

[功效主治] 桃仁可破血行瘀、润燥滑肠，主治闭经、症瘕、热病蓄血、风痹、疟疾、跌打损伤、瘀血肿痛、血燥便秘。治跌打损伤而致的瘀血滞留作痛，一般配红花、当归、桑枝、赤芍等。

◎相宜搭配◎

✓ 桃仁9克(去皮、尖) + 藕1块

· 水煎服，桃仁具有破血行瘀的功效，藕具有补益脾胃的功效，二者合用可益血生肌、破血行瘀。治疗妇女产后血闭。

✓ 桃仁(焙)9克 + 红花9克 + 当归(洗焙)9克

· 配伍杜牛膝9克，共研为末，每服9克，饭前温酒调下。治血闭不通，五心烦热。

活血化瘀药
益母草

[人群宜忌]

[宜] 月经不调、痛经等妇科疾病患者；产后血晕、崩漏、尿血、便血、痈肿疮疡者。

[忌] 孕妇禁用。无瘀滞及阴虚血少者忌用。

[别名] 益母、坤草、益母艾、红花艾、月母草。

[选购保存] 以质嫩、叶多、色灰绿者为佳。置干燥处保存。

[用量用法] 10~30克，煎服；鲜品12~40克。或熬膏，入丸剂、外用适量捣敷或煎汤外敷。

[性味归经] 性凉，味辛、苦。归心、肝、膀胱经。

[功效主治] 益母草是活血调经的妇科良药，可活血祛瘀、调经、利水。主治月经不调、难产、胞衣不下、产后血晕、瘀血腹痛及瘀血所致的崩中漏下、尿血、便血、痈肿疮疡。

◎相宜搭配◎

✓ 鸡蛋3个 + 益母草30克 + 桑寄生30克

· 煮汤。除去汤中药材，吃蛋饮汤。鸡蛋、益母草、桑寄生三者合用，可以补肝养血，妇女在经前、经后饮用，效果更佳。

✓ 益母草50克 + 苏木9克 + 桃仁9克

· 水煎30分钟，去渣取汁，再将药汁与100克黑豆加水适量煮熟后，再放入粳米和水煮粥，粥烂时，加入红糖少许调服。

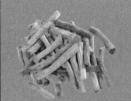

活血化瘀药

牛膝

[**人群宜忌**]

[宜] 产后缺乳、筋骨无力、下肢痿软、风湿性关节炎、难产、痛风、中风偏瘫、坐骨神经痛者。

[忌] 中气下陷、脾虚泄泻者；孕妇。

◎相宜搭配◎

✓ | 牛膝10克 ＋ 玉米1条 ＋ 猪瘦肉50克

· 煮汤食用，可延缓衰老、增强记忆力。

✓ | 牛膝15克 ＋ 猪蹄1只 ＋ 西红柿1个

· 炖汤服用，可通络下乳、强壮筋骨。

[别名] 川牛膝、怀牛膝、百倍。

[选购保存] 以根长、肉肥、皮细、黄白色的为佳。置于阴凉干燥处保存，防潮。

[用量用法] 内服：煎汤，5~15克；或浸酒；或入丸、散。外用：适量，捣敷；捣汁滴鼻；或研末撒入牙缝。

[性味归经] 性平，味甘、苦、酸。归肝、肾经。

[功效主治] 牛膝生用有散瘀血、消痈肿的功效。主治淋病、尿血、经闭、症瘕、难产、产后瘀血腹痛、喉痹、痈肿、跌打损伤；熟用补肝肾、强筋骨，治腰膝骨痛、四肢拘挛、痿痹。

[**人群宜忌**]

[宜] 体虚贫血、动脉硬化、冠心病、血虚头晕、高血压、月经不调、血虚闭经、风寒湿痹、跌打损伤、骨折患者。

[忌] 阴虚火亢者。

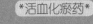

活血化瘀药

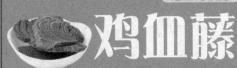

鸡血藤

◎相宜搭配◎

✓ 鸡血藤30克 ＋ 羌活20克 ＋ 威灵仙20克

· 加入白酒60毫升，泡酒饮用，可活血通络、祛风除湿。

✓ 鸡血藤30克 ＋ 鸡肉200克 ＋ 天麻30克

· 加入生姜3片，炖汤服用，可活血化瘀、降压补脑。

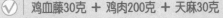

✓ 鸡血藤30克 ＋ 黄芪15克 ＋ 大枣5枚

· 水煎服，可治疗放疗后引起的白细胞减少症。

[别名] 血风藤。

[选购保存] 以条匀、切面有赤褐色层圈，并有渗出物者为佳。置于通风干燥处保存，防潮、防蛀。

[用量用法] 内服：煎汤，10~15克，大剂量可用至30克；或浸酒。

[性味归经] 性温，味苦、甘。归肝、肾经。

[功效主治] 鸡血藤色赤入血，质润行散，具有活血舒筋、养血调经的功效，主治风湿痹痛、手足麻木、肢体麻木瘫痪、月经不调、经行不畅、痛经、经闭、白细胞减少症等病症。

活血化瘀药

元胡

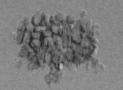

[人群宜忌]

[宜] 月经不调者；产后瘀血腹痛、心绞痛、跌打损伤等患者；胸胁胀痛，胸痹心痛，乳腺增生，疝气痛、筋骨痛者。

[忌] 孕妇；体虚者。

[别名] 延胡、玄胡索、元胡索、延胡索。

[选购保存] 以个大、饱满、质坚、色黄、内色黄亮者为佳。置干燥处保存，防蛀。

[用量用法] 水煎服。每次用量为5~10克。

[性味归经] 性温，味辛、苦。归肝、心、胃经。

[功效主治] 延胡索具有活血散瘀、行气止痛的功效，主要用于治疗胸痹心痛，胁肋、脘腹诸痛，头痛、腰痛、疝气痛、筋骨痛、痛经、经闭，产后瘀腹痛，跌打损伤等病症。

◎相宜搭配◎

✓ 元胡9克 + 佛手10克 + 香附8克

· 与100克猪肝炖汤服用，可疏肝理气、活血止痛。

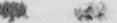

✓ 元胡10克 + 当归15克 + 甘草3克

· 泡茶饮用，四者合用，可活血化瘀、调经止痛。

✓ 元胡50克 + 白茅根60克

· 研为末，水煎服，每服12克。治小便尿血。

活血化瘀药

郁金

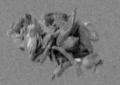

[人群宜忌]

[宜] 风湿病患者；肝炎、黄疸、肝硬化、脂肪肝、肝癌等肝病患者；月经不调者；肝气郁结者。

[忌] 阴虚失血及无气滞血瘀者；孕妇。

[别名] 黄郁。

[选购保存] 以个大、肥满、外皮皱纹细、断面橙黄色者为佳。置于通风干燥处保存，防潮、防蛀。

[用量用法] 水煎服。每次用量为3~9克。

[性味归经] 性凉，味辛、苦。归肝、心、肺经。

[功效主治] 具有行气活血、疏肝解郁、清心开窍、清热凉血的功效，主治胸胁脘腹疼痛、月经不调、痛经经闭、跌打损伤、热病神昏、惊痫、癫狂、血热吐衄、血淋、砂淋、黄疸等病症。

◎相宜搭配◎

✓ 郁金9克 + 鳝鱼500克 + 元胡10克

· 加入大枣10克，炖汤服用，可痛经活络、保肝利胆。

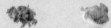

✓ 郁金15克 + 乳鸽1只 + 佛手9克

· 加入枸杞子10克，炖汤服用，可疏肝理气、活血调经。

 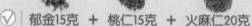

✓ 郁金15克 + 桃仁15克 + 火麻仁20克

· 水煎后加麻油250克，一次温服。可治肠梗阻。

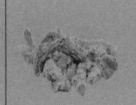

＊活血化瘀药＊

姜黄

[人群宜忌]

[宜] 气滞血瘀引起的胸腹痛、痛经及肢体疼痛者；跌扑损伤、痈肿者；妇女血瘀经闭者。

[忌] 血虚而无气滞血瘀者忌服。

◎相宜搭配◎

✓ 姜黄50克 ＋ 桂心150克

· 共研为细末，每次服用3克，用醋汤送下。破血行气、痛经止痛，可治疗心痛难忍等症。

✓ 姜黄20克 ＋ 细辛3克 ＋ 白芷10克

· 姜黄、细辛、白芷三者共研为末，用以擦牙，须臾吐出，再以盐汤漱口。方中姜黄止痛、细辛能解热镇痛、白芷能通窍止痛，可治风热虫牙痛。

[别名] 宝鼎香、黄姜。

[选购保存] 以圆柱形、外皮有皱纹、断面棕黄色、质坚实者为佳。严密封盖，保存于阴凉干燥处，防潮、防晒、防高温。

[用量用法] 内服：煎汤，3~10克；或入丸、散。外用：适量，研末调敷。

[性味归经] 性温，味辛、苦。归脾、肝经。

[功效主治] 破血、行气、通经、止痛。治心腹痞满胀痛、痹痛、症瘕、妇女血瘀经闭、产后瘀停腹痛、跌扑损伤、痈肿。用于气滞血瘀的胸腹痛、痛经及肢体疼痛。

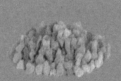

＊活血化瘀药＊

乳香

[人群宜忌]

[宜] 气血凝滞、心腹疼痛、痈疮肿毒、跌打损伤、痛经、产后瘀血刺痛等病症患者。

[忌] 孕妇忌服。痈疽已溃不宜服，胃弱者勿服。

◎相宜搭配◎

✓ 胡椒49粒 ＋ 乳香5克

· 共研为细末，男性用姜汤送下，女性用当归汤送下，调气活血，可治疗急心痛。

✓ 乳香7.5克 ＋ 当归尾15克 ＋ 没药8克

· 乳香、当归尾、没药再加入红花、桃仁各15克，一起水煎，能起到定痛消毒的功效，可用于治疗跌仆折伤筋骨，有较好疗效。

[别名] 熏陆香、马尾香、乳头香、多伽罗香、浴香。

[选购保存] 以淡黄色、颗粒状、半透明、无砂石树皮杂质、粉末黏手、气芳香者为佳。置于阴凉密闭处保存。

[用量用法] 煎汤，5~15克。

[性味归经] 性温，味辛、苦。归心、肝、脾经。

[功效主治] 乳香为伤科、外科常用活血药，多与没药同用，用于血瘀疼痛，有调气活血、定痛消毒的功效。常用于治疗气血凝滞、心腹疼痛、痈疮肿毒、跌打损伤、痛经、产后瘀血刺痛等病症。

活血化瘀药

没药

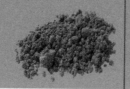

[人群宜忌]

[宜] 跌损、金创、筋骨心腹诸痛、症瘕、痈疽肿痛、痔漏、目障等病症患者。

[忌] 孕妇忌服，月经过多，经期长者忌服。

[别名] 末药。

[选购保存] 以块大、棕红色、香气浓而杂质少者为佳。置干燥通风处保存。

[用量用法] 煎服或研磨外用。5~10克。

[性味归经] 性平，味苦。归心、肝经。

[功效主治] 没药可活血散瘀止痛，外用有收敛和消炎的作用。临床应用上基本与乳香相同，且两者常同用，主治跌损、金创、筋骨心腹诸痛、症瘕、痈疽肿痛、痔漏、目障等病症。

◎相宜搭配◎

✓ 没药9克 + 延胡索9克 + 五灵脂9克

· 以上材料加入草果9克，共研为末。每服9克，热酒调服。四者合用，可治心脾气痛。

✓ 没药6克 + 鱼腥草50克 + 甘草12克

· 以上材料加入乳香5克，研成细末，以酒调服。没药、鱼腥草、甘草、乳香四者合用，能散瘀止痛、消炎，可以治疗肠痈腹痛，脉小数，将有脓者。

活血化瘀药

泽兰

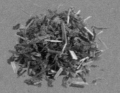

[人群宜忌]

[宜] 闭经患者、症瘕患者、产后瘀滞腹痛患者、身面浮肿患者、跌扑损伤者、金疮患者、痈肿患者。

[忌] 无瘀血者慎服。

[别名] 红梗草、风药、蛇王草。

[选购保存] 以叶多、色绿、不破碎、茎短、质嫩者为佳。放箱内或其他容器内，置干燥处，防霉、防蛀、防尘。

[用量用法] 3~9克，煎服。外用鲜品适量。

[性味归经] 性微温，味苦、辛。归肝、脾经。

[功效主治] 活血通经、利尿消肿，治闭经、症瘕、产后瘀滞腹痛、身面浮肿、跌仆损伤、金疮、痈肿。本品为妇科常用药，药性较和缓，与补益气血之品同用，使消中有补，不伤元气。

◎相宜搭配◎

✓ 泽兰9克 + 白茅根30克 + 益母草10克

· 煎服，可活血化瘀、利水消肿，治疗水瘀互结型水肿。

✓ 泽兰9克 + 当归30克 + 香附15克

· 煎服，可活血化瘀、调经止痛，治疗月经不调、闭经等病。

✓ 泽兰9克 + 郁金10克 + 延胡索10克

· 煎服，疏肝理气、活血止痛，治疗胸胁损伤疼痛。

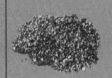

活血化瘀药

王不留行

[人群宜忌]

[宜] 闭经、乳汁不通、难产、血淋、痈肿、金疮出血者适宜服用。

[忌] 孕妇禁服。月经过多者也不适宜服用。

◎相宜搭配◎

✔ 王不留行10克 + 香附10克 + 郁金8克

· 煎水服用，适用于由肝气郁滞所致的痛经、经闭者。

✔ 王不留行10克 + 穿山甲10克 + 瞿麦8克

· 煎水服用，适用于肝气郁滞而致乳汁不通、乳房胀痛者。

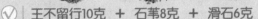

✔ 王不留行10克 + 石苇8克 + 滑石6克

· 配伍瞿麦10克，煎水服用，适用于小便不利、淋沥涩痛者。

[别名] 不留行、王不流行、金盏银台、麦蓝子。

[选购保存] 以干燥、子粒均匀、充实饱满、色乌黑、无杂质者为佳。置干燥处保存。

[用量用法] 煎服。用量5~10克。外用适量。

[性味归经] 性平，味苦。归肝、胃经。

[功效主治] 王不留行具有行血通经、催生下乳、消肿敛疮的功效。治妇女闭经、乳汁不通、难产、血淋、痈肿、金疮出血。痛经、经闭由肝气郁滞所致者，可与香附、郁金等配伍。

活血化瘀药

月季花

[人群宜忌]

[宜] 月经不调者；产后血虚血瘀腹痛者；心绞痛、心律失常患者；贫血患者；肝气郁结者；经前乳房胀痛者。

[忌] 脾胃虚弱者；孕妇。

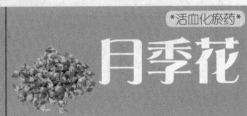

◎相宜搭配◎

✔ 月季花6克 + 玫瑰花5克 + 陈皮3克

· 加入适量红糖泡茶饮用，可疏肝解郁、理气宽胸。

✔ 月季花10克 + 大枣12克

· 同煎，汤成后加适量蜂蜜服用，对经期潮热很有效。

✔ 月季花10克 + 猪瘦肉50克

· 煮汤食用，适用于月经过多、白带多者。

[别名] 四季花、月月红、月贵花、月季红、月光花、四季春。

[选购保存] 以紫红色、半开放的花蕾、不散瓣、气味清香者为佳。置于干燥处保存，防潮、防蛀。

[用量用法] 煎水服，每次用量为5~10克。

[性味归经] 性温，味甘。归肝经。

[功效主治] 月季花花香馥郁，可制香料，也可入药，具有活血调经、消肿解毒的功效。主要用于治疗月经不调、经来腹痛、跌打损伤、血瘀肿痛、痈疽肿毒等常见病症。

活血化瘀药

苏木

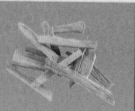

[人群宜忌]

[宜] 血气心腹痛、闭经、产后瘀血、胀痛、喘急、痢疾、破伤风、痈肿、扑损瘀滞作痛等症患者。

[忌] 血虚无瘀者；孕妇；大便不实者。

[别名] 苏枋、苏方、苏方木、赤木、红柴。

[选购保存] 以粗大、坚实、色红黄者为佳。置干燥处保存。

[用量用法] 内服：煎汤，3~10克，或研末。外用：适量，研末撒。

[性味归经] 性平，味甘、咸。归心、肝、脾经。

[功效主治] 行血破瘀、消肿止痛。治妇人血气心腹痛、闭经、产后瘀血、胀痛、喘急、痢疾、破伤风、痈肿、扑损瘀滞作痛。治跌打损伤所致的瘀伤疼痛，新伤旧伤都适用，内服外敷均可。

◎相宜搭配◎

✓ | 苏木10克 + 乳香10克 + 没药10克
· 煎水服用，可治疗跌打损伤疼痛。

✓ | 苏木10克 + 川芎12克 + 红花10克
· 煎水服用，可治血瘀经闭、痛经、产后瘀滞腹痛等症。

✓ | 苏木10克 + 金银花12克 + 连翘10克
· 配伍白芷10克，煎服，可解毒敛疮，治疗各种疮痈肿毒。

活血化瘀药

骨碎补

[人群宜忌]

[宜] 肾虚腰痛者，耳鸣耳聋者，牙齿松动者，跌扑闪挫者，筋骨折伤者，斑秃患者，白癜风患者。

[忌] 阴虚及无瘀血者慎服。

[别名] 肉碎补、石岩姜、猴姜、毛姜、申姜、爬岩姜、岩连姜。

[选购保存] 以粗壮扁平为佳。置干燥处保存。

[用量用法] 内服：煎汤，15~25克；浸酒或入丸、散。

[性味归经] 性温，味苦。归肾、肝经。

[功效主治] 骨碎补具有补肾强骨、续伤止痛的功效。适用于肾虚腰痛，耳鸣耳聋，牙齿松动，跌仆闪挫，筋骨折伤等症；外用可治疗斑秃，白癜风。

◎相宜搭配◎

✓ | 骨碎补15克 + 补骨脂10克 + 牛膝10克
· 配伍桑寄生10克，煎服，每日1剂。适用于老年肾虚、腰痛脚弱。

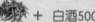

✓ | 骨碎补120克 + 白酒500克
· 同浸泡，分10次服，每日2次；对跌打损伤有疗效。

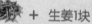

✓ | 骨碎补20克 + 生姜1块
· 同捣，外敷伤处。对胸肋挫伤或筋伤骨折的疗效甚佳。

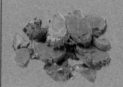

活血化瘀药
莪术

[人群宜忌]
[宜] 血瘀腹痛、肝脾大、心腹胀痛、妇女血瘀经闭、跌打损伤、饮食积滞等症患者。
[忌] 气血两虚、脾胃薄弱、无积滞者；孕妇。

◎相宜搭配◎

✔ 莪术50克 + 川黄连25克 + 吴茱萸25克
· 莪术、川黄连、吴茱萸三者水煎服，可治吞酸吐酸。

✔ 莪术15克 + 黄药子30克 + 山慈姑9克
· 水煎服，每日1剂。可使压迫症状缓解，肿瘤软缩。

✔ 莪术30克 + 地榆15克 + 槐花15克
· 配伍山慈菇10克，水煎服，每日1剂。治肛管癌。

[别名] 蓝心姜、黑心姜、姜七。
[选购保存] 以个均匀、质坚实、断面灰褐色者为佳。置干燥处保存，防蛀。
[用量用法] 水煎服，3~15克；或入丸，散。醋制后，可加强祛瘀止痛作用。外用适量。
[性味归经] 性温，味苦、辛。归肝、脾经。
[功效主治] 破血行气、消积止痛。用于血瘀腹痛、肝脾大、心腹胀痛、积聚、妇女血瘀经闭、跌打损伤、饮食积滞。治疗血滞经闭、症瘕结块等症时，常配合三棱应用。

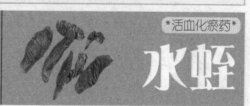

活血化瘀药
水蛭

[人群宜忌]
[宜] 瘀血停滞引起的经闭、肿瘤包块以及跌打肿痛、丹毒等病症患者。
[忌] 体弱血虚者，无瘀血停聚者及孕妇忌服。

◎相宜搭配◎

✔ 红蛭25克 + 大黄100克 + 黑牵牛100克
· 红蛭、大黄、黑牵牛分别研为细末，每次服用9克，用热酒调下。此方可治疗金疮心腹疼痛，大小便不通，气绝欲死等症。

✔ 水蛭3克 + 苏木10克 + 乳香10克
· 煎水服用，水蛭、苏木、乳香三者合用，可治疗跌打损伤、瘀血作痛，还可治疗子宫肌瘤。

[别名] 蚂蟥。
[选购保存] 以身干、体大、无泥者为佳。
[用量用法] 煎服，1.5~3克；研末服，0.3~0.5克。以入丸、散或研末服为宜。或以鲜活者放置于瘀肿局部吸血消瘀。
[性味归经] 性平，味咸、苦；有毒。入肝、膀胱经。
[功效主治] 抗凝固、破血痕之功效。主治月经闭止、症瘕腹痛、蓄血、损伤瘀血作痛、痈肿丹毒等症。该品破血力大，适用于瘀血停滞引起的经闭、肿瘤包块以及跌打肿痛等病症。

活血化瘀药
穿山甲

[别名] 鲮鲤甲、鳢鲤甲、鲮鲤角、川山甲、鳖鲤甲、山甲、甲片。

[选购保存] 以片匀、色青黑、无腥气、不带皮肉者为佳。置于干燥处保存。

[用量用法] 煎汤，3~9克。

[性味归经] 性凉，味咸。归肝、胃经。

[功效主治] 穿山甲具有消肿溃痈、搜风活络、通经下乳的功效。主治痈疽疮种、风寒湿痹、月经停闭、乳汁不通，外用止血。本品还可治疗高血压。

◎相宜搭配◎

✓ 穿山甲肉60克 + 土茯苓30克 + 盐适量

· 煎汤服食。穿山甲、土茯苓二者合同，可用于治疗血热风盛引起的神经性皮炎，有较好疗效。

✓ 炮穿山甲30克 + 王不留行15克 + 北芪20克

· 与猪蹄2只煮汤食用。主要治疗产后气血虚弱型缺乳。产后乳少、甚或全无、乳汁清稀、乳房柔软、无胀感，面白无华、神疲食少、舌质淡，苔少，脉虚细。

止血药
小蓟

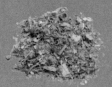

[别名] 猫蓟、刺儿菜、青青菜、姜姜菜、刺萝卜、小蓟姆。

[选购保存] 选择干燥的鲜品，断面呈纤维状为佳。置于通风干燥处保存，防潮。

[用量用法] 内服：煎汤，5~10克；鲜品可用30~60克，或捣汁。

[性味归经] 性凉，味甘。归心、肝经。

[功效主治] 小蓟具有凉血、祛瘀、止血的功效。治吐血、衄血、尿血、血淋、便血、血崩及急性传染性肝炎、创伤出血、疔疮、痈毒。临床上常用于治疗热证出血，尤其是血淋和月经过多。

◎相宜搭配◎

✓ 小蓟（全草）60克 + 益母草60克

· 加水煎汤。适用于胎堕后或产生瘀血不尽，出血不止。

✓ 小蓟15克 + 夏枯草15克

· 煎水代茶饮，小蓟与夏枯草合用，可治高血压。

✓ 小蓟15克 + 生地黄9克 + 茅根60克

· 水煎服，治急性肾炎、泌尿系感染、尿疼浮肿。

[人群宜忌]
宜 便血者、痔血患者、肝热目赤者、眩晕患者；血痢、崩漏、吐血、衄血等症患者。
[忌] 脾胃虚寒者以及阴虚发热而无实火者慎用。

止血药
槐花

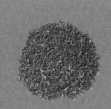

◎相宜搭配◎

✓ 槐花6克 + 菊花15克 + 嫩桑叶10克

· 沸水浸泡，代茶饮。本方用三者清肝明目，桑叶、菊花兼以疏散风热。用于肝热或风热目赤。

✓ 生地黄30克 + 槐花30克 + 粳米60克

· 药材煎水去渣取汁，与粳米煮粥食用。每日1次，可连服3~5日。清热固经。适用于月经过多，经色深红或紫红，质地黏稠有块，腰腹胀痛等症。

[别名] 槐蕊、白槐、豆槐、护房树、金药树、细叶槐。
[选购保存] 以个大、紧缩，色黄绿，无梗叶者为佳。置于阴凉干燥处保存，防潮。
[用量用法] 一般为煎服，10~15克，外用适量。
[性味归经] 性微寒，味苦。归肝、大肠经。
[功效主治] 凉血止血、清肝泻火。生槐花苦寒之性较强，长于清肝泻火、清热凉血。多用于治疗血热妄行、肝热目赤、头痛眩晕、疮毒肿痛、血痢、崩漏、吐血、衄血、头痛眩晕等症。

[人群宜忌]
宜 血热吐血，衄血咯血，尿血，崩漏，热病烦渴，胃热呕逆，肺热喘咳，小便淋沥，水肿，黄疸等症患者。
[忌] 脾胃虚寒、溲多不渴者。

止血药
白茅根

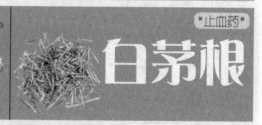

◎相宜搭配◎

✓ 白茅根60克 + 地榆30克 + 白糖15克

· 将前两味药水煎，加白糖调服。可治跌打内伤出血。

✓ 鲜白茅根60克 + 小蓟30克 + 车前草30克

· 水煎服，茅根、小蓟、车前草三者合用，可治血尿。

✓ 鲜白茅根80克 + 鲜芦根60克

· 煎水服。可治反胃、酒醉呕吐、暑日口渴少津等症。

[别名] 茅根、茹根、地菅、地筋、兼杜、白花茅根、丝毛草根。
[选购保存] 以色泽黄白，有香味或无异味者为佳。置通风干燥处保存，防潮、防霉。
[用量用法] 煎服或泡茶。用量10~20克，大剂量可40克。
[性味归经] 性寒，味甘。归肺、胃、小肠经。
[功效主治] 性缓入血，降而有升，具有凉血止血、清热生津、利尿通淋的功效，主治血热吐血、衄血咯血、尿血、崩漏、紫癜、热病烦渴、胃热呕逆、肺热喘咳、小便淋沥涩痛、水肿、黄疸。

275

止血药 荠菜

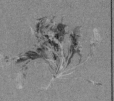

[人群宜忌]

[宜] 高血压患者；肾结核患者；产后子宫出血、月经过多者；感冒发烧者；泌尿系结石者；肠炎、痢疾者。

[忌] 体质虚寒者、便溏者。

[别名] 扁锅铲菜、地丁菜、地菜、荠、薺草、花花菜、护生草、羊菜、鸡心菜、净肠草。

[选购保存] 用保鲜袋装好，放入冰箱内。

[用量用法] 煎汤服用，每次25~100克。

[性味归经] 性微寒，味甘、淡。归肺、肾经。

[功效主治] 凉血止血，清热利尿。用于肾结核尿血，产后子宫出血，月经过多，肺结核咯血，高血压病，感冒发热，肾炎水肿，泌尿系结石，乳糜尿，肠炎，腹泻，痢疾等症。

◎相宜搭配◎

✓ 荠菜30克 + 马齿苋60克

· 水煎服。用于妇女崩漏，月经过多，产后恶露不绝者。

✓ 荠菜50克 + 龙芽草50克

· 水煎服，荠菜与龙芽草合用，可治崩漏及月经过多。

✓ 鲜荠菜50~100克 + 白茅根200~250克

· 水煎，可代茶长服。可治小儿麻疹火盛。

止血药 三七

[人群宜忌]

[宜] 内、外出血，胸腹刺痛者；高血压、高血脂、冠心病、心绞痛、动脉硬化者；月经过多者；崩漏下血者；贫血者。

[忌] 阴虚血热者、孕妇。

[别名] 金不换、血参、参三七、田三七、田漆、田七。

[选购保存] 以个大坚实、体重皮细、断面棕黑色、无裂痕者为佳。置阴凉干燥处保存，防蛀。

[用量用法] 煎汤，3~10克；研末，1~3克；或入丸、散。

[性味归经] 性温，味甘、微苦。归肝、胃经。

[功效主治] 止血散瘀、消肿定痛。主要用于治疗吐血、咳血、衄血、便血、血痢、崩漏症瘕，产后血晕、恶露不下、跌仆瘀血、外伤出血、痈肿疼痛、痢疾、腹泻、红肿疼痛等症。

◎搭配禁忌◎

✗ 三七 + 猪血 + 菠菜

· 三七、猪血与菠菜搭配会影响吸收，降低药效。

✗ 三七 + 橘子

· 三七与橘子搭配，会降低药效，不宜同食。

✗ 三七 + 猕猴桃

· 三七与猕猴桃搭配，会降低药效，不宜同食。

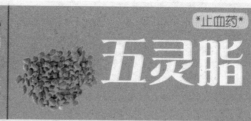

止血药 五灵脂

[人群宜忌]

[宜] 妇女闭经、产后瘀血作痛者；心腹痛者；被蛇、蝎、蜈蚣咬伤者。

[忌] 血虚腹痛、血虚经闭、产妇失血过多、眩晕等症者。

◎相宜搭配◎

 五灵脂50克 + 川椒25克

· 共研为末，擦患处。五灵脂与川椒合用，可治牙痛。

 五灵脂9克 + 干姜10克

· 煎水服用。用于治疗寒凝血滞所致的胃脘疼痛。

 五灵脂8克 + 香附8克

· 煎水服用。用于治疗肝气犯胃之胁肋、胃脘疼痛。

[别名] 药本。

[选购保存] 灵脂块以块状、黑棕色、有光泽、油润而无杂质者佳；灵脂米以表面粗糙、外黑棕色、内黄绿色，体轻无杂质者佳。品质较灵脂块为差。置于阴凉干燥处保存。

[用量用法] 内服：煎汤，5~15克；外用适量，研粉酒调敷。

[性味归经] 性温，味苦、甘。归心经。

[功效主治] 生用行血止痛。治心腹血气诸痛、妇女闭经、产后瘀血作痛；外治蛇、蝎、蜈蚣咬伤。炒用止血。

[人群宜忌]

[宜] 疮疡、肛裂、皮肤皲裂者；汤火灼伤者；溃疡疼痛者；咳血、衄血者。

[忌] 外感咳血，肺痈初起及肺胃有实热者忌服。

止血药 白及

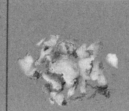

◎相宜搭配◎

 白及30克 + 大黄50克（为末） + 冰片3克

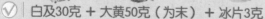

· 加少许蜂蜜，调成糊状外涂，每日3次。可治手足皲裂。

 猪肺1个 + 白及50克

· 加酒煮热，食肺饮汤，或稍用盐亦可。可治肺痿肺烂。

 白及10克 + 阿胶10克 + 紫菀10克

· 以上材料配伍款冬花10克，水煎服，治肺痿。

[别名] 甘根、白根、冰球子。

[选购保存] 以根茎肥厚、色白明亮、个大坚实、无须根者为佳。置于通风干燥处保存。

[用量用法] 内服：煎汤，5~15克；或入丸、散。外用：研末撒或调涂。

[性味归经] 性凉，味苦、甜。归肺、肝、胃经。

[功效主治] 白及具有补肺、止血、消肿、生肌、敛疮的功效。主治肺伤咳血、衄血、金疮出血、痈疽肿毒、溃疡疼痛、汤火灼伤、手足皲裂等症。

止血药
藕节

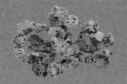

[人群宜忌]

[宜] 衄血者、咳血者、吐血者、便血者、尿血者和妇女崩漏，以失血而有瘀血者适宜服用。

[忌] 无出血症者不宜服用。

[别名] 光藕节、藕节疤。

[选购保存] 以节部黑褐色、两头白色、干燥、无须根泥土者为佳。置通风干燥处保存。

[用量用法] 内服：煎汤，9~15克；捣汁或入散剂。

[性味归经] 味甘、涩，性平；归肝、肺、胃经。

[功效主治] 藕节具有收敛止血的功效。本品收敛之中兼能活血祛瘀，止血而无留瘀之弊。可用于治疗吐血、衄血等多种出血证。热证出血宜生用，鲜品捣汁用更佳。虚寒性出血宜炒炭用。

◎相宜搭配◎

✓ | 藕节15克 ＋ 生地黄10克 ＋ 大蓟10克

· 煎水服用，可凉血止血，适用于血热吐衄不止等症。

✓ | 藕节15克 ＋ 艾叶10克 ＋ 炮姜5克

· 煎水服用，可温经止血，适用于虚寒性崩漏者。

✓ | 藕节15克 ＋ 白及15克

· 煎水服用，可敛肺止血，适用于肺痨咯血者。

止血药
艾叶

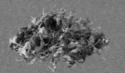

[人群宜忌]

[宜] 少腹冷痛，经寒不调，宫冷不孕，吐血，衄血，崩漏经多，妊娠下血等症患者；皮肤瘙痒，脱皮者。

[忌] 阴虚血热者慎用。

[别名] 大艾叶、杜艾叶、萎蒿。

[选购保存] 以叶面灰白色、绒毛多、香气浓郁者为佳。置于通风干燥处保存。

[用量用法] 内服：煎汤，3~9克。外用：捣绒做炷或制成艾条熏灸，捣敷、煎水熏洗或炒热温熨。

[性味归经] 性温，味苦、辛。归肝、脾、肾经。

[功效主治] 散寒止痛，温经止血。用于少腹冷痛，经寒不调，宫冷不孕，吐血，衄血，崩漏经多，妊娠下血；外治皮肤瘙痒，脱皮。醋艾炭温经止血。用于虚寒性出血。

◎相宜搭配◎

✓ | 艾叶10克 ＋ 车前草80克

· 水煎服。治肠炎、急性尿道感染、膀胱炎。

✓ | 艾叶炭50克 ＋ 蒲黄25克 ＋ 蒲公英各25克

· 每日1剂，煎服两次。治功能性子宫出血，产后出血。

✓ | 熟艾10克 ＋ 白茯神15克 ＋ 乌梅3个

· 水煎服，临卧温服。以上三者治盗汗不止。

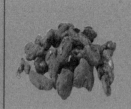

＊止血药＊

炮姜

[人群宜忌]

中气虚寒的腹痛、腹泻和虚寒性出血者；产后寒凝血瘀腹痛者；虚寒性崩漏下血者；经期小腹冷痛者。

[忌] 孕妇及阴虚有热者禁服。

◎相宜搭配◎

✓ | 炮姜9克 + 高良姜6克

· 煎水服用，可温胃散寒止痛，治疗虚寒性胃痛。

✓ | 炮姜9克 + 艾叶10克 + 仙鹤草10克

· 煎水服用，可温经止血，治疗虚寒性出血证。

✓ | 炮姜10克 + 当归30克 + 川芎10克

· 配伍桃仁10克，煎服，可治疗产后血虚寒凝，小腹疼痛。

[别名] 黑姜。

[选购保存] 以干爽、色粉白、成片、厚薄均匀、味香辣、无斑点、无枯焦者为佳。置阴凉干燥处保存，防潮、防蛀。

[用量用法] 煎服，用量3~9克。

[性味归经] 味苦、涩、辛，性热；归脾、胃、肾、心、肺经。

[功效主治] 炮姜具有温中散寒、温经止血的功效。炮姜的辛燥之性较干姜弱，温里之力不如干姜迅猛，但作用缓和持久，且长于温中止痛、止泻和温经止血。主治脾胃虚寒，腹痛吐泻，吐衄崩漏，阳虚失血；经行腹痛等症。

[人群宜忌]

＊化痰止咳平喘药＊

半夏

风痰眩晕、呕吐反胃、痰湿壅滞、胸闷痞满、甲状腺肿大、慢性咽炎、咽喉癌患者。

[忌] 一切血证及阴虚燥咳、津伤口渴者等。

◎搭配宜忌◎

✓ | 半夏20克 + 生姜10克 + 竹茹20克

· 煎水服用，可化痰止呕，治疗胃热呕吐。

✗ | 半夏 + 乌头（川乌、草乌）

· 半夏与乌头两者药性相反，固不能同时使用。

✗ | 半夏 + 附子

· 半夏与附子两者药性相反，固不能同时使用。

[别名] 法夏、清半夏、仙半夏、姜夏、制半夏。

[选购保存] 以个大、皮净、色白、质坚实、粉性足者为佳。置通风干燥处保存，防蛀。

[用量用法] 煎服，3~10克，一般宜制用。

[性味归经] 性温，味辛。归脾、胃经。

[功效主治] 半夏具有燥湿化痰、降逆止呕、消痞散结的功效。主要用于治疗湿痰冷饮、呕吐、反胃、咳喘痰多、胸膈胀满、痰厥头痛、头晕不眠等病症。生用外治痈肿痰核。

化痰止咳平喘药 白芥子

[人群宜忌]
[宜] 寒痰喘咳，胸满胁痛者；哮喘患者；肢体麻木，关节肿痛者；产后尿潴留患者。
[忌] 久咳肺虚及阴虚火旺者；消化道溃疡、出血者及皮肤过敏者。

[别名] 辣菜子。

[选购保存] 以个大、饱满、色白、纯净者为佳。置于干燥处保存。

[用量用法] 煎服，3~10克。内服用量不宜过大。外用适量，研末调敷，或作发泡用。

[性味归经] 性温，味辛。归肺、胃经。

[功效主治] 白芥子具有利气豁痰、温中散寒、通络止痛的功效。主治痰饮咳喘、胸胁胀满、疼痛、反胃呕吐、中风不语、肢体痹痛麻木、脚气、阴疽、肿毒、跌打肿痛等病症。

◎相宜搭配◎

✅ 白芥子10克 + 苏子10克 + 莱菔子10克
· 煎水服用，治疗寒痰壅肺，咳喘胸闷，痰多难咳症状。

✅ 白芥子15克 + 细辛3克 + 甘遂10克 + 麝香15克
· 研末，于夏季外敷肺俞、膏肓穴，可治疗寒证哮喘病。

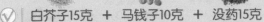
✅ 白芥子15克 + 马钱子10克 + 没药15克
· 研末醋调，敷患处，可治痰湿阻滞之肢体麻木或关节肿痛。

化痰止咳平喘药 旋覆花

[人群宜忌]
[宜] 咳喘痰多、痰饮蓄结、胸膈痞满者；打嗝噫气、呕吐者；肝胃气痛者；气血不和之胸胁痛者；早期牙髓炎患者。
[忌] 阴虚劳嗽，津伤燥咳者。

[别名] 金沸草、六月菊、鼓子花、滴滴金、小黄花子、金钱花、驴儿菜。

[选购保存] 以完整、朵大、色黄，无枝梗者为佳。置干燥处。

[用量用法] 包煎服用，用量3~10克。

[性味归经] 性温，味苦、辛、咸。归肺、胃、大肠经。

[功效主治] 降气，消痰，行水，止呕。常用于风寒咳嗽，痰饮蓄结，胸膈痞满，喘咳痰多，呕吐噫气，心下痞硬等病症。其根及茎叶或地上部分亦可入药，治刀伤、疔毒，煎服可平喘镇咳。

◎相宜搭配◎

✅ 旋覆花10克 + 苏子10克 + 法半夏8克
· 煎水服用，可化痰平喘，治疗寒痰咳喘。

✅ 旋覆花10克 + 姜半夏8克 + 生姜15克
· 煎水服用，可降气止呕，治疗胃气上逆之呕吐。

✅ 旋覆花10克 + 香附10克 + 柴胡10克
· 煎水服用，可疏肝行气，治疗肝郁气滞之胸胁胀痛。

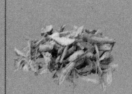

化痰止咳平喘药
桔梗

[人群宜忌]

[宜] 风热感冒、咳嗽气喘、咳吐黄痰、咽喉肿痛、咽干口燥者；肺热咳嗽、慢性咽炎、小儿痱子等患者。

[忌] 阴虚久嗽、气逆及咳血者，胃溃疡者。

◎相宜搭配◎

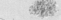
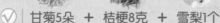

✅ 甘菊5朵 + 桔梗8克 + 雪梨1个

· 煎水服用，可清热润肺，止咳化痰，治疗肺热咳嗽。

✅ 玉竹10克 + 桔梗10克 + 苦瓜200克

· 烹调服用，可滋阴润肺，降压降糖，治疗糖尿病、高血压。

✅ 桔梗10克 + 薄荷叶5克 + 防风10克

· 煎水饮用，可发散风热，有效治疗风热感冒。

[别名] 苦梗、苦桔梗、大药。

[选购保存] 以条粗均匀，坚实、洁白、味苦者佳。置通风干燥处保存，防蛀。

[用量用法] 煎服，用量3~10克；或入丸、散。

[性味归经] 性平，味苦、辛。归肺经。

[功效主治] 宣肺、祛痰、利咽、排脓、利五脏、补气血、补五劳、养气。主治咳嗽痰多、咽喉肿痛、肺痈吐脓、胸满胁痛、痢疾腹痛、口舌生疮、目赤肿痛、小便癃闭。此外，桔梗还可降低血糖。

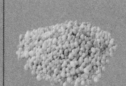

化痰止咳平喘药
川贝

[人群宜忌]

[宜] 阴虚干咳、咯血者；肺热咳吐黄痰者；慢性咽炎患者、阴虚便秘者；小儿肺炎、百日咳患者。

[忌] 脾胃虚寒及有湿痰者；风寒感冒未愈者。

◎相宜搭配◎

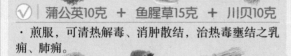

✅ 蒲公英10克 + 鱼腥草15克 + 川贝10克

· 煎服，可清热解毒、消肿散结，治热毒壅结之乳痈、肺痈。

✅ 川贝10克 + 甲鱼1只 + 沙参10克

· 炖汤服用，补肺润燥、防癌抗癌，治疗肺结核、肺癌。

✅ 川贝10克 + 雪梨1个 + 冰糖适量

· 炖熟食用，可滋阴润肺、止咳化痰，治疗肺热咳嗽咳痰。

[别名] 虻、黄虻、苘、贝母、空草、药实、苦花、勤母。

[选购保存] 以质坚实、粉性足、色白者为佳。置通风干燥处保存。

[用量用法] 煎服或磨粉冲饮。用量5~10克。

[性味归经] 性凉，味苦、甘。归肺、心经。

[功效主治] 川贝有镇咳、化痰、镇痛、降压等作用，用来治疗痰热咳喘、肺热燥咳、干咳少痰、咳痰黄稠、阴虚燥咳、劳嗽等虚证；还有散结开郁之功，治疗痰热互结所致的胸闷心烦之证及瘰疬痰核等病。

化痰止咳平喘药 瓜蒌

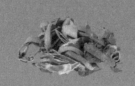

[别名] 天撤、栝楼、山金匏。

[选购保存] 以个大不破裂，橘黄色或棕黄色，糖分多者为佳。置阴凉干燥处，防霉、防蛀。

[用量用法] 煎服，全瓜蒌10~20克。瓜蒌皮 6~12克，瓜蒌仁10~15克打碎入煎。

[性味归经] 性寒，味甘、微苦。归肺、胃、大肠经。

[功效主治] 瓜蒌质润散降，具有清热涤痰、宽胸散结、润燥滑肠的功效。常用于治疗肺热咳嗽，痰浊黄稠，胸痹心痛，结胸痞满，乳痈，肺痈，肠痈肿痛，大便秘结等病症。

◎搭配宜忌◎

✓ | 瓜蒌10克 + 川贝10克 + 知母8克

· 煎水服用，可清肺化痰，治疗风热、痰热咳嗽。

✓ | 瓜蒌皮8克 + 浙贝母8克 + 桂枝8克

· 研细末服，消炎通络，治疗肋软骨炎。

✗ | 瓜蒌  + 附子

· 两者药性相反，不能同时服用，否则会产生毒副作用。

化痰止咳平喘药 竹茹

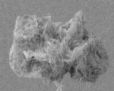

[别名] 淡竹茹。

[选购保存] 以体轻松、质柔韧、有弹性者为佳。置干燥处保存，防霉、防蛀。

[用量用法] 水煎服，每次用量为6~10克。生用清化痰热，姜汁炙用止呕。

[性味归经] 性微寒，味甘。归肺、胃经。

[功效主治] 竹茹具有清热化痰、除烦止呕的功效。主要用于治疗痰热咳嗽、胆火挟痰、烦热呕吐、惊悸失眠、中风痰迷、舌强不语、胃热呕吐、妊娠恶阻、胎动不安等病症。

◎相宜搭配◎

✓ | 竹茹10克 + 黄连8克 + 黄芩5克

· 煎水服用，可清热止呕，治疗胃热之呕吐。

✓ | 竹茹10克 + 枇杷叶6克 + 陈皮5克

· 煎水服用，可清热益胃，治疗妊娠胎热之呕吐。

✓ | 竹茹粉30克 + 白及10克

· 研粉直接洒在溃疡面上，厚为2~3毫米，治疗皮肤溃疡。

[人群宜忌]

[宜] 肾炎水肿者；甲状腺肿大者；淋巴结肿大者；睾丸肿痛者；高血压、高血脂、糖尿病患者；动脉硬化、脑血栓患者。
[忌] 脾胃虚寒蕴湿者。

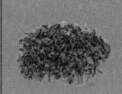

化痰止咳平喘药

海藻

◎搭配宜忌◎

✓ | 海藻15克 ＋ 昆布20克 ＋ 川贝母10克

· 煎水服用，可软坚散结，治甲状腺肿大、淋巴结结核。

✓ | 海藻20克 ＋ 荔枝核15克 ＋ 川楝子10克

· 煎水服用，理气散结止痛，治疗睾丸肿胀疼痛。

 ✗ | 海藻 ＋ 甘草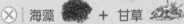

· 海藻与甘草两者药性相反，不能同时服用。

[别名] 蒋、落首、海萝、薄、乌菜、海带花。

[用量用法] 水煎服，每次用量为10~20克。

[性味归经] 性寒，味苦、咸。归肝、胃、肾经。

[功效主治] 海藻具有软坚散结，消炎，利水的功效。常用于治疗瘿瘤、瘰疬、睾丸肿痛，痰饮水肿等病症。早年报道，海藻提取物有止血作用，可治疗甲状腺肿大，并可降血脂、血压，适合高脂血、高血压、糖尿病患者服用。

[人群宜忌]

[宜] 肾炎水肿者；肾病综合征患者；甲状腺肿大者；淋巴结肿大者；疝气患者；高血压、高血脂、糖尿病患者。
[忌] 脾胃虚寒蕴湿者。

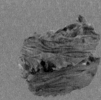

化痰止咳平喘药

昆布

◎相宜搭配◎

✓ | 昆布10克 ＋ 茯苓15克 ＋ 泽泻10克

· 煎水服用，可利水消肿，治疗肾炎水肿。

✓ | 鲜昆布100克 ＋ 海藻30克 ＋ 牡蛎300克

· 炖汤食用，可治疗缺碘性甲状腺肿大。

✓ | 昆布10克 ＋ 菊花5克 ＋ 大枣3颗

· 煎水服用，可降低血压，有效防治高血压。

[别名] 纶布、海昆布。

[选购保存] 以整齐、质厚、无杂质者为佳。置于阴凉通风处保存。

[用量用法] 水煎服，每次用量为6~20克。

[性味归经] 性寒，味咸。归肝、胃、肾经。

[功效主治] 软坚行水。治瘰疬、瘿瘤、噎膈、水肿、睾丸肿痛、带下。昆布还可用来纠正由缺碘而引起的甲状腺功能不足，同时也可以暂时抑制甲状腺功能亢进的新陈代谢率而减轻症状，但不能持久。

化痰止咳平喘药

前胡

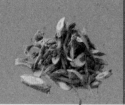

[人群宜忌]

[宜] 肺热咳嗽者（如肺气肿、肺脓肿、支气管炎患者）；风热感冒者；高血压患者；鼻咽癌患者；慢性肠炎患者。

[忌] 气虚血少之病患者慎用。

[别名] 土当归、野当归。

[选购保存] 白花前胡以条整齐、身长、断面黄白色、香气浓者为佳。紫花前胡以条整齐、身长、质坚实、断面黄白色、香气浓者为佳。

[用量用法] 水煎服，6~10克。

[性味归经] 性微寒，味苦、辛；归肺、脾、肝经。

[功效主治] 前胡具有降气化痰、疏散风热的功效。主治痰热壅肺、喘满胸闷、咳吐黄痰；外感风热、身热头痛、咳嗽痰多症状；此外，前胡还能扩张冠状动脉、降低血压、抑制鼻咽癌K细胞的生长。

◎相宜搭配◎

✓ | 前胡10克 ＋ 桔梗10克 ＋ 川贝10克

· 煎水服用，可清热化痰，治疗痰热咳嗽。

✓ | 前胡10克 ＋ 猪肺100克 ＋ 萝卜120克

· 炖汤食用，可止咳化痰、养肺气。

✓ | 前胡6克 ＋ 马齿苋30克

· 煎水服用，二者合用可治疗小儿急性腹泻。

化痰止咳平喘药

苏子

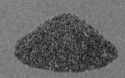

[人群宜忌]

[宜] 咳喘痰多、气喘者；肠燥便秘者；肠道蛔虫病患者；风寒感冒者；高血压、高血脂患者。

[忌] 阴虚喘咳及脾虚便溏者慎用。

[别名] 紫苏子、黑苏子。

[选购保存] 置通风干燥处保存，防蛀。

[用量用法] 煎水服用，每次用量为5~10克；亦可煮粥食或入丸、散。

[性味归经] 味辛，性温。归肺经、脾经。

[功效主治] 苏子具有降气化痰、止咳平喘、润肠通便的功效。用于痰壅气逆，咳嗽气喘，肠燥便秘以及风寒感冒，咳嗽气喘，妊娠呕吐，胎动不安。此外，苏子还可解鱼蟹中毒。

◎相宜搭配◎

✓ | 苏子10克 ＋ 肉桂10克 ＋ 厚朴8克

· 煎水服用，可治疗上盛下虚之久咳痰喘。

✓ | 苏子10克 ＋ 杏仁20克 ＋ 火麻仁15克

· 煎水服用，三者合用，可润肠通便，治疗肠燥便秘。

✓ | 生紫苏子10克 ＋ 南瓜子30克

· 捣碎或嚼烂空腹服，可治疗肠道蛔虫病。

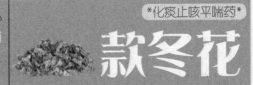

化痰止咳平喘药
款冬花

[人群宜忌]

咳喘者（如肺炎、支气管炎、小儿百日咳、肺气肿、肺结核等患者）。

[忌] 肺火燔灼、肺气壅实者不宜服用。

◎相宜搭配◎

 款冬花5克 + 桔梗6克 + 桑白皮6克

· 煎水服用，可治疗小儿肺热咳嗽，或小儿百日咳。

 单味款冬花15克

· 嚼成糊状，涂于消毒布块外贴于伤面，治慢性骨髓炎。

 款冬花10克 + 沙参20克 + 麦冬10克

· 煎水服用，可治疗阴虚燥咳、咯血等症。

[别名] 冬花、款花、看灯花、艾冬花、九九花。

[选购保存] 以朵大、色紫红、无花梗者为佳。置干燥处保存，防潮、防蛀。

[用量用法] 水煎服，每次用量为5~10克。外感暴咳宜生用，内伤久咳宜炙用。

[性味归经] 性温、味辛。归肺经。

[功效主治] 款冬花香润气和，可散可降，具有润肺下气、化痰止咳的功效，主要用于治疗新久咳嗽，喘咳痰多，咳逆喘息，肺痿劳嗽咳血，肺痈吐脓腥臭，喉痹失音等病症。

化痰止咳平喘药
白果

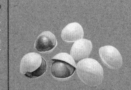

[人群宜忌]

肺虚咳嗽气喘者；脾虚腹泻者；肾虚早泄、遗精者；女性白带黏稠量多有鱼腥味者；尿频、遗尿者。

[忌] 有实邪者忌服；内火旺盛者、便秘者。

◎相宜搭配◎

 白果10克 + 鸽子1只 + 百合10克

· 炖汤服用，可敛肺止咳、益气补虚，治疗久咳肺虚者。

 白果10克 + 猪肚150克 + 覆盆子10克

· 炖汤服用，可健脾止泻、补肾固精，治脾虚腹泻、肾虚遗精。

 白果15克 + 猪肺300克 +  白及10克

· 煮汤食用，三者合用，可治疗肺结核。

[别名] 银杏、白果肉、银杏肉。

[选购保存] 以外壳白色、种仁饱满、里面色白者为佳。置通风干燥处保存。

[用量用法] 煎服或捣汁外用。用量4~10克。

[性味归经] 性平，味甘、苦、涩。归肺、肾经。

[功效主治] 白果具有敛肺气、定喘嗽、止带浊、缩小便的功效。主要用于治疗哮喘、痰嗽、白带，白浊、遗精、淋病、小便频数等病症。现代医学研究证明，白果外用还能"消毒杀虫"。

化痰止咳平喘药
桑白皮

[人群宜忌]

[宜] 肺热咳喘者；肾炎水肿、妊娠水肿患者；鼻出血、咯血患者；肝阳肝火偏旺之高血压患者。

[忌] 肺虚无火、小便多及风寒咳嗽者忌服。

[别名] 桑根白皮、桑根皮、桑皮、白桑皮。

[选购保存] 以色白、皮厚、粉性足者为佳。置通风干燥处保存，防潮、防蛀。

[用量用法] 煎服或捣汁外用，用量5~15克。利水、平肝清火宜生用；肺虚咳嗽宜蜜炙用。

[性味归经] 性寒，味甘。归肺经。

[功效主治] 本品具有泻肺平喘、利尿消肿的功效，多用于肺热咳喘、痰多之症及浮肿、小便不利、水肿等症。有身热、手足心热时，则配地骨皮等，方如泻白散。

◎相宜搭配◎

✓ | 桑白皮10克 ＋ 百部10克 ＋ 罗汉果半个

· 煎水服用，可止咳平喘，治疗咳嗽气喘。

✓ | 桑白皮10克 ＋ 苏子10克 ＋ 旋覆花8克

· 煎水服用，清肺止咳平喘，可治疗肺热咳喘。

桑白皮5克 ＋ 蝉蜕10克 ＋ 百部5克

· 煎水服用，止咳解痉平喘，可治疗小儿百日咳。

化痰止咳平喘药
枇杷叶

[人群宜忌]

[宜] 肺热咳嗽、咳吐黄痰者；肠燥便秘者；慢性咽炎患者；上火者；痤疮、痱子患者；高血压患者。

[忌] 胃寒呕吐及肺感风寒咳嗽者。

[别名] 巴叶。

[选购保存] 以叶大、色灰绿、不破碎者为佳。置干燥处保存，防霉。

[用量用法] 水煎服。用量10~20克，剂量大者可30克。

[性味归经] 性凉，味苦。归肺、胃经。

[功效主治] 枇杷叶具有化痰止咳、和胃止呕的功效。其作用为镇咳、祛痰、健胃。为清解肺热和胃热的常用药。枇杷叶可晾干制成茶叶，有泄热下气、和胃降逆之功效，为止呕之良品，可辅助治疗各种呕吐呃逆。

◎相宜搭配◎

✓ | 枇杷叶15克 ＋ 川贝10克 ＋ 杏仁20克

· 泡茶服用，三者合用，可清热泻肺、止咳化痰。

✓ | 枇杷叶20克 ＋ 甘蔗200克 ＋ 苦瓜200克

· 炖汤服用，三者合用，可滋阴泻火、清热利咽。

✓ | 枇杷叶20克 ＋ 玄参10克 ＋ 黄连5克

· 煎水饮用，一日两次，可治疗胃热呕吐。

[人群宜忌]

[宜] 肺结核、百日咳患者；风寒咳嗽者；蛔虫病、蛲虫病患者；疥疮、牛皮癣、湿疹等皮肤病患者。

[忌] 热嗽患者禁用。

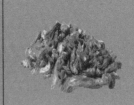
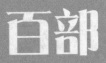

化痰止咳平喘药

百部

◎相宜搭配◎

✓ 百部10克 + 猪肺300克 + 沙参20克

· 炖汤食用，可滋阴润肺、抗痨杀虫，辅助治疗肺痨病（肺结核）。

✓ 百部8克 + 使君子6克 + 槟榔8克

· 将以上药材研成粉末，加入少量蜂蜜做成丸剂，配伍3克大黄煎水吞服，可治疗蛲虫病、蛔虫病。

[别名] 嗽药、野天门冬、九丛根、九虫根。

[选购保存] 以根粗壮、质坚实、色黄白者为佳；置于干燥处保存。

[用量用法] 内服：煎汤，3~10克；浸酒或入丸、散。外用：煎水洗或研末调敷。

[性味归经] 性微温，味甘、苦；归肺、大肠经。

[功效主治] 本品温润肺气、止咳、杀虫。主治风寒咳嗽、百日咳、肺结核、老年咳喘、蛔虫、蛲虫病、皮肤疥癣、湿疹等疾病。

[人群宜忌]

[宜] 肺热咳嗽咳痰者；肺阴虚干咳咯血者；慢性咽炎、扁桃体炎患者；热病伤津、咽喉干燥、肠燥便秘者。

[忌] 便溏者忌服；脾胃虚寒者。

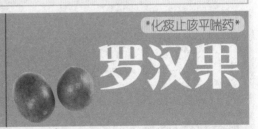

化痰止咳平喘药

罗汉果

◎相宜搭配◎

✓ 罗汉果10克 + 猪肺300克 + 杏仁20克

· 炖汤服用，三者合用，可清热润肺、止咳化痰。

  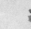
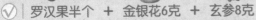

✓ 罗汉果半个 + 金银花6克 + 玄参8克

· 泡茶饮用，三者合用，可滋阴益肺、清热利咽。

✓ 罗汉果15克 + 枇杷8克 + 薄荷5克

· 泡茶频频饮用，三者合用，可治疗慢性咽炎。

[别名] 拉汗果。

[选购保存] 以形圆、个大、坚实、摇之不响、色黄褐者为佳。置干燥处，防霉、防蛀。

[用量用法] 煎服或泡茶饮用。一次用量1个或10克。

[性味归经] 性凉，味甘。归肺、大肠经。

[功效主治] 罗汉果清热润肺、止咳化痰、润肠通便。主治百日咳、痰多咳嗽、血燥便秘等症。对于急性气管炎、急性扁桃体炎、咽喉炎、急性胃炎都有很好的疗效。还是三高症和肥胖症患者之首选的天然甜味剂。

安神药 灵芝

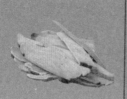

[人群宜忌]

[宜] 气虚体质、神经衰弱、失眠、头昏者；慢性呼吸系统疾病、慢性肝炎、糖尿病患者。

[忌] 咽干口燥、内有实热者、感冒未愈者。

[别名] 灵芝草、菌灵芝、菌芝、赤芝、黑芝。

[选购保存] 置于干燥处保存。

[用量用法] 煎服，6~12克；研末吞服，3~5克。

[性味归经] 性温，味淡、苦。归心、肺、肝、脾经。

[功效主治] 灵芝具有益气血、安心神、健脾胃等功效，主要用于治疗虚劳、心悸、失眠、头晕、神疲乏力、久咳气喘、冠心病、硅肺、肿瘤等病症。最新研究表明，灵芝有抗疲劳、美容养颜、延缓衰老、防治艾滋病的功效。

◎相宜搭配◎

✓ 灵芝10克 + 猪心1个 + 大枣5颗

· 炖汤食用，益气补虚、强心安神，可治疗心律失常。

✓ 灵芝10克 + 当归15克 + 酸枣仁10克

· 水煎服，能补心血、安心神，治气血亏虚引起的失眠症。

✓ 灵芝8克 + 乌鸡1只 + 熟地黄20克

· 煎汤服用，益气补血、滋阴补肾，可治疗各种虚劳症。

安神药 酸枣仁

[人群宜忌]

[宜] 肝血不足者、体虚多汗者、消化不良者、脾胃虚弱者、虚烦失眠者、心烦口渴者宜食。

[忌] 实邪郁火及患有滑泄症者慎服。

[别名] 枣仁、酸枣核。

[选购保存] 以粒大饱满、外皮紫红色、无核壳者为佳；置阴凉干燥处保存，防蛀。

[用量用法] 内服：煎汤，6~15克。或入丸、散。

[性味归经] 性平，味甘。归心、脾、肝、胆经。

[功效主治] 养肝、宁心安神、敛汗。治虚烦不眠、惊悸怔忡、烦渴、虚汗。治虚热、精神恍惚或烦躁疲乏者宜生用，或半生半炒；而胆虚不宁，兼有脾胃虚弱、消化不良、烦渴、虚汗者宜炒用。

◎相宜搭配◎

✓ 酸枣仁15克 + 远志10克 + 龙眼肉10克

· 煎汤服用，三者合用，可养心安神，治疗各种失眠症。

✓ 酸枣仁10克 + 猪肝300克 + 红苋菜200克

· 煮汤食用，三者合用，可养肝补血，治疗缺铁性贫血。

✓ 酸枣仁10克 + 浮小麦20克 + 五味子10克

· 煎水服用，三者合用，可敛汗固表，治疗自汗盗汗症。

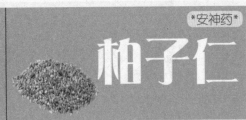

安神药

柏子仁

[人群宜忌]

[宜] 心血虚而致的失眠、惊悸、大便燥结、自汗、盗汗的患者，可作为补养药常用；遗精患者；便秘患者。

[忌] 便溏及痰多者忌服。

◎相宜搭配◎

✅ 柏子仁10克 ＋ 合欢皮6克 ＋ 酸枣仁10克

· 煎水服用，可养心安神，治疗心悸、失眠等症。

✅ 柏子仁10克 ＋ 火麻仁15克 ＋ 松子仁30克

· 研末兑蜂蜜水服用，可治疗习惯性便秘。

✅ 柏子仁10克 ＋ 五味子10克 ＋ 牡蛎300克

· 炖汤食用，三者合用，可敛汗滋阴，治疗阴虚盗汗。

[别名] 柏实、柏子、柏仁、侧柏子。

[选购保存] 以粒饱满、黄白色、油性大而不泛油、无皮壳者为佳；置阴凉干燥处保存，防潮、防蛀。

[用量用法] 内服：煎汤，3~10克，或入丸、散。外用：炒研取油涂。

[性味归经] 性平，味甘。归心、肾、大肠经。

[功效主治] 柏子仁具有养心安神、润肠通便的功效。治惊悸、失眠、遗精、盗汗、便秘。用于治疗便秘，适用于阴虚、产后及老人的肠燥便秘，性质和缓而无副作用，常与火麻仁同用。

[人群宜忌]

[宜] 适宜气郁体质者，肾虚者、失眠者、乳房胀痛者、咳嗽痰多者、疮痈肿毒者以及神经衰弱患者。

[忌] 心肾有火、阴虚阳亢者。

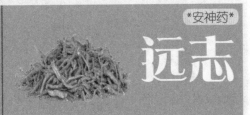

安神药

远志

◎相宜搭配◎

✅ 远志9克 ＋ 人参8克 ＋ 石菖蒲8克

· 水煎服，三者合用，可益智安神，治疗健忘证。

✅ 远志8克 ＋ 杏仁15克 ＋ 瓜蒌皮10克

· 水煎服，可清热化痰，治疗肺热咳嗽、咳吐黄痰症状。

✅ 远志8克 ＋ 半夏15克 ＋ 全蝎15克

· 配伍天麻20克，煎水服用，可化痰息风，治疗癫痫病。

[别名] 棘菀、苦远志。

[选购保存] 以条粗、皮厚、去净木心者为佳；置通风干燥处保存，防潮、防蛀。

[用量用法] 水煎服，每次用量为3~9克，浸酒或入丸、散。

[性味归经] 性温，味苦、辛。归心、肺、肾经。

[功效主治] 远志具有安神益智、补精壮阳、祛痰消肿、聪耳明目的功效。可用于心肾失和引起的失眠多梦，神志恍惚，健忘惊悸，咳嗽痰多，乳房肿痛等症。

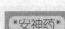

安神药
合欢皮

[人群宜忌]

[宜] 心神不安、失眠、抑郁、胸闷、纳呆的神经衰弱患者；跌打瘀肿者。

[忌] 溃疡病及胃炎患者慎服，风热自汗、外感不眠者禁服。

[别名] 合昏皮、夜合皮、合欢木皮。

[选购保存] 以皮薄均匀、嫩而光润者为佳；置于通风干燥处。

[用量用法] 内服：煎汤，每次用量为10~15克。或入散剂。外用：研末调敷。

[性味归经] 性平，味甘。归心、肝、肺经。

[功效主治] 合欢皮能解郁、活血、止痛，有强壮、兴奋、利尿、镇痛等功效。主要用于有心神不安、失眠、抑郁、胸闷、纳呆的神经衰弱患者，也可用于骨伤科，治跌打、瘀肿作痛等。

◎相宜搭配◎

✓ 合欢皮10克 + 柴胡10克 + 当归20克

· 煎取药汁服用，可养血疏肝，缓解更年期综合征症状。

✓ 合欢皮10克 + 蛤蜊400克 + 百合10克

· 煮汤食用，三者合用，可养心安神，治疗失眠症。

✓ 合欢皮15克 + 酸枣仁10克 + 首乌20克

· 煎水服用，三者合用，可滋阴补肾、养心安神。

安神药
夜交藤

[人群宜忌]

[宜] 失眠者；阴虚血少、神经衰退、风湿痹痛以及脑血管硬化和高血压患者食之亦有很好的效果。

[忌] 躁狂属实火者慎服。

[别名] 棋藤、首乌藤、夜交屯。

[选购保存] 以粗壮均匀、外表紫褐色者为佳。置于干燥通风处保存，防潮、防蛀。

[用量用法] 内服：水煎服用，每次用量为10~25克。外用：煎水洗或捣敷。

[性味归经] 性平，味甘。归心、脾、肾、肝经。

[功效主治] 夜交藤具有安神、养心、通络、祛风的功效，可治阴虚血少、失眠症、劳伤、风湿痹痛、多汗、瘰疬、痈疽、风疮疥癣等症。单用外水煎洗，医治皮肤风疮痒疹。

◎相宜搭配◎

✓ 夜交藤10克 + 小麦45克 + 黑豆30克

· 水煎服，每日服用2次，夜交藤、小麦、黑豆三者合用具有滋肾、养心、安神之效，可用于治疗神经衰弱、心肾不交而致失眠、心烦等症。

✓ 夜交藤50克 + 鸡血藤40克 + 桑枝40克

· 配伍威灵仙40克，水煎2次，趁热熏洗，每次15分钟，每日2次，1个月为1个疗程，用于中风后偏瘫症。

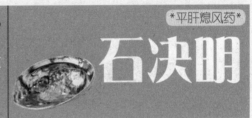

平肝熄风药
石决明

[人群宜忌]
[宜] 眩晕、肝虚血弱、白内障、青光眼、夜盲症、消化性溃疡、小便淋症、高血压患者。
[忌] 脾胃虚寒者；消化不良、胃酸缺乏者。

◎相宜搭配◎

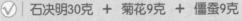
✅ 石决明30克 + 菊花9克 + 僵蚕9克
· 配伍夏枯草15克，钩藤24克，水煎服，用于老年高血压头痛。

✅ 石决明15克 + 天麻10克 + 猪脑1个
· 炖汤食用，可止眩晕、降血压，治胸闷心烦和失眠多梦。

✅ 石决明15克 + 猪肝1个 + 苍术15克
· 炖汤服用，三者合用，可清肝明目，治疗青光眼。

[别名] 真珠母、鳆鱼甲、九孔螺、千里光、鲍鱼皮、金蛤蜊皮。
[选购保存] 以个大、壳厚、外皮洁净、内有彩色光泽者为佳。置通风干燥处。
[用量用法] 内服：10~32克，应打碎先煎。平肝、清肝宜生用。收敛、制酸、止痛、止血宜煅用。
[性味归经] 性寒，味咸。归肝经。
[功效主治] 石决明具有平肝潜阳，清肝明目的功效。主要用于治疗头痛眩晕、目赤翳障、视物昏花、青盲雀目等症。现代用于治疗高血压、眩晕、消化性溃疡等症。

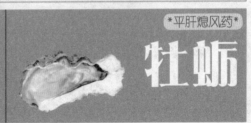

平肝熄风药
牡蛎

[人群宜忌]
[宜] 惊痫、眩晕、自汗盗汗、遗精崩带以及胃痛吞酸患者宜食。
[忌] 凡病虚而多热者宜用，虚而有寒者忌之，肾虚无火，精寒自出者。

◎相宜搭配◎

✅ 牡蛎30克 + 石决明15克 + 天麻10克
· 水煎服，可平肝潜阳，治疗肝阳上亢型头晕头痛。

✅ 牡蛎30克 + 天麻15克 + 地龙10克
· 水煎服，可平肝潜阳、息风通络，治疗中风半身不遂。

✅ 煅牡蛎30克 + 乌贼骨20克 + 浙贝母10克
· 研成细末吞服，可制酸止痛，治胃痛泛酸。

[别名] 蛎蛤、左顾牡蛎、海蛎子壳、海蛎子皮、左壳。
[选购保存] 置干燥处保存。
[用量用法] 内服：煎汤，9~30克，宜打碎先煎；或入丸、散。外用：研末干撒、调敷或做扑粉。
[性味归经] 性凉，味咸、湿。归肝、肾经。
[功效主治] 牡蛎具有敛阴、潜阳、止汗、涩精、化痰、软坚的功效。可用来治疗惊痫、眩晕、自汗、盗汗、遗精、淋浊、崩漏、带下、瘰疬、瘿瘤等症。

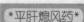

平肝熄风药
钩藤

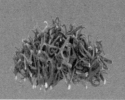

[人群宜忌]

伤寒头痛、烦热、眩晕以及高血压患者、神经功能失调者宜食，亦适宜于小儿惊风和妇人子痫。

[忌] 最能盗气，虚者勿投，无火者勿服。

[别名] 钓藤、吊藤、金钩藤、挂钩藤、钩丁、钩耳。

[选购保存] 以双钩形如锚状、茎细、钩结实、光滑、色红褐或紫褐者为佳；置于通风干燥处保存。

[用量用法] 内服：煎汤(不宜久煎)，4.5～9克；或入散剂。

[性味归经] 性凉，味甘。归心、肝经。

[功效主治] 清热平肝、息风定惊。治小儿惊痫、成人血压偏高、头晕、目眩、妇人子痫。煎煮时间过久或不够(最好煎15分钟以内)会影响降压效果。钩及茎枝降压效果较好。

◎相宜搭配◎

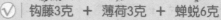

✅ 钩藤3克 + 薄荷3克 + 蝉蜕6克

· 煎汁，三者合用，可治疗小儿夜啼不眠。

✅ 钩藤6克 + 水牛角3克 + 珍珠粉6克

· 水煎服，清热醒神、息风止痉，可治小儿惊风、高热抽搐。

✅ 钩藤20克 + 夏枯草10克 + 野菊花10克

· 水煎服，可治疗肝火上攻所致的目赤眩晕。

平肝熄风药
天麻

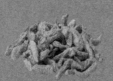

[人群宜忌]

头痛、眩晕者，小儿惊风、癫痫、破伤风者，神经衰退、脑动脉硬化、老年性痴呆、颈椎病患者。

[忌] 血虚无风，火炎头痛、口干便闭者。

[别名] 定风草、明天麻、冬彭。

[选购保存] 以色黄白、半透明、肥大坚实者为佳。色灰褐、外皮未去净、体轻、断面中空者为次。1～6℃低温保存。

[用量用法] 内服：煎汤，5～10克；或入丸、散。

[性味归经] 性平，味甘。归肝、脾、肾、胆、心、膀胱经。

[功效主治] 息风、定惊。治眩晕、头风头痛、肢体麻木、抽搐拘挛、半身不遂、语言蹇涩、急慢惊风、小儿惊痫动风。现代医学研究证明，天麻尚有明目和显著增强记忆力的作用。

◎相宜搭配◎

✅ 天麻10克 + 菊花6克 + 桑叶5克

· 煎水服用，三者合用，可平肝降压，治疗高血压。

✅ 天麻8克 + 五灵脂10克 + 红花5克

· 煎水服用，三者合用，可活血化瘀，治疗脑血管硬化。

✅ 天麻10克 + 秦艽15克 + 桑枝30克

· 煎水服用，三者合用，可祛风通络，治疗风湿痹痛。

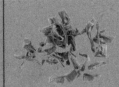

平肝熄风药

地龙

[人群宜忌]

[宜] 适宜小儿惊风、热病、咳喘、头痛目赤、咽喉肿痛、小便不通、半身不遂患者。

[忌] 脾虚便溏者慎用；孕妇禁服。

[别名] 亚细亚环毛蚓、蚯蚓。

[选购保存] 以完整、背部棕褐色至紫灰色、腹部浅黄棕色、气腥、味微咸者为佳；置通风干燥处保存，防霉、防蛀。

[用量用法] 内服：煎汤，6~12克，或入丸、散。

[性味归经] 性寒，味咸。归肝、脾、膀胱经。

[功效主治] 地龙具有清热、镇痉、利尿、解毒的功效。主治热病惊狂、小儿惊风、咳喘、头痛目赤、咽喉肿痛、小便不通、风湿关节疼痛、半身不遂等症。外用治丹毒、漆疮等症。

◎相宜搭配◎

✓ 地龙12克 ＋ 天麻10克 ＋ 鳝鱼300克

· 炖汤食用，可平肝息风、活血通络，治疗中风后遗症。

✓ 地龙12克 ＋ 五加皮20克 ＋ 桑枝15克

· 水煎服，可祛风湿、通经络，治疗风湿痹痛。

✓ 地龙10克 ＋ 黄芩8克 ＋ 葶苈子15克

· 水煎服，可清肺涤痰，治疗肺热哮喘。

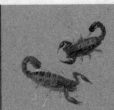

平肝熄风药

全蝎

[人群宜忌]

[宜] 抽搐、癫痫、中风和半身不遂者，口眼歪斜者，偏头痛、风湿痹痛、破伤风者以及心脑血管病、淋巴结结核患者。

[忌] 血虚生风者；孕妇。

[别名] 虿、虿尾虫、全虫、茯背虫。

[选购保存] 以色黄、完整、腹中少杂物者为佳；置干燥处保存。

[用量用法] 内服：煎汤，全蝎2.4~6克，蝎尾1.5~2.5克；或入丸、散，研末吞服，每次0.6~1克。

[性味归经] 性平，味咸、辛，有毒，归肝经。

[功效主治] 全蝎具有祛风、止痉、通络、解毒的功效。主要用于治疗惊风抽搐、癫痫、中风、半身不遂、口眼歪斜、偏头痛、风湿痹痛、破伤风、淋巴结结核、风疹疮肿等病症。

◎相宜搭配◎

✓ 全蝎4克 ＋ 僵蚕10克 ＋ 白附子6克

· 煎水服用，治疗中风，口眼歪斜、半身不遂。

✓ 全蝎5克 ＋ 栀子10克

· 麻油煎黑去渣，入黄蜡为膏外敷，治疗诸疮肿毒。

✓ 全蝎4克 ＋ 天麻10克 ＋ 川芎15克

· 煎水服用，可通络止痛，治疗顽固性头痛。

平肝熄风药
石菖蒲

[人群宜忌]
[宜] 心肾两虚引起的尿频和滑精者，小儿热风痫、癫痫、耳聋耳鸣者、喉痹肿痛者、跌伤损伤者，中风者。
[忌] 阴虚阳亢、汗多、精滑者。

[别名] 尧韭、尧时薤、阳春雪、苦菖蒲、昌本、昌草。

[选购保存] 以条粗，断面类白色、香气浓者为佳。置干燥处保存，防霉。

[用量用法] 水煎服，每次用量为3~9克；鲜品加倍。

[性味归经] 性温，味辛、苦。归心、胃经。

[功效主治] 石菖蒲具有开窍醒神、化湿和胃、宁神益志的功效。主治热病神昏、痰厥、健忘、耳鸣、耳聋、脘腹胀痛、风湿痹痛、跌打损伤、痈疽疥癣等病症。

◎相宜搭配◎

✓ 石菖蒲8克 + 半夏10克 + 天南星8克
· 煎水服，治疗中风痰迷心窍、神志昏乱、舌强不能语。

✓ 石菖蒲8克 + 砂仁10克 + 苍术10克
· 煎水服用，可治湿浊中阻、脘闷腹胀、痞塞疼痛。

✓ 石菖蒲8克 + 人参10克 + 茯神10克
· 煎水服用，可益智补脑、益气安神，治疗健忘症。

收涩药
浮小麦

[人群宜忌]
[宜] 自汗、盗汗、骨蒸劳热者宜食。
[忌] 无汗而烦躁或虚脱汗出者忌用；脾胃虚寒者慎用。

[别名] 浮水麦、浮麦。

[选购保存] 以粒匀、轻浮，表面有光泽者为佳，最好选择陈久的小麦。置干燥处保存，防湿、防霉。

[用量用法] 内服：煎汤，15~30克；或研末，止汗宜微炒用。

[性味归经] 性凉，味甘、咸。归心经。

[功效主治] 止汗、镇静、抗利尿，可治骨蒸劳热、自汗、盗汗等症。治疗各种虚汗、盗汗，单用虽有效，但多配麻黄根、牡蛎、黄芪等更能加强敛汗作用，也可配橹豆衣。

◎相宜搭配◎

✓ 浮小麦30克 + 龟1只 + 五味子15克
· 炖汤食用，三者合用，可治疗自汗、盗汗。

✓ 浮小麦40克 + 甘草10克 + 大枣10克
· 煮汤食用，三者合用，治疗更年期综合征。

✓ 浮小麦50克 + 莲子30克 + 酸枣仁10克
· 煮粥食用，三者合用，治疗潮热盗汗、心烦失眠。

收涩药
五味子

[人群宜忌]

[宜] 遗精、滑精、尿频者，盗汗者，失眠者，虚寒喘咳者、慢性支气管炎者和神经衰弱者。

[忌] 外有表邪、内有实热，或咳嗽初起、痧疹初发者。

[别名] 玄及、会及、五梅子。

[选购保存] 以紫红色、粒大、肉厚、有油性及光泽者为佳；置通风干燥处保存，防霉。

[用量用法] 内服：水煎服，3~6克；研末服，1~3克。外用：研末掺或煎水洗。

[性味归经] 性温，味酸。归肺、心、肾经。

[功效主治] 敛肺、滋肾、收汗、涩精。可治虚寒喘咳、久泻久痢而属肾虚者；治汗出过多而致血气耗散、体倦神疲；治神经衰弱，过度虚乏、脑力劳动能力降低、记忆力和注意力减退者。

◎相宜搭配◎

✓ 五味子3克 + 甘草3克 + 苦杏仁3克

· 水煎服，1日1剂，用于慢性支气管炎患者。

 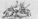

✓ 五味子9克 + 甘草6克 + 女贞子9克

· 煎服，1日3次分服，可治肺结核、咳嗽气急、盗汗遗精。

✓ 五味子6克 + 菟丝子9克 + 茯苓9克

· 水煎服，可加蜂蜜，神经衰弱，心悸失眠者食之有效。

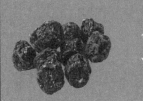

收涩药
乌梅

[人群宜忌]

[宜] 便秘者、肝病患者；久咳者；久泻、痢疾等症者。

[忌] 乌梅收敛，故外热、热滞、表邪未解者不宜用；味酸，故胃酸过多者慎用。

[别名] 梅实、熏梅、桔梅肉。

[选购保存] 以个大、肉厚、核小、外皮乌黑色、不破裂露核、柔润、味极酸者为佳；置于阴凉干燥处保存，防霉、防虫。

[用量用法] 煎服，3~10克，大剂量可用至30克。

[性味归经] 性温，味酸。归肝、脾、肺、大肠经。

[功效主治] 具有收敛生津、安蛔驱虫的功效。主要用于治疗久咳、虚热烦渴、久疟、久泻、痢疾、便血、尿血、血崩、蛔厥腹痛、呕吐、钩虫病、牛皮癣、胬肉等病症。

◎相宜搭配◎

✓ 乌梅30克 + 鹿茸1克 + 当归30克

· 做成丸剂服用，治精血耗竭、面色黧黑、耳聋目昏。

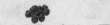

✓ 乌梅肉15克 + 石斛10克 + 玉竹10克

· 煎服，可滋阴益胃，治疗胃阴虚亏虚、口干欲呕症状。

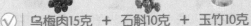

✓ 乌梅30克 + 黄连10克 + 白头翁10克

· 煎水服用，治疗湿热腹泻、痢疾。

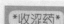

收涩药
诃子

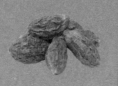

[人群宜忌]

[宜] 久泻、久痢者；咳嗽咳痰者；消化道出血者；妇女带下过多、崩漏者；尿频遗尿者；久泻脱肛者等。

[忌] 凡外邪未解，内有湿热火邪者慎用。

[别名] 诃黎勒、诃黎、随风子。

[选购保存] 以黄棕色、有光泽、坚实者为佳；置于干燥处保存。

[用量用法] 内服：煎汤，3~10克。涩肠止泻宜煨用，敛肺清热、利咽开音宜生用。

[性味归经] 性温，味苦、酸涩。归肺、大肠、胃经。

[功效主治] 诃子可敛肺、涩肠、下气。主治久咳失音、久泻、久痢、脱肛、便血、崩漏、带下、遗精、尿频。临床上用于久泻、久痢，治慢性痢疾和慢性肠炎，取其收敛和抗菌的作用。

◎相宜搭配◎

☑ 诃子10克 + 五味子10克 + 五倍子10克

· 煎水服用，可涩肠止泻，治疗久泻、久痢。

☑ 诃子10克 + 五倍子10克 + 白矾5克

· 煎水服用，可收敛止血，治疗消化道出血症状。

☑ 诃子10克 + 桔梗10克 + 甘草6克

· 煎水同用，可清肺化痰，治痰热郁肺、久咳失音。

收涩药
石榴皮

[人群宜忌]

[宜] 久泻、久痢者；虫积腹痛者；消化道出血者；妇女带下过多、崩漏者；遗精者；久泻脱肛者等。

[忌] 邪热盛、泄泻、腹痛、痢疾、便秘者。

[别名] 石榴壳、酸石榴皮、酸榴皮。

[选购保存] 以皮厚、棕红色者为佳。置干燥处保存。

[用量用法] 煎服，3~10克。入汤剂生用，入丸、散多炒用，止血多炒炭用。

[性味归经] 性温，味酸、涩。归大肠经。

[功效主治] 涩肠止泻，止血，驱虫，用于久泻、久痢、便血、脱肛、崩漏、白带、虫积腹痛。临床上常用石榴皮治疗细菌性痢疾、阿米巴痢疾及肠炎、胆道感染、肺部感染等感染性炎症。

◎相宜搭配◎

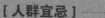

☑ 石榴皮10克 + 肉豆蔻10克 + 诃子10克

· 煎水服用，三者合用，可涩肠止泻，治疗慢性腹泻。

☑ 石榴皮10克 + 党参30克 + 升麻20克

· 煎水服用，三者合用，可补气升阳，治疗脱肛症状。

☑ 石榴皮10克 + 槟榔8克 + 使君子15克

· 煎水服用，三者合用，可治疗小儿虫证。

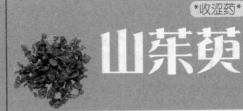

山茱萸 *收涩药*

[人群宜忌]

[宜] 阳虚体质者；腰膝酸痛、眩晕耳鸣、阳痿遗精、小便频数、虚汗不止、心悸脉散、带下过多、月经过多等患者。

[忌] 素有湿热、小便不利者。

◎相宜搭配◎

☑ 山茱萸15克 ＋ 熟地黄20克 ＋ 枸杞子15克
· 煎水服用，三者合用，可滋补肝肾，治疗老眼昏花。

☑ 山茱萸15克 ＋ 覆盆子10克 ＋ 金樱子10克
· 煎水服用，三者合用，可固精止遗，治疗遗精、遗尿。

☑ 山茱萸30克 ＋ 人参20克 ＋ 附子15克
· 煎水服用，可回阳复脉，治疗大汗欲脱或久病虚脱。

[别名] 蜀枣、山萸肉、实枣儿、枣皮、萸肉、药枣。

[选购保存] 以无核、皮肉肥厚、色红油润者为佳；置干燥处保存，防蛀。

[用量用法] 常用5~15克，亦可入丸剂；急救固脱20~30克。

[性味归经] 性微温，味酸。归肝、肾经。

[功效主治] 山茱萸具有补肝肾、涩精气、固虚脱的功效。主要用于治疗腰膝酸痛、眩晕、耳鸣、阳痿、遗精、小便频数、肝虚寒热、虚汗不止、心悸脉散、崩漏带下、月经过多等病症。

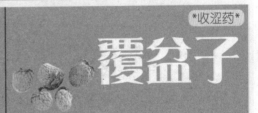

覆盆子 *收涩药*

[人群宜忌]

[宜] 肾虚阳痿、遗精早泄者；尿频遗尿者；两目昏花者；肾虚头发早白、脱发者。

[忌] 本品热而敛小便，凡有小便不利、阴虚阳亢、虚火浮越者慎用。

◎相宜搭配◎

☑ 覆盆子10克 ＋ 菟丝子10克 ＋ 五味子10克
· 煎水服用，可补肾固精，治疗治肾虚遗精、滑精。

☑ 覆盆子10克 ＋ 黑豆30克 ＋ 莲子30克
· 煮汤食用，可缩尿止遗，治疗小儿遗尿。

☑ 覆盆子15克 ＋ 白果30克 ＋ 莲子30克
· 煮汤服用，可固精止泄，治疗男子遗精、早泄。

[别名] 覆盆、小托盘。

[选购保存] 以个大、饱满、粒整、结实、色灰绿、无叶梗者为佳；置干燥处保存。

[用量用法] 内服：煎汤，5~15克；浸酒、熬膏或入丸、散。

[性味归经] 性平，味甘、酸。归肝、肾经。

[功效主治] 补肝肾、缩小便、助阳、固精、明目。治阳痿、遗精、尿频、遗溺、虚劳、目暗。临床上用于治疗尿频、遗尿，常配桑螵蛸、益智仁、芡实等，效果较显著，但固精效果较差。

收涩药

金樱子

[人群宜忌]

遗精、滑精者，尿频者，女性白带、带下浊者，泄泻、脱肛者，自汗盗汗者。
[忌] 有实火、邪热者；多服、久服会有便秘和轻度腹痛等反应。

[别名] 山石榴、糖罐、糖果、蜂糖罐、糖刺果。

[选购保存] 以个大、色红黄、去净毛刺者为佳；置于干燥通风处保存，防潮、防蛀。

[用量用法] 内服：煎汤，5~10克；或入丸、散或熬膏。

[性味归经] 性平，味酸、涩。归脾、肾、大肠、膀胱经。

[功效主治] 固精涩肠、缩尿止泻。治滑精、遗尿、脾虚泻痢、肺虚喘咳、自汗盗汗、崩漏带下。金樱子含鞣质，对金黄色葡萄球菌、大肠杆菌有很高的抑菌作用，对绿脓杆菌也有效。

◎相宜搭配◎

✓ 金樱子10克 + 莲子30克 + 白术15克
· 煮汤食用，可健脾止带，治疗妇女带下清稀量多症状。

✓ 金樱子10克 + 五味子15克 + 鹌鹑肉400克
· 炖汤服用，可补肾固精，治疗遗精早泄。

✓ 金樱子10克 + 猪肚1具 + 白果20克
· 炖汤食用，可缩尿止泻，治疗夜尿频多、脾虚腹泻。

收涩药

芡实

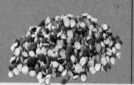

[人群宜忌]

梦遗、滑精者，尿频、慢性泄泻者，妇女带多腰酸者，风湿性关节炎患者。
[忌] 凡外感疟痢、痔、气郁痞胀、溺赤便秘及产后孕妇皆忌之。

[别名] 鸡头、雁头、刀芡实、鸡头果、苏黄。

[选购保存] 以颗粒饱满均匀、粉性足、无碎末及皮壳者为佳；置于通风干燥处保存，防蛀。

[用量用法] 内服：煎汤，10~30克；或入丸、散。

[性味归经] 性平，味甘、涩。归脾、肾经。

[功效主治] 固肾涩精、补脾止泄，常用来治疗遗精、淋浊、带下、小便不禁、大便泄泻。用于补肾，常配金樱子、莲须、莲实、沙苑子等；用于健脾，一般配党参、茯苓、白术、神曲等。

◎相宜搭配◎

✓ 芡实30克 + 茯苓20克 + 猪大肠300克
· 煮汤食用，三者合用，可涩肠止泻，治疗慢性腹泻。

✓ 芡实50克 + 薏米30克 + 干山药30克
· 煮汤食用，可健脾燥湿止带，治疗带下过多症。

✓ 芡实20克 + 沙苑子10克 + 煅牡蛎30克
· 搅打成粉，兑水服用，治疗肾虚遗精、滑精。

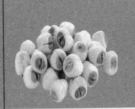

收涩药

莲子

[人群宜忌]

[宜] 遗精、滑精者，女性带下赤白者，心神不宁者、虚烦失眠者，便溏久泻者，肾虚腰疼者以及高血压患者。

[忌] 中满痞胀及大便燥结者。

 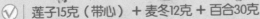

◎相宜搭配◎

✓ | 莲子15克（带心）+ 麦冬12克 + 百合30克

· 煎服，治病后余热未尽、心阴不足、心悸失眠、心烦口干等。

✓ | 莲子20克 + 干山药30克 + 芡实30克

· 磨成粉，做成糊食用，可健脾止泻，治疗小儿慢性腹泻。

✓ | 带心莲子20克 + 荷叶10克 + 枸杞子10克

· 煮熟饮汤，可降压降脂，治疗高血压、高血脂。

[别名] 白莲、莲肉、莲实、莲米、水芝丹。

[选购保存] 以颗粒饱满、肉厚者为佳。置干燥处保存。

[用量用法] 煎服，10~30克，去心打碎用。

[性味归经] 鲜者性平，味甘、涩，无毒；干者性温涩，味甘，无毒。归脾、肾、心经。

[功效主治] 清心醒脾，补脾止泻，安神明目，健脾补胃，止泻固精。主治心烦失眠，脾虚久泻，大便溏泄，久痢，腰疼，男子遗精，妇人赤白带下。还可预防早产、流产、孕妇腰酸。

泻下药

大黄

[人群宜忌]

[宜] 老年习惯性便秘、消化能力差者；肝炎、胰腺炎、胆囊炎、胃炎等患者。

[忌] 虚弱、脾胃虚寒、无实热瘀结者及孕妇胎前、产后者。

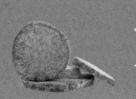

◎搭配宜忌◎

✓ | 大黄5克 + 黄连8克 + 黄芩8克

· 水煎服，三者合用，治肠热便秘、吐血衄血。

✓ | 大黄3克 + 茵陈10克 + 栀子10克

· 水煎服，三者合用，具有清化湿热的功效，用于黄疸。

✗ | 大黄 + 猪肉

· 大黄苦寒，猪肉多脂，酸寒滑腻，不宜同食。

[别名] 将军、黄良、火参、肤如、蜀大黄、牛舌。

[选购保存] 以外表黄棕色、锦纹及星点明显、体重、质坚实、有油性、气清香、味苦而不涩、嚼之发黏者为佳。置干燥处保存。

[用量用法] 内服：煎汤，3~12克。

[性味归经] 性寒，味苦。归胃、大肠、肝、脾经。

[功效主治] 攻积滞、清湿热、泻火解毒、凉血祛瘀；主治实热便秘、湿热泻痢、黄疸、淋病、水肿腹满、小便不利、目赤、咽喉肿痛、口舌生疮、胃热呕吐、吐血、咯血、产后瘀滞腹痛等。

泻下药
芒硝

[别名] 硫酸钠。

[选购保存] 以无色透明或类白色半透明，质脆易碎，断面呈玻璃样光泽，无臭者为佳。

[用量用法] 10~15克，冲入药汁内或开水溶化后服，外用适量。

[性味归经] 性寒，味咸、苦。归胃、大肠经。

[功效主治] 芒硝能泻下攻积、润燥软坚，对实热积滞、大便燥结者尤为适宜，常与大黄相须为用。本品外用有清热消肿作用，治咽喉肿痛、口舌生疮、目赤肿痛、乳痈、肠痈、痔疮肿痛等热毒性疾病。

◎相宜搭配◎

☑ 芒硝 + 大黄 + 大蒜

· 捣烂外敷；可清热解毒，治初期肛周脓肿。

☑ 芒硝10克 + 大黄3克 + 厚朴10克

· 煎水（大黄后下），可泻热通便。

☑ 芒硝100克 + 海金沙100克

· 研末，日服2次，一次10克，可治疗尿路结石。

泻下药
芦荟

[别名] 卢会、讷会、象胆、奴会。

[选购保存] 以棕黑色而发绿，有光泽，黏性大者为佳。用不完的芦荟可放入保鲜袋，置于冰箱内保存。

[用量用法] 内服，10~30克。外用：取适量芦荟汁液涂抹。

[性味归经] 性寒，味苦。入肝、心、脾经。

[功效主治] 具有清热凉肝，泻下通便、消疳杀虫的功效。主热结便秘、肝火头痛、目赤惊风、虫积腹痛、疥癣、痔瘘、解巴豆毒。用于便秘，小儿疳积，惊风；外治湿癣。

◎相宜搭配◎

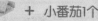

☑ 芦荟肉20克 + 小番茄1个

· 凉拌食用。具有补水润肤、清热去痘、排毒养颜的功效。

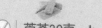

☑ 芦荟30克 + 龙胆草10克 + 栀子8克

· 煎服，治肝经火盛的便秘、头晕头痛、烦躁易怒、惊痫抽搐。

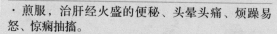

☑ 芦荟30克 + 香蕉2根

· 煮汤食用，可润肠通便，治疗实热型便秘。

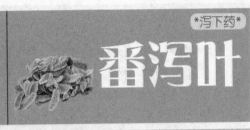

泻下药

番泻叶

[人群宜忌]

[宜] 急性胰腺炎、胆囊炎、胆石症及消化道出血者；便秘者。

[忌] 虚弱者、孕妇、经期、产后及哺乳期均忌用。有痔疮者亦不宜用。

◎相宜搭配◎

✓ 番泻叶6克 + 大腹皮30克 + 半枝莲30克

· 煎水服用，番泻叶可通便利水；大腹皮行水消肿；半枝莲行气利水。三者合用，具有通便利水、行水消肿的功效，可以用于治疗肝硬化腹水。

✓ 番泻叶6克 + 枳实8克 + 厚朴10克

· 煎水服用，番泻叶、枳实、厚朴三者合用，可用于治疗热结便秘、腹痛拒按等症，有较好疗效。

[别名] 旃那叶、泻叶。

[选购保存] 以干燥、叶形狭尖、片大、完整、色绿、梗少、无泥沙者为佳；叶小、色黄、有梗、多破碎、有泥沙者为次。避光，置通风干燥处保存。

[用量用法] 2~6克，入煎剂宜后下，或开水泡服。

[性味归经] 性大寒，味甘、苦。归大肠经。

[功效主治] 番泻叶具有泻热导滞、通便利水的功效。临床应用于热积便秘，如胃肠积热所致的便秘、食物积滞、胸腹胀满及腹水等症。

泻下药

郁李仁

[人群宜忌]

[宜] 肠燥便秘、食积气滞、小便不利、水肿、脚气等症患者适宜服用。

[忌] 脾虚泄泻者禁服，孕妇慎服。

◎相宜搭配◎

✓ 郁李仁9克 + 火麻仁10克 + 瓜蒌10克

· 煎水服，用于肠燥便秘。

✓ 郁李仁9克 + 生苡仁15克 + 冬瓜皮10克

· 煎水服，对水肿腹满、二便不利者有疗效。

 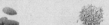

✓ 郁李仁50克 + 杏仁50克 + 薏苡仁50克

· 为末，米糊丸，如桐子大。每服40丸，不拘时，米饮下。治水气，四肢浮肿，上气喘急，大小便不通。

[别名] 山梅子、小李仁、郁子、郁里仁、李仁肉。

[选购保存] 以粒饱满、完整、色黄白者为佳。置阴凉干燥处保存，防蛀。

[用量用法] 水煎服，每次用量为3~9克。

[性味归经] 性平，味辛、苦、甘。归脾、大肠、小肠经。

[功效主治] 郁李仁具有润燥滑肠、下气、利水的功效。用于津枯肠燥、食积气滞、腹胀便秘、水肿、脚气、小便不利。具有润燥滑肠、下气行滞、利水消肿的功效。

泻下药 松子仁

[人群宜忌]

[宜] 肺燥咳嗽，慢性便秘者；自汗、心悸者；心脑血管疾病患者适宜食用。

[忌] 便溏、精滑、咳嗽痰多、腹泻者；胆功能严重不良者。

[别名] 松子、海松子、红果松、罗松子。

[选购保存] 置干燥处保存。

[用量用法] 用量为10~25克。

[性味归经] 性平，味甘。归肝、肺、大肠经。

[功效主治] 松子具有强阳补骨、滋阴养液、补益气血、润燥滑肠之功效；可用于病后体虚，肌肤失润，肺燥咳嗽，口渴便秘，头昏目眩，自汗，心悸等病症。松子还是健脑佳品，可以预防老年痴呆症；还能提高机体免疫功能、延缓衰老、消除皱纹、增强性功能等。

◎相宜搭配◎

✓ | 松子仁100克 + 胡桃仁200克 + 蜂蜜50毫升

· 煮汤食用，松子仁、胡桃仁、蜂蜜三者合用，具有润燥止咳的功效，可以用于治疗肺中燥热、干咳无痰、久咳不愈等病症，有较好疗效。

✓ | 松子仁30克 + 粳米50克

· 煮粥食用，滋阴降火，适用于阳痿，梦遗，午后潮热，口干口苦，头晕目眩，便秘者。

泻下药 火麻仁

[人群宜忌]

[宜] 体质较为虚弱、津血枯少的肠燥便秘患者；脚气、通身浮肿，大小便涩者；月经不通者。

[忌] 脾肾不足之便溏、阳痿、遗精、带下者。

[别名] 麻子、麻子仁、大麻子、大麻仁、白麻子、火麻子。

[选购保存] 以粒大、种仁饱满者为佳。置阴凉干燥处保存。

[用量用法] 内服：煎汤，9~30克；或入丸、散。外用：捣敷或榨油涂。

[性味归经] 性平，味甘。归脾、胃、大肠经。

[功效主治] 火麻仁具有润燥滑肠、下气行滞、利水消肿的功效。常用于治疗体质较为虚弱、津血枯少的肠燥便秘、消渴、热淋等病症。尤其适用于治疗老年人血虚津枯之便秘。

◎相宜搭配◎

✓ | 火麻仁150克 + 米酒500克

· 火麻仁研末后，用米酒浸泡，酌量服。本方取火麻仁补脾以利湿，米酒可以增强其滋养作用和药力。可用作脚气病的辅助治疗。

✓ | 火麻仁15克 + 紫苏子10克 + 粳米50克

· 前二者加水研磨，取汁分两次煮粥食。用于妇女产后头昏、多汗、大便秘结；或老人、虚弱人之血虚津务，肠燥便秘。

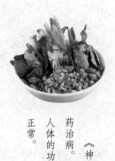

《神农本草经》曰：上药养命，中药养性，下药治病。所谓养命、养性，都是突出了中药材调养人体的功效，从而保证机体、各个器官组织的功能正常。

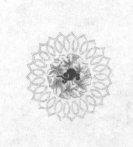